MÉMOIRES

SUR

LA NATURE ET LE TRAITEMENT

DE PLUSIEURS MALADIES.

Ce volume contient les Mémoires, 1° Sur des fièvres typhoïdes; 2° Sur les inflammations ou les entérites qui surviennent dans les maladies du foie; 3° Sur la pneumatie; 4° Sur le mode de prescrire les remèdes; 5° Sur des maladies dont le traitement a été remarquable, etc.

On trouve du même Auteur chez le même Libraire :

Les quatre premiers volumes desdits Mémoires.	15 fr.
Ces quatre volumes se vendent séparément.	5 fr.
Le tome 5° que nous publions, qui contient environ 5oo pages.	6 fr.

Il faut ajouter 1 fr. 5o c. par volume, pour le recevoir par la poste.

PARIS, IMPRIMERIE DE COSSON, RUE SAINT-GERMAIN-DES-PRÈS, N° 9, PRÈS LA POSTE AUX CHEVAUX.

MÉMOIRES

SUR

LA NATURE ET LE TRAITEMENT

DE PLUSIEURS MALADIES ;

PAR M. LE BARON PORTAL,

PREMIER MÉDECIN DU ROI,

Chevalier de l'ordre de Saint-Michel, Officier de l'ordre royal de la Légion-d'Honneur, Membre de l'Institut (Académie royale des Sciences), Président d'honneur perpétuel de l'Académie royale de Médecine, du Cercle médical et de la Société de médecine-pratique de Paris, Membre du Conseil général des Hôpitaux et Hospices, professeur de Médecine au Collége royal de France, d'Anatomie au Jardin du Roi, de l'Institut de Bologne, des Académies de Turin, Padoue, Pétersbourg, Wilna, Copenhague, Berne, Harlem, Bruxelles, Edimbourg, Madrid, Montpellier, et de plusieurs autres Sociétés de médecine françaises et étrangères.

TOME CINQUIÈME.

Fortunatè medebitur, qui remedii exhibendi occasiones sagax captat, quive repertæ indicationi potiùs quàm specificæ cuidam remediorum virtuti confidit.

STOLL, *Ratio medendi*, pars *I*, pag. 83.

PARIS,

ARTHUS BERTRAND, LIBRAIRE,

RUE HAUTEFEUILLE, N° 23.

1825.

AVERTISSEMENT

DE L'ÉDITEUR.

Cᴇ cinquième volume des *Mémoires* du docteur Portal, *sur la Nature et le Traitement de plusieurs maladies*, contient:

1° Ses observations sur des *fièvres typhoïdes* survenues *contre toute attente* pendant ou après plusieurs maladies, guéries par le quinquina.

On sait depuis long-temps que le quinquina est le meilleur remède des fièvres intermittentes et rémittentes, surtout de celles qu'on a appelées *typhoïdes*, espèces de fièvres malignes avec délire, somnolence, et très-souvent avec des mouvemens convulsifs dans les poignets, ou *carphologie*, le pouls paraissant souvent dans son état naturel.

On connaît aussi ces fièvres sous le nom

de *pernicieuses*, parce qu'elles sont presque toujours mortelles. On les appelle encore *insidieuses*, parce qu'il est très-souvent difficile de les connaître assez bien et assez vite pour les guérir par un bon traitement.

Les fièvres de ce genre sont presque continuelles dans les pays marécageux, et surviennent fréquemment dans ceux qui sont humides, pluvieux, pas très-froids, dans l'automne principalement ; elles ont été observées dans tous les temps.

Mais on n'a presque point parlé des fièvres qui font l'objet de ce mémoire, quoiqu'il soit du plus grand intérêt de les connaître et de les traiter promptement. Les observations que M. Portal rapporte à cet égard sont de la plus grande importance. Je n'en donne point ici l'analyse, aimant mieux y renvoyer le lecteur. Sauvages a seulement parlé, après Dellon, d'une fièvre semblable qui règne dans les Indes, chez ceux surtout qui se sont épuisés par l'acte vénérien , et sans doute aussi par rapport aux excessives chaleurs de ce climat , qui réduisent l'homme à un degré de débilité et d'épuisement extrêmes par d'abondantes sueurs; aussi Dellon avait-il désigné cette fièvre sous le nom de *febris typhoïdes exhaustorum* (1) ; mais *Sauvages* n'en a fait aucune application à celles de ce genre que M. *Portal* a si heureusement signalées et guéries.

C'est en donnant des soins à des personnes qui éprouvaient des maladies entièrement différentes et qui n'avaient aucun rapport avec ces fièvres, qu'il a reconnu leur invasion contre toute attente, de manière à ne pas s'y méprendre; aussi les a-t-il traitées par le quinquina avec un succès si complet, que non-seulement il les a guéries, mais même qu'il en a détruit la cause de manière que la santé de ces malades s'est pleinement rétablie.

Notre auteur rapporte *deux* exemples mémorables d'une fièvre pareille survenue à deux malades qui étaient atteints

---

(1) Sauvages, *Nosol. méthod.*, class. **ii**; *febres , cont.*; *typhus*, tom. i, p. 316.

d'une affection morbide du foie avec les complications les plus graves.

La *troisième* observation concerne un *phthisique* désespéré qui éprouva une fièvre d'un caractère typhoïde et pernicieux, avant que les symptômes qui annoncent la mort dans cette maladie fussent survenus, dans leur ordre de progression, comme cela devait être. A peine cette fièvre insidieuse fut-elle détruite par le quinquina, que la fièvre lente, qui existait auparavant, se ranima, et que les symptômes ultérieurs de la phthisie pulmonaire survinrent et firent périr le malade quelques semaines après, comme meurent les phthisiques.

Une *quatrième* observation concerne une dame réduite en un état d'épuisement et de débilité extrêmes, par des douleurs rhumatismales, auxquelles succéda une fièvre pernicieuse; la mort était imminente; le quinquina fut impérieusement prescrit, et cette malade guérit.

Les *cinquième*, *sixième* et *septième* observations ont pour objet les *fièvres typhoïdes* les plus graves, survenues dans des gouttes invétérées, et que le quinquina a très-heureusement fait disparaître, nonobstant les difficultés extrêmes pour faire prendre ce remède aux malades (1).

La *huitième* et la *neuvième* observations concernent deux malades épuisés par des rétentions d'urine ou par la fréquente nécessité de les sonder avec plus ou moins de douleur, ou par d'autres causes qui ne nous sont pas connues et qu'on a cependant heureusement combattues par le quinquina.

Le vice typhoïde a été encore reconnu et heureusement traité par le même remède, après des hémorrhagies, des sueurs abondantes et autres évacuations.

La *dixième* observation que M. Portal a exposée dans ce mémoire offre l'exemple d'une fièvre typhoïde intermittente, dont le premier accès a paru sous la forme d'une vraie inflammation du foie et de l'estomac, et qui a été heureusement reconnue et traitée avec le même succès.

---

(1) On en trouvera un exemple remarquable dans l'Observation VI, p. 23.

On trouve, au reste, dans tous les auteurs, plusieurs exemples de cette dernière fièvre inflammatoire ; que l'inflammation ait eu son siége dans le cerveau, les poumons, le cœur, le foie, l'estomac, les intestins, les reins ou dans d'autres organes (1).

2° Le *second mémoire* concerne *les inflammations des intestins ou les entérites qui surviennent dans les maladies du foie;* il est d'autant plus intéressant qu'il prouve qu'un grand nombre de ces inflammations n'ont pas leur siége primitif dans l'estomac, ni dans les intestins, mais immédiatement dans le foie. D'ou il résulte qu'on peut, par ce nouveau changement de dénomination et de doctrine, commettre de très-grandes erreurs dans le traitement. Qui

---

(1) M. Portal en a cité de semblables dans ses ouvrages *sur l'Apoplexie; sur les Maladies du foie;* et il en a rapporté dans ses leçons d'autres qui concernent les inflammations en général, car elles peuvent toutes être véritablement et essentiellement typhoïdes, pernicieuses; et le grand art est de savoir toujours les distinguer pour le prognostic et le traitement.

ignore que le célèbre Ferrein, l'illustre pré-
décesseur de M. Portal au Collége royal
de France, a donné à l'Académie des sciences, en 1766, un mémoire pour combattre
cette erreur et pour prouver que le foie,
en état de maladie, pouvait être le siége
des plus vives douleurs; douleurs que les
malades rapportaient à l'estomac et aux
intestins , de manière à faire croire
qu'elles y avaient leur siége immédiat,
d'où pouvaient résulter de graves erreurs dans le traitement. N'a-t-on pas
maintenant augmenté outre mesure le
nombre de ces inflammations, gastrites et
entérites, au détriment de l'art de guérir,
tandis que l'*hépatite* ayant paru moins
fréquente, on a négligé de la traiter convenablement ainsi que ses suites les plus
funestes (1)?

Cette erreur vient sans doute de ce que
le foie, ayant naturellement peu de sen-

(1) Voyez le *Mémoire* sur quelques maladies du foie dont
on attribue le siége à d'autres organes, et sur les maladies
dont on fixe ordinairement le siége dans le foie quoiqu'il
n'y soit pas. *Acad. des sc.* 1777.

sibilité relativement à celle de l'estomac et des intestins, organes dans lesquels elle est des plus exquises, cette sensibilité s'accroît encore quand le foie est dans un état morbide, surtout inflammatoire ; aussi, les malades, qui la sentent alors vivement, la rapportent-ils à l'estomac ou aux intestins, souvent par des cris qui trompent les médecins, au point de leur faire méconnaître le véritable état du foie ; surtout, s'il y a alors des nausées et des vomissemens, qu'ils sont dans l'habitude d'attribuer à l'estomac, quoique plusieurs fois ces douleurs et ces accidens soient précédés, accompagnés ou suivis de jaunisse, et que la matière des vomissemens, chez de pareils malades, soit évidemment bilieuse, que leurs urines soient très-jaunes, et de plus, qu'ils rendent par les selles une pareille matière plus ou moins concrétée, calculeuse même, comme cela a lieu dans quelques jaunisses intenses.

Combien de fois, d'après des méprises de ce genre, n'a-t-on pas prescrit l'émétique au lieu de la saignée! et dans, combien d'autres circonstances, après l'extinction des douleurs et l'absence de la disposition inflammatoire, n'a-t-on pas négligé de prescrire les doux apéritifs et purgatifs pour dégorger le foie, faire couler la bile par les selles, et détruire les obstacles qui s'opposaient à son cours naturel!

Des erreurs d'une conséquence plus ou moins grave ne peuvent-elles pas provenir de ce qu'on rapporte encore aujourd'hui l'existence de certaines maladies plus ou moins inflammatoires à des membranes contiguës ou continues avec d'autres organes; par exemple, dans les méninges, au lieu d'en fixer le siége dans le cerveau lui-même; dans la plèvre, au lieu des poumons (1) ; dans le péricarde (2), au

____

(1) Voy. *Mém. de l'Acad. des sc. ann.* 1789, les observations de M. Portal, qui prouvent que la *pleurésie* n'est pas une maladie essentiellement différente de la *pneumonie* ou de la *fluxion de poitrine.* Ce mémoire est imprimé dans le deuxième vol. de ce recueil, p. 54.

(2) *Inflammation du péricarde*, t. VI de ces *Mémoires*, p. 1, et l'*Anat. méd.* t. III, p. 20 et 21.

lieu du cœur (1); dans le péritoine, au lieu des viscères du bas-ventre (2), etc.

Comment peut-on croire que dans des maladies avec lésion quelquefois intense des fonctions des organes , ces organes soient sains ? Les ouvertures des corps ont, une multitude de fois, prouvé le contraire; et s'il est quelquefois arrivé, ce qui ne peut être que très-rare, que l'on ait cru trouver ces organes dans l'état naturel, n'en a-t-on pas alors méconnu la lésion, tant elle était légère? Il faudrait être bien présomptueux pour ne pas avouer qu'on peut ainsi se tromper.

De pareilles erreurs ne conduisent-elles pas nécessairement à de fausses et funestes pratiques? On peut à ce sujet consulter les mémoires imprimés dans les volumes précédens, et son *Anatomie médicale*.

M. Portal ne pourrait-il pas encore citer ses propres leçons au Collége royal de France, dans lesquelles il a toujours com-

---

(1) *Sur la cardialgie*, id. t. **IV**, p. 131 , 133 , etc.

(2) *Sur l'Inflammation du péritoine*. Vol. **IV**, p. 249.

battu les doctrines qui n'étaient qu'hypothétiques, par ses remarques anatomiques et par ses observations pathologiques.

3° La *pneumatie*, formée par la collection d'air ou des gaz, fait l'objet d'un long article; l'auteur avait d'abord voulu le réunir au second volume de l'ouvrage sur l'*hydropisie* , qu'il a publié l'année dernière , par rapport à l'analogie de ces deux maladies dont les causes sont presque toujours les mêmes, ainsi quelquefois que le traitement; mais son extrême étendue l'a empêché de l'y faire insérer. Toutefois, il espère que cet article sera lu avec intérêt, cette maladie étant très-commune, soit qu'elle existe seule ou qu'elle soit réunie à d'autres, ce qui est plus fréquent. L'auteur a recueilli à cet égard un grand nombre d'observations qu'il a présentées dans un ordre à peu près semblable à celui qu'il a suivi à l'égard de l'hydropisie, sans craindre de tomber dans quelques répétitions, les croyant inévitables dans des généralités nécessaires même pour se faire plus facilement entendre

des jeunes médecins qui suivaient ses leçons (1).

Après avoir traité de la pneumatie en général avec quelques détails physiologiques
et pathologiques, M. Portal a parlé de
ses diverses espèces , d'abord relativement
aux siéges, qui sont presque aussi nombreux
qu'il y a de cavités et même de parties dans
le corps; et comme il est entré dans de grands
détails dans ces généralités, il a cru devoir
les éviter dans les articles particuliers, afin
de ne pas revenir sur ce qui avoit été
déjà dit. J'ajouterai qu'il y a parlé de
diverses expériences qu'il a faites sur des
animaux vivans, qui consistent à introduire
des gaz dans les vaisseaux sanguins, etc.;
ce travail, sans doute, sera bientôt perfectionné par d'ultérieures recherches; ce
genre de physiologie expérimentale, dont il
a lui-même donné l'exemple dans ses cours
de physiologie au Collége royal de France

---

(1) Plusieurs sont aujourd'hui compris parmi les praticiens les plus distingués.

en 1771 (1), étant aujourd'hui généralement adopté dans les cours publics et particuliers à Paris et ailleurs.

Malheureusement la nature des gaz est si peu connue, qu'on n'a pas encore acquis des connaissances bien précises pour le traitement de la pneumatie qu'ils forment; mais aussi M. Portal a-t-il cru devoir borner son travail à la simple exposition de ses succès comme à celle de ses revers, toutefois en donnant fidèlement les résultats de ses autopsies.

4° Les maladies n'étant toutes qu'une altération de nos fonctions, nous devons, pour les bien connaître, diriger notre attention sur cette altération, d'où découlent les symptômes, afin de remonter

----

(1) On eût pu prédire le succès de ce *Cours* en lisant le jugement honorable que le docteur *Bassiani Carminati* porte sur plusieurs expériences faites sur les animaux vivans et relatives à l'asphyxie par les gaz. *Voy.* son grand ouvrage, *De animalium ex mephitibus, et noxiis halitibus interitu; Laude Pompeia*, 1777. In-4.

Haller a reconnu la fidélité de plusieurs expériences du docteur *Portal* dans ce *cours* en les comparant avec celles qu'il avait faites lui-même et publiées. *Bibl. anat.* t. ii, p. 535, 1777. In-4.

par eux au siége, aux causes et à la nature de la maladie pour la traiter avec espoir de succès.

C'est pour y parvenir que M. Portal a cru devoir donner à ses disciples au Collége Royal de France son opinion sur le *Mode de prescrire les Remèdes*, et sans doute que cet article ne sera pas le moins important de ce volume, l'auteur l'ayant pris pour base de ses prescriptions, dans sa pratique et pendant une très-longue suite d'années. Il sera très-utile surtout dans ces derniers temps, où l'on n'a jamais ordonné autant de remèdes d'une manière si arbitraire qu'on le fait généralement, souvent d'après de mauvaises théories.

Combien donc ne serait-il pas à désirer pour le bien de l'humanité qu'il y eût *un mode* aussi bien rédigé qu'il fût possible par les plus habiles médecins praticiens *sur la prescription des remèdes* les mieux éprouvés dans le traitement des maladies? M. Portal l'a toujours réclamé dans ses leçons et dans ses écrits ; aussi n'a-t-il pas craint d'en donner un exemple, ou plutôt un essai, comme il le dit, d'après sa propre pratique.

Ce n'est pas, comme on le verra en le lisant, que les grands médecins de tous les temps, dont une savante pratique a rendu les noms vénérés, n'aient cru nécessaire d'avoir une espèce de boussole pour se conduire, mais ils se sont contentés, pour la plupart, d'ordonner leurs remèdes et de nous en faire connaître les heureux ou malheureux résultats sans nous apprendre toujours les motifs d'après lesquels ils les avaient prescrits.

5° C'est à la suite de son *allocution* à ses disciples sur le mode de prescrire les remèdes, que l'auteur a cru pouvoir rapporter quelques observations cliniques sur des traitemens prescrits d'après ses principes, et les succès qu'il a obtenus lui ont prouvé qu'il n'en pouvait conseiller de plus efficaces; il eût pu rendre plus nombreux ces exemples; mais, ayant considéré qu'il en avait consigné plusieurs dans ses ouvrages, et qu'il en avait rapporté ou cité beaucoup d'autres dans ses cours, il a cru devoir les restreindre dans cette espèce d'esquisse.

6° Enfin ce volume finit par le *discours* que M. Portal a fait en qualité de président du concours aux hôpitaux et hospices de la ville de Paris, pour *le remplacement des élèves* et pour *la distribution des prix*, au nom de la commission royale dont il est membre. Il y a prouvé que jamais les élèves n'y avaient eu plus de facilité qu'à présent pour acquérir une instruction aussi étendue que solide sur les matières anatomiques et cliniques, tant pour connaître l'homme en état de santé et de maladie, par des dissections et ouvertures des corps, que pour y apprendre sous les meilleurs maîtres à bien traiter les malades, si nombreux dans tous ces immenses hôpitaux et hospices d'une ville aussi populeuse. C'est dans ces établissemens qu'on a constamment sous les yeux le tableau des maux qui affligent notre pauvre humanité.

M. Portal a rappelé dans ce discours qu'il avait lui-même, au début de son professorat au Collége royal de France, en 1768, sollicité du gouvernement et de la commission des hôpitaux la faculté d'obtenir des cadavres pour l'instruction de ses élèves, soit par la dissection, soit par le *manuel des opérations chirurgicales*, et que cet avantage lui avait été refusé, ce qui l'a long-temps forcé de faire ses cours sur des cadavres qu'on enlevait dans les cimetières et même dans les églises ; ce n'était ainsi qu'à force de pareils *larcins*, secondé de ses lectures et de sa pratique, qu'il était parvenu à enseigner et à composer son *Anatomie médicale*.

C'est depuis cette époque que cette anatomie est généralement cultivée, tant en France que dans les pays étrangers : et quels progrès n'en doit-on pas attendre si l'on en juge d'après ceux qu'elle a déjà faits dans ces derniers temps, surtout par le zèle que les jeunes médecins ont aujourd'hui pour ce genre d'instruction !

MÉMOIRES

SUR

LA NATURE ET LE TRAITEMENT

DE PLUSIEURS MALADIES.

OBSERVATIONS

SUR DES FIÈVRES TYPHOÏDES, OU PERNICIEUSES RÉMITTENTES
ET INTERMITTENTES, SURVENUES, CONTRE TOUTE ATTENTE,
PENDANT OU APRÈS PLUSIEURS MALADIES, ET QUI ONT ÉTÉ
GUÉRIES PAR LE QUINQUINA EN SUBSTANCE ;

*Pour ajouter à l'histoire d'autres fièvres typhoïdes déjà
observées par de grands médecins.*

(Lues à l'Institut le 25 février 1822.)

PERSONNE n'ignore que le quinquina est si efficace contre certaines fièvres qu'il en est généralement considéré comme le spécifique.

On sait aussi qu'on le prescrit utilement dans
les maladies gangréneuses, dans quelques-unes de
celles que l'on regarde comme spasmodiques,
ainsi que dans d'autres dans lesquelles on croit
devoir conseiller les toniques.

5.   1

Tous les bons médecins sont d'accord à ce sujet; mais ils ne le sont pas également sur l'emploi du quinquina contre plusieurs autres maladies, ni sur la manière de le prescrire alors.

C'est sur des cas de ce genre que je vais communiquer à l'Académie quelques observations qui m'ont paru utiles.

Cependant, avant de donner ces observations, je crois, vu l'importance du sujet, devoir dire un mot sur les circonstances d'après lesquelles les médecins, véritablement praticiens, administrent ordinairement le quinquina, parce qu'elles m'ont conduit à prescrire ce remède dans ma propre clinique, avec des succès d'autant plus assurés que j'ai su imiter ces médecins.

Je rapporterai ensuite quelques observations que j'ai recueillies sur l'usage du quinquina dans le traitement de plusieurs maladies, contre lesquelles les médecins ne le prescrivent pas, ou du moins très-rarement. C'est l'objet principal de ce mémoire.

ARTICLE PREMIER.

Des signes qui annoncent que la prescription du quinquina sera salutaire, ainsi que de ceux qui indiquent qu'elle sera inutile pour les prévenir, ou même qu'elle produira de fâcheux effets.

On sait 1° que le quinquina réussit d'autant mieux dans le traitement des fièvres, qu'elles sont intermittentes et périodiques, dans les tierces avec plus de certitude que dans les quartes, et dans celles-ci encore plus sûrement que dans les fièvres dont les accès sont plus éloignés et irréguliers ;

2° Qu'on peut d'autant plus compter sur l'efficacité du quinquina dans le traitement des fièvres rémittentes, que leur apyrexiè est plus complète et qu'elle se rapproche davantage de celle des fièvres intermittentes périodiques ;

3° Que le quinquina ne réussit presque jamais, ou même qu'il est souvent nuisible, lorsque les fièvres sont continues, sans rémission et encore plus si elles sont exacerbantes ;

4° Que les fièvres intermittentes et rémittentes périodiques dont les accès commencent par des frissons intenses, et qui finissent par des sueurs visqueuses et par de grandes faiblesses dans le pouls même, sont quelquefois guéries comme par enchantement par le quinquina donné à haute dose, en substance, surtout pendant le temps de l'intermission ou de la rémission ;

5° Enfin que dans le traitement des fièvres continues, rémittentes et intermittentes, il y a des circonstances qui obligent de prescrire le quinquina le plus tôt possible sans aucune préparation préalable du malade ; telles sont les fièvres dans lesquelles le vice typhoïde est tellement dominant, si intense, qu'il serait dangereux de retarder la prescription du quinquina et à très-haute dose : tandis que dans d'autres fièvres, les symptômes du vice typhoïde sont si peu prononcés par rapport à d'autres symptômes dominans, ou qui frappent davantage le médecin, qu'il doit retarder la prescription de ce médicament pour disposer auparavant le malade à le prendre utilement par des remèdes divers, selon les indications, tantôt par des vomitifs, tantôt par des purgatifs, quelquefois par la saignée, les vésicatoires ou autres remèdes. Que de lumières l'expérience auprès des malades ne donne-t-elle pas sur ce sujet important!

Dans plusieurs circonstances la fièvre étant nécessaire plutôt que nuisible, il pourrait être fâcheux de l'arrêter par le quinquina. Nous pourrions rapporter à ce sujet beaucoup de faits de ce genre dont nous avons été témoins, et qui viendraient à l'appui de ce que nous avançons.

Qu'on lise, pour se convaincre de l'utilité de cette doctrine, les ouvrages de nos grands maîtres, et l'on verra combien l'art de guérir est avancé à cet égard ; que d'étonnantes cures n'ont-ils pas opérées! Leur histoire est consignée dans les immortels écrits de ces auteurs, ainsi que les sages conséquences qu'ils en ont tirées pour éclairer leurs successeurs.

Les habiles médecins de toutes les nations peuvent se glorifier aujourd'hui d'avoir conseillé le quinquina avec de grands succès, sans avoir négligé de signaler les cas où il était inutile ou même nuisible.

Que de connaissances utiles, relatives à l'administration du quinquina, n'ont pas acquis les médecins praticiens! en France, *Dumoulin* (de tous les praticiens de la capitale celui qui a joui à juste titre de la réputation la plus générale et la plus long-temps soutenue), *Sylva*, *Vernage*, *Bouvart*, *Bordeu*, *Borie*, *Maloët*, *Quesnay*, et tant d'autres qu'il serait superflu de nommer; à Montpellier, *Fises*, *Chaptal*, *Sauvages*, *Lamure*, *Voulonne*, et généralement tous les bons médecins qui exercent aujourd'hui la médecine en France.

On peut comprendre parmi les praticiens qui ont su le mieux employer le quinquina, en Angleterre, *Richard Morton*, *Sydenham*, *Mead*, *Freind*, et ensuite *Pringle*, *Monro*, *Huxham*, et autres médecins anglais, écossais ou irlandais; en Allemagne, les *Hoffmann*, *Boërrhaave*, *Van-Swieten*, *de Haën*, et en dernier lieu *Stoll*, *Franck*, *Quarin*, etc.

Mais en aucune partie de l'Europe la doctrine des fièvres qui doivent être traitées par le quinquina n'a été mieux approfondie qu'en Italie. On peut s'en assurer en lisant les ouvrages de *Ramazzini*, *Torti*, *Salicetti*, *Borsieri*, et d'un grand nombre d'autres médecins plus modernes qui se sont rendus recommandables par la guérison des fièvres, à la faveur du quinquina donné en substance, à la plus haute dose, et en général plus promptement qu'on ne le faisait en France avant nos dernières guerres.

Cependant en Italie, comme ailleurs, on ne voit que trop de fièvres contre lesquelles le quinquina est administré sans succès ou même au détriment des malades ; mais, il faut l'avouer, c'est souvent parce que les médecins ne l'ont pas prescrit dans les temps requis, ni dans les circonstances convenables, que ce médicament n'a pas procuré l'effet désiré.

Cappivaccio, médecin praticien de Crémone, dont *Morgagni* célèbre l'heureuse clinique, avait donc bien raison lorsqu'il disait fréquemment à ses confrères : *Apprenez à prescrire les remèdes heureusement éprouvés, selon la nature diverse des maux, et vous n'accuserez pas tant leur insuffisance.*

Ce n'est pas seulement dans le traitement des fièvres continues, rémittentes, intermittentes, régulières et irrégulières, que les médecins célèbres que je viens de nommer ont heureusement employé le quinquina ; ils l'ont aussi prescrit avec des succès admirables dans le traitement des maladies aiguës et chroniques, compliquées d'accidens périodiques de diverse nature ; avec fièvre bien reconnue, ou sans apparence de fièvre ; avec des douleurs, des inflammations, des assoupissemens plus ou moins profonds, des maladies spasmodiques, convulsives même ; enfin dans une infinité de cas où il a fallu un grand discernement pour y découvrir un principe fébrile, quelquefois véritablement typhoïde.

Nous avons rapporté dans nos écrits plusieurs faits de ce genre. Leur rapprochement formerait, je crois, un tableau intéressant de cette sorte de maladies, et montrerait ce qu'un praticien a pu faire d'utile sur un pareil sujet.

Je me bornerai, dans ce Mémoire, au simple exposé de quelques observations sur des traitemens heureux par le quinquina dans les maladies contre lesquelles on en défend généralement la prescription, ou contre lesquelles on ne le prescrit pas, ou du moins très-rarement, quoiqu'il en soit cependant le véritable *remède*, ainsi qu'on va le voir par les observations suivantes.

ARTICLE II.

Contenant plusieurs observations sur l'efficacité du quinquina en substance dans les maladies contre lesquelles on en prescrit l'usage, ou dans le traitement desquelles on ne l'administre pas ordinairement, ou du moins très-rarement.

OBSERVATION I.

M. de Lantier, auteur du *Voyage d'Anténor*, etc. (1), avec lequel j'étais lié d'amitié depuis

---

(1) A l'imitation de nos plus grands médecins anciens et modernes, j'ai eu le soin de donner le nom et quelquefois d'indiquer la demeure des personnes qui ont fait l'objet de mes observations, tant de celles dont le traitement a été heureux, que de celles qui ont fait l'objet de

long-temps, était atteint d'une forte jaunisse avec intumescence du foie, reconnaissable au toucher ; les urines étaient rouges, épaisses et en petite quantité. Je lui prescrivis, pendant beaucoup de temps, divers remèdes tels que les apéritifs, les diurétiques doux, quelques légers amers, sans beaucoup de succès.

Persuadé qu'ils lui réussiraient mieux à la campagne qu'à Paris, il crut devoir aller passer quelque temps près de Corbeil, chez un de ses amis ; nous étions alors vers la fin de septembre après un été très-chaud. Le malade parut d'abord se trouver un peu mieux ; mais ce mieux fut de courte durée. Il eut une petite fièvre tous les soirs, qui commençait par un court et léger frisson, qui était cependant suivi de beaucoup de chaleur et d'insomnie pendant la nuit, avec seulement une très-légère moiteur dans la matinée, la chaleur de la peau étant toujours très-marquée. La jaunisse devint intense ; l'œdématie des pieds eut lieu et parut bientôt faire des progrès. Cependant la fièvre, qui existait depuis quelques jours, fut un soir subitement très-violente, et le frisson plus long, plus intense et entrecoupé de quelques bouffées de chaleur : celle-ci fut ensuite plus forte et de plus longue durée ; la sueur, qui lui succéda vers

---

quelques recherches anatomico-médicales, mais toujours avec leur consentement ou celui de leurs parens. Cette sorte de citation nous a paru utile pour plusieurs raisons.

la fin de la nuit, fut copieuse et suivie d'une faiblesse extrême. On crut que ce n'était qu'un simple accès. Le malade ayant repris quelques forces dans la journée, il parut un peu mieux jusqu'au surlendemain soir, mais alors un *nouvel accès* de fièvre survint.

Cet accès commença par un frisson plus violent que celui de l'avant-veille; la chaleur fut plus forte, la tête parut embarrassée, et le malade se trouva dans un profond sommeil, avec des intervalles d'un léger délire. Cet accès finit le lendemain matin par des sueurs abondantes et des faiblesses syncopales effrayantes. Le reste de la journée, le malade parut être en meilleur état, à l'exception d'une faiblesse considérable qu'il éprouvait.

On crut, ainsi que le malade, qu'il convenait de le ramener à Paris, ce qui fut fait; mais le frisson de la fièvre survint environ une heure et demie après le départ; vers le milieu de la route, ce frisson fut plus violent et plus fort, ainsi que la chaleur.

Tel était l'état du malade lorsqu'il arriva à Paris à son domicile, rue des Petits-Champs, près la place Vendôme. Dans la soirée on m'appela pour le voir le plus promptement; mais je ne pus me rendre auprès de lui que le lendemain matin. On me dit qu'après la chaleur de la fièvre une sueur assez considérable était survenue; qu'elle avait été entrecoupée par des faiblesses très-inquié-

tantes, et que le malade, presque depuis son
arrivée, était dans un profond assoupissement, et
ne répondait aux demandes qu'on lui faisait que
par des paroles insignifiantes, et qui n'avaient
aucun rapport à la demande, ou que souvent on
n'entendait pas.

Tout ce qui s'était passé à Corbeil, et que j'ai
déjà dit, me fut exposé. Le malade était plus
jaune qu'à son départ pour la campagne; la région du foie me parut proéminente et plus dure;
son pouls était très-faible, et il y avait un peu de
moiteur à la peau; ses idées étaient obscures et
troublées. Je crus cependant que le malade était
dans une espèce de rémission, mais encore dans
une telle faiblesse, qu'il était à craindre qu'un
nouvel accès ou redoublement de fièvre, qui
pourrait n'être pas retardé, ne l'enlevât. Je conseillai une prompte application des sinapismes aux
pieds, et l'usage du quinquina à la dose d'une
once dans trois demi-setiers d'eau, pour une
chopine de décoction qui serait donnée en six
prises de deux en deux heures, et dans chacune desquelles prises on ajouterait un gros de
quinquina en poudre. Je me retirai en portant le
pronostic le plus fâcheux, n'étant nullement
certain de l'heureux effet du traitement que je
prescrivais contre un mal du danger le plus grave,
ne me dissimulant pas aussi qu'il était le plus
urgent.

J'eusse prescrit le quinquina avec plus de

confiance si j'avais été convaincu que la fièvre pernicieuse qui existait réellement était véritablement intermittente ; car je savais que ce quinquina avait eu alors un succès complet. Mais tout m'annonçait qu'elle était rémittente, ou qu'elle l'était devenue dans les derniers temps , et de plus qu'elle était compliquée d'une maladie du foie contre laquelle l'usage du quinquina avait été proscrit par d'habiles médecins. Toutefois le malade était dans un danger si imminent qu'il ne pouvait y avoir d'autres remèdes pour lui que le quinquina , sauf, après l'avoir soustrait à la mort en éteignant sa fièvre pernicieuse, à lui prescrire les moyens que je pourrais croire convenables pour le guérir de sa maladie du foie ; mais le succès du traitement surpassa mes espérances. Il n'y eut qu'un léger retour de fièvre le lendemain. Le malade en eut cependant encore deux autres, en diminuant de plus en plus d'intensité, ainsi que des faiblesses qui furent progressivement moins fortes.

L'usage du quinquina en poudre dans de l'eau fut prescrit pendant sept à huit jours, à la dose d'un gros deux fois par jour, en la diminuant jusqu'à demi-gros, un scrupule, trois, deux, ou une fois le jour.

Le malade retira un si heureux succès de ce traitement que non-seulement il fut sauvé de sa fièvre pernicieuse, mais encore que la jaunisse fut presque dissipée, et que le volume du foie parut considérablement diminué. Il fit usage, pendant une quinzaine de jours, des eaux de Vichy, et il fut guéri complétement. M. de Lantier passa encore deux ou trois ans à Paris, d'où il est parti pour se retirer à Marseille, où il vit (en ce moment) dans sa famille et avec ses amis qui le chérissent, jouissant d'une pension que le roi Louis XVIII lui a accordée pour l'honorer et le soutenir dans sa vieillesse.

OBSERVATION II.

Mme de Villette fut transportée de sa campagne à Paris avec une leucophlegmatie générale considérable, en même temps qu'elle éprouvait une fièvre *hémitritée* qui avait déjà eu deux ou trois redoublemens, mais pas encore violens.

La leucophlegmatie était telle que je pouvais craindre un épanchement prochain d'eau dans le bas-ventre, qui était très-proéminent, non-seulement par le volume du foie qui paraissait considérable, mais encore par un commencement d'infiltration entre les muscles abdominaux, et par des gaz dans les voies alimentaires. La difficulté que cette malade éprouvait dans la respiration pouvait aussi faire craindre qu'il ne survînt un *hydrothorax*, d'autant plus que les urines étaient très-rares, rouges et sédimenteuses. La fièvre étant peu prononcée dans l'intervalle des redoublemens, et ceux-ci n'étant pas considérables, je crus devoir, avant de m'occuper de son traitement, prescrire les diurétiques les mieux éprouvés ; et en effet j'obtins une plus grande quantité d'urine et un peu de diminution dans l'intumescence leucophlegmatique. Mais la fièvre devint plus intense, pendant les redoublemens surtout, qui étaient violens, par les frissons forts à leur commencement, par le délire qui les accompagnait, et par les faiblesses syncopales qui les terminaient, lesquelles étaient si intenses que la vie de la malade pouvait s'éteindre au premier redoublement.

Frappé du danger imminent qui menaçait cette malade, je crus, malgré tout ce qu'on a écrit contre le quinquina dans le traitement des fièvres avec engorgement des viscères abdominaux, et de ceux du foie surtout, devoir recourir à ce médicament *tanquam ad sacram salutis anchoram*, comme le disent les médecins. Mon but était d'abord de guérir cette fièvre, pour ensuite mieux traiter l'hydropisie ; et, comme je savais que généralement les médecins dont j'avais éprouvé l'heureuse pratique prescrivaient dans ces cas très-urgens le quinquina en poudre préférablement à toute autre manière de l'administrer, je crus devoir les imiter. Je soumis donc la malade au même traitement que j'avais si heureusement conseillé à M. de Lantier (*observ.* 1). Je prescrivis une once de quinquina dans trois demi-setiers d'eau pour une chopine de décoction qu'on donnerait en six verres dans l'intervalle d'un accès à l'autre, avec

addition dans chaque dose d'un gros de quinquina en poudre avec autant d'acétate d'ammoniaque.

Ce traitement eut le plus heureux succès : non-
seulement les redoublemens de la fièvre hémitritée cessèrent avec leurs défaillances, mais même
les forces de la malade se relevèrent; le pouls prit
de la régularité; il fut moins dur, plus développé,
avec une bonne moiteur à la peau et une égale
et douce chaleur. Les urines devinrent de plus
en plus abondantes et plus claires, en même temps
qu'il y eut des selles de matières liquides et jaunâtres. Dès le troisième jour de l'usage du quinquina la malade était sans fièvre, ce qui me détermina à diminuer progressivement la quantité
de ce médicament pendant sept à huit jours;
enfin on en cessa l'usage.

Cependant, comme il existait encore de l'œdématie avec un peu de difficulté de respirer, je
conseillai une décoction de racines apéritives, à
laquelle on ajoutait du nitre et de l'oximel scillitique. Le cours des urines non-seulement se sou-
tint d'abord, mais ensuite il devint abondant, et
l'œdématie disparut; toutefois, comme il restait
encore un peu d'embarras dans les voies biliaires,
la malade fut mise à l'usage des savonneux et des
amers; elle fut purgée quelquefois, et elle s'est
complétemeut rétablie.

Nota. Mme la marquise de Villette est morte environ dix
ans après d'une hydropisie de poitrine, qui fut précédée

d'une œdématie des extrémités inférieures, survenue après son temps critique. La malade ne m'en ayant pas instruit, je ne l'ai vue que deux ou trois jours avant sa mort. Son frère, évêque d'Orléans, est mort peu de temps après d'une maladie à peu près semblable.

OBSERVATION III.

M. le comte de Puységur, d'une très-frêle constitution et, d'une sensibilité extrême, était cependant parvenu à un âge avancé malgré des voyages pénibles dans les pays étrangers, et beaucoup de peines d'esprit pendant notre fatale révolution. De retour à Paris, il me consulta sur l'état de sa santé : je reconnus chez lui un peu d'engorgement et de rénitence dans le foie ; son teint était un peu jaune, et ses urines plus rouges qu'à l'ordinaire. Sa maigreur, qui était considérable, et une petite toux qu'il éprouvait depuis quelques mois, surtout dans le temps humide et froid, me firent croire que sa poitrine n'était pas sans altération. En effet, sa santé se détériora de plus en plus. La région épigastrique devint douloureuse ; il y avait des borborigmes, des flatuosités, et des hémorrhoïdes rarement fluentes, auxquelles le malade avait d'ailleurs été très-sujet. Il y avait aussi tantôt de la constipation, et tantôt trop d'évacuations alvines, jaunâtres, qu'on croyait bilieuses ; une toux sèche s'établit, surtout pendant la nuit, avec une fébricule constante dont le redoublement commençait dans la soirée par de légers frissons, et finissait dans la matinée par un

peu de sueur, après une chaleur brûlante pendant la nuit.

Médecin ordinaire de ce malade, avec M. *Bougon*, j'appelai des consultans, MM. *Montaigu* et
Hallé. Nous nous attendions à une malheureuse
fin de cette maladie, mais encore éloignée, lorsqu'après un redoublement de la fièvre qui n'avait
pas été très-violent, le malade éprouva des faiblesses très-grandes, que je considérai comme
provenant de la fièvre lente et de la consomption
que le malade éprouvait depuis quelque temps :
je me bornai à prescrire un peu plus de nourriture et un demi-gros d'extrait de quinquina. Cependant le surlendemain de cet accès, il en survint un autre dans la soirée, si intense, surtout
par les faiblesses syncopales qui le terminèrent,
qu'on crut que le malade allait y succomber. On
m'en instruisit. Alors, abandonnant tout traitement rationnel relatif à la phthisie, et persuadé que
le danger étant très-imminent, il fallait, pour
prévenir un troisième accès, conseiller le quinquina à haute dose, j'en ordonnai une once en
décoction pour être prise en cinq doses, une
pour la nuit, au commencement de la rémission, et
les quatre autres le lendemain, de deux en deux
heures, ce qui fut fait. Le redoublement du soir fut
plus court et moins violent. Je conseillai d'ajouter
dans la décoction du quinquina qui serait donnée
après ce redoublement un gros de quinquina en
poudre dans chaque prise. Le malade n'en put

prendre que trois, mais elles suffirent cependant pour empêcher le redoublement typhoïde de revenir. Ce médicament fut ensuite diminué progressivement, et le malade parut en meilleur état; les accidens de la fièvre pernicieuse ne se remontrèrent plus. Toutefois la fièvre lente continua d'avoir lieu, des évacuations colliquatives par les selles s'établirent en même temps que la toux fut plus fréquente, et que les expectorations continuèrent d'être très-considérables et de mauvaise nature. Enfin cet intéressant malade succomba à sa longue maladie trois mois après.

De pareils accidens *pernicieux* ou *typhoïdes* ne surviennent-ils pas dans les fièvres lentes plus fréquemment qu'on ne l'a dit? nos observations nous paraîtraient le prouver.

OBSERVATION IV.

Mme Helflinger, âgée d'environ soixante-cinq ans, d'une assez forte constitution, d'un tempérament bilieux, et que j'avais traitée de diverses maladies, fut atteinte, pendant l'hiver un peu froid et humide de 1819, d'une douleur dans la région lombaire gauche, se manifestant en divers temps de la journée, principalement dans la soirée et pendant la nuit.

Cette douleur se transmettait dans toute l'extrémité inférieure jusqu'au pied; elle était très-aiguë, et paraissait de nature rhumatismale et arthri-

5.   2

tique. Du repos dans un lieu chaud, et quelques légers adoucissans et anodins pris intérieurement et appliqués à l'extérieur sur les parties souffrantes, parurent d'abord calmer la douleur ; mais loin de guérir elle devint subitement plus violente en se propageant vers le ventre. Les muscles abdominaux éprouvaient une contraction très-violente. Le pouls était alors plus serré et plus fréquent, avec quelques légères rémissions dans la douleur qui revenait quelquefois promptement et à diverses reprises.

Cependant, quelques jours après, de pareilles douleurs qui n'avaient été jusqu'ici nullement périodiques le devinrent de telle manière, qu'elles n'eurent lieu que tous les quatre jours, vers les cinq heures du soir ; le pouls devenait alors très-irrégulier ; il y avait des frissons intenses auxquels succédait une forte chaleur, et celle-ci cessait rapidement par des faiblesses alternatives, avec aliénation mentale. Tels étaient ces accès. L'intermission qui leur succédait était parfaite et durait deux jours.

Déjà cette malade avait éprouvé trois accès semblables, mais de plus en plus forts ; le dernier de ces accès avait été si violent, qu'on avait craint qu'elle n'y succombât. Je fus appelé auprès de la malade, par le docteur Blanchard, qui lui donnait des soins habituellement. Il me fit l'exposé de la maladie et du traitement qu'il avait déjà prescrit. Ce traitement consistait en des fomentations ou linimens émolliens et anodins, une application de sangsues sur les parties douloureuses. Ces remèdes me parurent d'abord avoir été bien indiqués. Toutefois, considérant qu'il y avait eu de la périodicité dans les trois pyrexies, et qu'elles se terminaient par des aberrations mentales et par des défaillances, au point d'être syncopales, le pouls n'étant ni plein ni dur, et la malade ayant déjà d'ailleurs été saignée par le moyen des sangsues, je crus devoir proposer l'usage du quinquina à très-haute dose, parce que je craignais que la malade ne succombât à la prochaine pyrexie. Je prescrivis donc ce médicament de la même manière et à la même dose que dans les cas précédens, reconnaissant dans cette maladie un principe *typhoïde* bien manifeste par ses funestes effets, et cela avec d'autant plus de confiance, dans cette circonstance, que je savais que quelques médecins très-recommandables avaient conseillé le quinquina dans le traitement de quelques rhumatismes et gouttes avec le plus grand succès, et que nous en avions nous-même retiré d'heureux effets dans des circonstances à peu près semblables. Je ne me trompai pas dans mon attente.

Mme Helflinger a dû sa prompte guérison à ce remède. La pyrexie qui survint, après que la malade eut pris une once de quinquina en six doses dans de l'eau, fut beaucoup moins violente que la précédente, et ce fut la dernière, car la malade, ayant continué de prendre, après cet accès, du

quinquina de la manière prescrite ci-dessus , n'é-
prouva aucun accès de fièvre.

Je conseillai cependant de continuer l'usage du
quinquina pendant un jour à la même dose pour le
diminuer ensuite progressivement. Mais la malade
était tellement fatiguée de prendre ce médicament en poudre, qu'il fallut le lui prescrire en
extrait à la dose de deux gros, divisé en deux
prises, pour la journée, et ensuite d'un demi-gros
seulement. De cette manière, la fièvre ni les douleurs du *lumbago* et de l'extrémité inférieure
n'eurent plus lieu ; enfin les forces digestives de
la malade furent bientôt rétablies.

OBSERVATION V.

M. le marquis de Lally-Tolendal, pair de
France, âgé d'environ soixante-six ans, d'une
forte constitution, très-gros, est sujet à des douleurs rhumatismales et arthritiques en diverses
parties du corps , souvent à la tête, plus ou moins
violentes et d'une durée plus ou moins longue.

C'est peu de temps après un des accès de douleurs rhumatismales que M. de *Lally* fut atteint il
y a deux ans, vers la fin du printemps, d'une fièvre
intermittente réglée en tierce. Le premier accès
ne fut ni long, ni violent. La langue ayant paru
saburrale, un éméto-cathartique fut prescrit pour
le lendemain, et il produisit l'effet qu'on en attendait.

Cependant le second accès fut beaucoup plus violent que le précédent, tant par le frisson que par le trouble des idées, dont on connaît d'ailleurs la lucidité et la grande justesse dans l'état de santé, et par la difficulté que le malade éprouvait dans la parole et dans la déglutition.

Cet accès finit par une prompte faiblesse, bien plus forte qu'elle ne l'est après un accès de fièvre tierce ordinaire. Le malade passa la journée dans le meilleur état, paraissant jouir d'une bonne santé.

Cependant M. *Lobinhe*, praticien très-recommandable, qui avait été frappé de l'extrême altération du pouls, du trouble des fonctions mentales, de la difficulté de parler et d'avaler pendant l'accès, et des faiblesses syncopales qui l'avaient terminé, crut devoir m'appeler en consultation. Il craignait qu'il n'y eût dans cette fièvre quelque *disposition de malignité*. Je partageai sa crainte ; et sans attendre davantage nous prescrivîmes le quinquina à la dose d'une once, d'abord sous forme de décoction seulement, en boisson, dans une chopine d'eau, et une pareille quantité en lavement pour être donnée en deux fois. Cette prescription ayant été faite trop près de l'accès suivant, le malade ne prit qu'une partie du quinquina qui avait été conseillé. Aussi le troisième accès eut-il lieu et fut-il tout aussi intense que le second ; il finit également par une prompte faiblesse syncopale avec trouble des idées. Sans doute que cet accès eût été moins violent si le malade eût pris toute la dose du quinquina qui lui avait été prescrite. Peut-être même aurait-il été le dernier.

Nous crûmes, d'après ces considérations, devoir, sans tarder, conseiller au malade la décoction d'une once de quinquina en cinq doses, avec addition dans chacune d'un gros de ce médicament en poudre à prendre pendant le temps d'*apyrexie* du troisième au quatrième accès, en supposant qu'il eût lieu. Le malade, en prenant ce remède *fastidieux*, nous disait qu'il se trouvait dans un si bon état, qu'il ne pouvait croire être menacé d'un ultérieur accès. Aussi faisait-il beaucoup de difficultés pour se conformer à nos avis. Cependant il prit le remède qui lui avait été prescrit.

Le quatrième accès eut lieu; mais il fut incomparablement moins fort que le troisième, et surtout que le second, quant à la faiblesse et au trouble des idées. Le pouls, au déclin de la fièvre, était moins inégal, plus souple, plus développé, que dans les accès précédens. Le quinquina fut continué à la même dose relativement à la décoction et à la poudre; et le cinquième accès parut nul.

On n'abandonna toutefois l'usage du quinquina tel qu'on l'avait donné que progressivement, en le diminuant pendant quatre à cinq jours et peu à peu. On lui substitua ensuite celui du *sel essentiel* de quinquina à petites doses pendant quelque temps, non pas tant comme anti-fébrile que comme tonique pour soutenir les forces digestives du malade. Notre expérience nous a appris que cet

extrait de quinquina, qui est de toutes les préparations celle qui approche le plus du quinquina en
substance , lui est cependant bien inférieur par ses
propriétés anti-fébriles.

On voit par cette observation que la disposition habituelle aux douleurs rhumatismales et
goutteuses, non-seulement n'exclut pas l'usage du
quinquina, s'il survient une fièvre intermittente *typhoïde*, mais qu'il est impérieusement indiqué
pour la détruire, et à très-haute dose pour la faire
disparaître promptement.

OBSERVATION VI.

M. le prince de Masserano, ancien ambassadeur
d'Espagne en France, était très-sujet à la goutte,
pendant les accès de laquelle je l'avais vu plusieurs
fois. Quelque temps après avoir éprouvé des douleurs vagues en diverses parties du corps, qu'on
pouvait croire arthritiques, il alla à la campagne,
près de Paris (1), où il éprouva une douleur de
tête gravative intense ; des frissons survinrent avec
un assoupissement profond. La chaleur lui succéda, et elle finit ou plutôt diminua sans sueur
notable, mais avec plusieurs faiblesses.

Cependant, le malade restant dans un état de
somnolence remarquable , on crut devoir le faire

______

(1) A *Lunési*, lieu un peu humide , vers la fin de l'été
de 1814, qui avait été très-chaud.

transporter à Paris dans son hôtel, rue de Masseran, près le boulevard des Invalides. Je fus bientôt appelé. Je m'y rendis promptement ; c'était à l'entrée de la nuit, dans le mois et vers la fin de septembre, le temps étant humide et chaud.

Je trouvai M. le prince de Masserano dans un nouvel accès et sans connaissance ; sa figure un peu rouge, le pouls plutôt lent qu'accéléré, point dur, mais profond, avec des inégalités et quelques intermittences. Il y avait de légers mouvemens dans les muscles releveurs de la face, et une telle convulsion tonique dans ceux de la mâchoire inférieure, qu'elle était fortement rapprochée de la supérieure, de manière à ne pouvoir pas l'en écarter pour faire avaler au malade la plus petite cuillerée de liquide. Les pupilles étaient très-dilatées, et sans apparence de mouvement ; les muscles du tronc et des extrémités étaient dans une espèce de convulsion tonique, mais beaucoup moins forte que celle des muscles de la mâchoire inférieure.

Je me bornai à prescrire un sinapisme sur les pieds et un julep légèrement anti-spasmodique, fait avec l'extrait de quinquina dans quelques eaux distillées odorantes, si toutefois, après le redoublement un peu de relâche étant survenu, la déglutition s'était rétablie.

Cet état dura toute la nuit, et il était peu changé à neuf heures du lendemain matin lorsque je vis le malade pour la seconde fois. On m'apprit que les sinapismes avaient paru occasioner de la douleur, le malade l'ayant témoigné par des mouvemens réitérés des jambes, et par quelques paroles plaintives qu'il avait prononcées.

Je conseillai une application des vésicatoires aux jambes, un lavement un peu purgatif, quelques cuillerées du julep, si l'on pouvait toutefois faire prendre ce remède, sinon pendant le redoublement, du moins pendant le temps de la rémission, s'il en survenait une qui ne fût pas mortelle. Je me retirai en portant le plus fâcheux pronostic.

Ce ne fut qu'environ trois heures après que le malade parut éprouver quelque relâche dans le redoublement, et après avoir eu des faiblesses syncopales très-effrayantes. On profita de ce commencement de relâche pour lui faire prendre quelques cuillerées du julep que j'avais prescrit, et qu'il avala, mais avec une grande difficulté dans la déglutition.

De retour auprès du malade vers les six heures du soir, je le trouvai encore dans un état d'apyrexie, mais incomplet ; le pouls était un peu moins lent, mais plus développé et moins inégal ; appelé à haute voix, M. le prince de Masserano ouvrit les yeux et prononça quelques paroles, cependant insignifiantes. Je lui fis encore prendre quelques cuillerées du julep, mais avec peine, la déglutition étant très-pénible.

Ce fut avec grande difficulté que je pus voir sa langue ; cependant, après plusieurs demandes, le malade la montra : elle était tremblante, couverte d'un enduit blanchâtre. Je fis ajouter au julep un gros de plus d'extrait de quinquina et une once d'esprit de *Mindererus* pour augmenter son énergie.

Cet état d'apyrexie, sans devenir plus satisfaisant, dura encore quelques heures ; mais vers minuit des frissons qui survinrent et un resserrement du pouls annoncèrent une nouvelle pyrexie, qui, comme les précédentes, fut de plus en plus intense et longue. Elle était dans toute sa vigueur le lendemain encore vers les dix heures où je vis le malade, et j'en portai le plus funeste pronostic, ainsi que mon honorable confrère M. *Bourdois-de-Lamothe*, qui avait été appelé pour nous faire part de ses avis. Nous nous bornâmes à conseiller la continuation des mêmes moyens, en y ajoutant la prescription d'un lavement fait avec une forte décoction de quinquina, avec addition du camphre et d'assa-fœtida, si toutefois on pouvait le donner.

Le redoublement se prolongea jusques vers les trois heures du soir, et finit par des faiblesses très-effrayantes.

Le prince de Masserano était au commencement d'un autre redoublement lorsque j'arrivai, vers les sept heures du soir ; tout annonçait qu'il serait encore plus violent que les précédens, et vraisemblablement mortel.

Cependant, comme il restait encore un peu de liberté dans la déglutition, je réitérai mes instances afin qu'on employât tous les moyens possibles pour faire prendre le julep prescrit, et parvenir enfin à lui faire avaler du quinquina. Trois cuillerées du julep furent prises en ma présence avec beaucoup de peine ; mais comment faire prendre à ce malade du quinquina en substance dans de l'eau ? Je le lui eusse fait injecter dans l'œsophage au moyen d'une canule de gomme élastique adaptée à une seringue, ainsi qu'on a quelquefois fait prendre du bouillon, et comme je l'ai fait faire moi-même à des malades chez lesquels la déglutition était interceptée, ou par cause de paralysie ou de convulsion, car l'une et l'autre peuvent produire le même effet; mais je n'avais pas sous la main les moyens de faire une pareille opération, et je voyais le redoublement de la fièvre augmenter rapidement avec le spasme ou plutôt la convulsion des muscles releveurs de la mâchoire inférieure et des constricteurs du pharynx, convulsion qui pouvait devenir encore plus forte qu'elle ne l'avait été dans les paroxismes précédens.

En examinant extérieurement la bouche mieux que je ne l'avais fait, je vis que le malade manquait de la première dent molaire supérieure du côté gauche. Je jugeai qu'on pourrait par ce vide introduire la pointe d'un tuyau de seringue ou celle d'un bec de *biberon*, de manière qu'il pût parvenir sur la langue, et verser dans la bouche l'eau chargée du quinquina ; mais l'une et l'autre furent d'un trop gros volume pour être suffisamment introduits dans cette cavité. Le tuyau d'un petit entonnoir à liqueur parut être plus propre à cet objet; en effet, on pût par ce moyen, et peu à peu, faire couler l'infusion chargée de la poudre de quinquina. Trois personnes passèrent une grande partie de la nuit à une pareille opération, M. *L. Boyer*, chirurgien des invalides, M. de *Crève-Cœur*, fils du malade, et M. *d'Urcel*, son gendre. J'aime à citer ces derniers, pour rendre homage à leur piété filiale.

On observera qu'il ne suffisait pas de remplir la bouche du quinquina, mais qu'il fallait encore maintenir les lèvres du malade rapprochées pour empêcher le quinquina de sortir de cette cavité, et que, de plus, il fallait faire exécuter de légers mouvemens à l'os hyoïde et au larynx pour en faciliter la déglutition. J'espérais que, si le redoublement n'était pas mortel, la rémission de la fièvre survenant, le quinquina pourrait être avalé beaucoup plus facilement et en plus grande quantité.

Je me retirai dès que cette manœuvre eut commencé, n'osant cependant presque en attendre de succès, et je continuai de porter le pronostic le plus fâcheux, la mort me paraissant imminente; mais quelle fut ma surprise lorsque le lendemain matin un valet de chambre du prince vint m'apprendre qu'il avait repris son entière connaissance, et qu'il voulait me voir! Je volai chez lui; je le trouvai sans fièvre, la déglutition était bien rétablie, il avait repris l'usage de tous ses sens; il fallut lui défendre de trop parler. J'appris qu'il avait pris au moins deux onces et demie de quinquina.

C'est ainsi que finit cette fièvre typhoïde. Je

prescrivis cependant pendant deux à trois jours
du quinquina en poudre, mais à des doses bien
inférieures, et M. le prince de Masserano recouvra la meilleure santé, à l'exception de quelques
accès de goutte à laquelle il est sujet depuis long-
temps.

OBSERVATION VII.

M. de Folleville, âgé de soixante-dix ans,
d'une forte constitution, était sujet à la goutte
depuis une longue suite d'années, quelquefois
vague, plus souvent se portant aux mains, aux genoux et aux pieds, sans types bien réglés.

Pendant l'intervalle des accès arthritiques, divers accidens qui lui sont survenus ont été attri-
bués à la goutte, tels que des céphalalgies opiniâtres, des toux fréquentes, des troubles dans
les digestions, qui diminuaient ou cessaient
même, lorsque la goutte paraissait dans les articulations des extrémités.

De ces accès, les uns étaient courts, légers,
sans beaucoup de douleurs ni de gonflement dans
l'articulation; d'autres, quoique courts, étaient
très-violens relativement à la douleur, et finissaient quelquefois précipitamment sans intumescence dans l'articulation, tandis que d'autres accès
duraient plusieurs semaines sans être toujours
bien réguliers. Si ces accès arthritiques avaient
quelquefois, et pendant plus ou moins de temps,

une marche périodique, d'autrefois elle était très-irrégulière.

Ce fut après un accès de goutte au genou gauche, d'abord assez violent par sa douleur, mais encore sans intumescence notable dans l'articulation qui lui eut succédé, que M. de Folleville alla à sa campagne, à Montgeron. Il y éprouva un léger accès de goutte, auquel succéda une douleur de tête gravative. Le deuxième et le troisième jour de cette céphalalgie, les membres, les bras surtout, éprouvèrent des spasmes involontaires; le mal de tête devint plus intense; il survint de l'assoupissement, les yeux furent rouges; il y eut de légers frissons qui furent suivis d'une forte chaleur, sans sueur apparente; la respiration fut gênée, et il y eut des faiblesses si effrayantes qu'on le crut au moment de mourir. Cependant les forces se relevèrent, et on en profita pour transporter le malade à Paris : je fus bientôt appelé pour lui donner des soins. C'était vers la fin d'un automne humide et chaud, qui avait succédé à un été très-sec et chaud. Je trouvai le malade sans connaissance, avec un teint très-jaune; il avait eu plusieurs légers vomissemens de matière d'un noir jaunâtre ; les yeux étaient rouges, il y avait un délire obscur et avec des mouvemens convulsifs dans les muscles des lèvres, du nez et des poignets : rien de plus effrayant qu'un pareil état! On me dit qu'il avait éprouvé auparavant des hoquets assez violens; son pouls était dur, inégal et fréquent, quoique assez plein. Le malade n'avait pas uriné depuis environ trois heures qu'il était arrivé à Paris, ni pendant le voyage, qui avait duré près de deux heures. Cependant le ventre n'était ni dur ni rénitent; le genou gauche était un peu plus gonflé que le droit, et un peu rouge extérieurement.

Tel était l'état effrayant du malade lorsque je le vis le lendemain matin. Je me bornai à lui prescrire des sinapismes aux pieds et des sangsues à l'anus; un julep fait avec deux gros d'extrait de quinquina dans deux onces d'eau de menthe, autant d'eau de fleurs d'oranger, et une once d'esprit volatil de *Mindererus*, à prendre par cuillerées.

Je revins auprès de ce malade trois ou quatre heures après qu'il venait d'éprouver une faiblesse qui avait été très-menaçante. Toutefois je le trouvai dans un état moins fâcheux que je ne l'avais laissé; le pouls était plus relevé, il y avait de la moiteur à la peau, mais la tête n'était pas encore tout-à-fait libre; aussi je ne crus pas que l'apyrexie fût complète.

Je devais craindre que le redoublement qui surviendrait ne fût plus violent que le précédent. Je dis *redoublement*, car j'ignorais si le relâche qu'il y avait eu à la campagne dans la violence des symptômes pendant quelque temps était avec intermission totale ou une simple rémission, ce qui n'était cependant pas indifférent à savoir, tant pour mon pronostic que pour le traitement que je devais prescrire, sachant que le quinquina n'agit pas d'une manière aussi certainement efficace dans les fièvres rémittentes que dans les intermittentes.

Toutefois le danger du malade me paraissant imminent, je crus devoir lui prescrire l'usage du quinquina en substance à la dose de deux onces, bien pulvérisé, dans trois demi-setiers d'eau qui seraient donnés pendant le temps de la rémittence en diverses prises, selon que la déglutition le permettrait.

Je conseillai d'ajouter, dans chacune de ces prises, une dose d'esprit volatil de *Mindererus*, pour que le malade en avalât environ une once et demie avec le quinquina. Je fis aussi préparer un lavement avec la décoction d'une once de quinquina pour le donner en deux ou trois fois ; et, comme la tête était toujours embarrassée, je conseillai l'application des vésicatoires aux jambes, d'autant plus que je ne devais pas oublier que le malade était très-sujet à la goutte et qu'il fallait la disposer, si elle était imminente, à se porter aux pieds.

Ce traitement fut exactement administré. La déglutition, qui d'abord était difficile, devint ensuite plus aisée, et le malade put prendre entièrement la dose du quinquina qui avait été prescrite, et ce ne fut pas sans un grand avantage, puisque le redoublement suivant ne fut pas à beaucoup près aussi intense ni aussi long que le précédent. Le frisson qui l'avait précédé fut presque nul ; le mal de tête fut moins fort, et le malade conserva sa pleine connaissance; il n'éprouva qu'une légère faiblesse à la suite du redoublement, au lieu des syncopes effrayantes qui avaient succédé aux précédens. Je continuai cependant encore le même traitement pendant les vingt-quatre heures suivantes; le redoublement qui eut encore lieu fut à peine sensible. On n'entretint plus les vésicatoires. Je fis diminuer progressivement la quantité du quinquina, et je supprimai l'acétate d'ammoniaque. La santé de M. de Folleville se rétablit promptement.

Je fis continuer cependant l'usage du quin-, quina à la dose de deux gros, ou d'un gros seulement tous les jours, pour faciliter la digestion des alimens, et encore parce que je le croyais utile au malade; et ce ne fut pas sans quelques succès relativement à cet objet, car les accès de goutte furent pendant long-temps moins violens et moins fréquens. Toutefois cette amélioration à la santé, qui dura plus de trois ans, fut troublée par de nouveaux accès de goutte plus violens, quelquefois irréguliers.

Il survint, à la suite d'un accès arthritique au genou, un très-grand mal de tête, avec rougeur des yeux, insomnie, spasmes dans les muscles de la face et du tronc, carphologie, trouble dans les fonctions mentales, enfin un redoublement de fièvre des plus violens. Il était précédé par un frisson intense auquel succédait une chaleur brû-

5.   3

lante qui cessait presque subitement par une faiblesse syncopale, avec une abondante sueur visqueuse et refroidissement dans la peau.

Je reconnus à ces symptômes une nouvelle fièvre pernicieuse : le pouls s'étant relevé pendant l'apyrexie et étant plein et dur, je fis apposer des sangsues à l'anus pour extraire environ deux palettes de sang ; des sinapismes sur les coude-pieds furent placés ; le quinquina, ainsi que le reste du traitement qui avait été fait à ce même malade dans la fièvre pernicieuse qu'il avait éprouvée, fut réitéré, et avec le même succès : j'en supprime le détail.

M. de Folleville a depuis éprouvé plusieurs accès de goutte, mais pas aussi violens ni aussi longs que ceux qu'il avait eus. J'ajouterai qu'il a fait et qu'il fait encore dans l'intervalle de ses accès un usage fréquent du quinquina en infusion dans de l'eau ou dans du vin muscat, selon les circonstances, ou sous forme d'extrait, et dont il retire toujours un avantage manifeste.

Je relis cette épreuve au moment où ce malade vient d'éprouver une troisième *fièvre syncopale*, pareille, par ses symptômes et par son danger, aux deux précédentes dont j'ai parlé, et je l'ai traitée de même et avec le même succès.

Depuis un an ce malade a eu plusieurs accès arthritiques, tantôt aux mains, aux genoux ou aux pieds, avec moins de douleur, finissant trop rapidement, et sans le dépôt ordinaire dans les urines qui terminent fréquemment les accès de goutte; il n'y a eu ni sueurs, ni évacuations alvines; le malade n'a pas recouvré ses forces ordinaires, ou pour peu de temps, la tête étant souvent douloureuse, le pouls irrégulier et n'ayant pas son développement ordinaire. Il faut aussi observer que cet hiver ainsi que le précédent ont été très-humides et beaucoup moins froids qu'ils ne le sont ordinairement dans nos climats; qu'il y a eu beaucoup de rhumatismes, de gouttes, et autres maladies tenant à la constitution de l'atmosphère, ce qui a empêché les accès de goutte d'avoir complétement leurs effets salutaires, pour diminuer, détruire même le vice arthritique.

OBSERVATION VIII.

M. de Jobal, lieutenant-général, major des gardes-du-corps, âgé d'environ soixante-douze ans, était depuis quelque temps atteint de douleurs qui se faisaient ressentir dans les membres, et quelquefois dans les articulations des mains et des pieds. On attribuait ces douleurs à une affection rhumatismale et goutteuse : vers la fin du printemps dernier, ces douleurs eurent leur siége dans la région lombaire, et elles furent accompagnées et suivies d'une légère difficulté d'uriner, pas toujours constante. Les urines étaient parfois un peu foncées en couleur, et laissaient déposer un sédiment pulvérulent, quelquefois un peu muqueux. La difficulté d'uriner était augmentée, la vessie d'abord ne se vidait pas complétement, enfin l'urine y séjournait en trop grande quantité. Une rétention complète de ce liquide survint. M. *Dubois* est appelé. Il évacue l'urine par la sonde. Mais le malade est forcé de la garder quelque temps, d'après le conseil de ce très-habile chirurgien. Cependant des circonstances impérieuses exigent tantôt de l'ôter et tantôt de la remettre, ce qui dura plusieurs semaines. Une petite fièvre survint avec de légers redoublemens dans la soirée, qui se prolongeaient dans la nuit pour ne finir que dans la matinée. Je fus appelé pour me réunir avec M. *Dubois*. Nous examinâmes attentivement les urines venues par la sonde en assez grande quantité, et nous reconnûmes qu'elles étaient épaisses, bourbeuses, et qu'elles laissaient déposer un sédiment grisâtre, mucilagineux, abondant, qu'on eût pu croire contenir quelques parties de pus mêlées aux mucosités naturelles de la vessie, et qui sont bien plus abondantes dans ces sortes de rétentions, dans celles surtout qui réclament les secours de la sonde. Notre premier avis fut de continuer l'usage des boissons légèrement apéritives non stimulantes, comme la tisane de feuilles de pariétaire et de racine de chiendent un peu nitrée et quelquefois édulcorée avec du sirop de limon. On continua de faire prendre au malade quelques demi-bains. Les urines reprirent leur cours, tant pour leur sécrétion que pour leur excrétion, qui s'opéra naturellement sans le secours de la sonde.

Cependant la petite fièvre continua, et les redoublemens du soir, au lieu de diminuer, augmentaient en intensité et en longueur; ils finissaient par des faiblesses syncopales, du trouble
dans les idées, et des sueurs visqueuses un peu
froides.

La nature de cette fièvre nous parut très-dan-
gereuse et tenir de celles qu'on appelle insidieuses
ou pernicieuses, soit qu'elle fût la suite de la rétention d'urine ou du vice arthritique qui pouvaient l'avoir occasionée, soit qu'elle provînt de
quelque dépôt purulent dans les voies urinaires,
ce qui pouvait avoir lieu. Nous prescrivîmes le
quinquina tant en décoction qu'en poudre, en
boisson et en lavement. Et en effet nous trouvâmes
dans ce remède un secours si puissant et si efficace, que le redoublement du lendemain au soir
fut bien moins violent que celui de la veille; le
suivant fut même à peine sensible; on diminua
progressivement la quantité du quinquina, et M. de
Jobal fut entièrement guéri. Il jouit aujourd'hui
de la meilleure santé, à Metz, sa patrie, où il s'est
retiré.

OBSERVATION IX.

M. Pagès, docteur en médecine de la faculté
de Paris, âgé de cinquante-cinq ans, était sujet
depuis long-temps à des accès de goutte aux
pieds ou aux mains, et très-souvent à des dou-

leurs de tête, d'estomac, ou d'autres parties du corps. Ces douleurs ont quelquefois heureusement diminué, ou même fini, lorsque la goutte s'est fait ressentir dans quelques articulations, soit dans les extrémités supérieures, soit dans les inférieures.

Plusieurs fois M. *Pagès* avait éprouvé de la difficulté plus ou moins considérable pour rendre ses urines, lorsqu'il en eut une très - forte rétention. Il est sondé, et le cours des urines se rétablit d'abord momentanément. Mais la réintroduction de la sonde est jugée nécessaire, et M. *Pagès* est même forcé de la garder plusieurs jours.

Cependant divers accidens obligent de l'ôter ou de la remettre plusieurs fois, ce qui ne se fait pas toujours sans douleur, quelque habileté et dextérité qu'eussent MM. *Larrey* et *Ribes,* ses habiles confrères, aux soins desquels il s'était confié.

Près de deux mois se passèrent en pareilles opérations. Je voyais de temps en temps le malade avec mes confrères, MM. *Montaigu* et *Gallé.*

Cependant M. Pagès maigrissait et dépérissait de plus en plus, quoique le cours des urines se fût bien rétabli, sans recourir davantage au secours de la sonde; on se disposait à augmenter progressivement la nourriture du malade, tenu depuis long-temps à une diète sévère.

Mais il survint une fièvre très-légère pendant le jour, redoublant dans la soirée, et se prolongeant jusque dans la matinée. On reconnut souvent par le toucher que la région hypogastrique était souple et nullement douloureuse; les urines étaient abondantes, quoiqu'un peu troubles et chargées de substances muqueuses blanchâtres. Toutefois, la fièvre ne faisait pas de progrès pendant le jour : on croyait même dans certains momens qu'elle n'existait pas, tant le pouls approchait de l'état naturel.

Cependant le malade était toujours dans la plus grande prostration des forces; les redoublemens de la fièvre qui se manifestaient dans la soirée devinrent plus violens, plus longs, et précédés par des frissons intenses; une vive chaleur s'ensuivit; et, ce qu'il y eut de remarquable, c'est que lorsqu'elle était vers son déclin, et que le pouls fut relâché presque subitement, il survint des faiblesses des plus alarmantes. Les extrémités se refroidirent pendant la nuit, les yeux furent ternes, la tête trouble au point qu'il y avait du délire. La sueur qui eut ensuite lieu était un peu visqueuse et froide.

Deux pareils redoublemens eurent lieu, le premier, toutefois, moins redoutable que le second; aussi ne crus-je pas devoir attendre le troisième sans prescrire le quinquina. J'avais à craindre qu'il n'existât cependant dans quelque partie des voies urinaires, qui avaient tant souffert par les rétentions d'urine que le malade venait d'éprouver, quelque inflammation obscure, que le quinquina ne pouvait qu'augmenter. Mais cela n'était pas bien démontré, et le danger dans lequel se trouvait M. *Pagès* était, sans aucun doute, le plus imminent; aussi je ne balançai pas de le prescrire à mon confrère, dans l'intervalle de ses paroxysmes, malgré la répugnance qu'il avait pour ce remède; il le prit en poudre et à la dose d'une once et demie dans une chopine d'eau divisée en quatre à cinq doses, données à une heure de distance l'une de l'autre.

M. *Montaigu*, mon très-habile confrère, partagea cette opinion ainsi que M. le docteur *Gallé*, ami du malade, qui ne l'a pas quitté un seul instant pendant tout le temps du danger, et qui s'est chargé de diriger l'administration de ce remède, dont il avait connu l'importance par sa propre expérience dans d'autres cas à peu près semblables.

Ce traitement fut ponctuellement exécuté, non-obstant la difficulté que le malade éprouvait toutes les fois qu'il fallait prendre le remède. Mais il en fut bien récompensé, puisqu'après les premières prises du quinquina, le pouls parut prendre quelque force et que le redoublement du soir fut un peu retardé, moins violent et moins long; la tête fut aussi plus libre; enfin cet accès ne fut pas comparable aux deux précédens.

On juge bien que le même traitement fut continué pour prévenir l'accès prochain, lequel fut à peine sensible. Le fébrifuge fut pris, et la guérison eut lieu.

Cependant M. *Pagès* continua pendant quelque temps de prendre du quinquina, mais en diminuant progressivement sa dose, et en changeant aussi son mode d'administration; il préféra celui sous forme d'extrait par la déglutition, et la décoction administrée en lavement.

C'est ainsi que mon confrère M. *Pagès* a été arraché à la mort la plus imminente; il est aujourd'hui dans le meilleur état de santé.

OBSERVATION X.

M. le duc de la Châtre, après avoir éprouvé pendant quelques semaines du trouble dans ses digestions, a été atteint d'une très-vive douleur avec une très-grande tension des régions de l'estomac et du foie. Le pouls était plein, dur et fréquent ; des vomissemens survinrent avec une jaunisse bien remarquable, urines rouges et sédimenteuses; un assoupissement très-profond s'y réunit. Des boissons et des lavemens émolliens et relâchans sont prescrits. On met des sinapismes aux pieds et aux jambes.

J'arrivai auprès du malade, et je convins avec mon confrère M. le docteur Régnault de continuer le même traitement, et de recourir promptement à l'application des sangsues pour suppléer à une bonne saignée, la maladie nous paraissant inflammatoire. Ces moyens furent exécutés bientôt après sous les yeux de M. Regnault. Les sangsues sur les parties douloureuses évacuèrent plus de deux palettes de sang. Tous les symptômes de la maladie diminuèrent après un pareil traitement.

Nous trouvâmes le malade, le lendemain matin, en un bien meilleur état ; son pouls était souple et développé ; les régions supérieures du bas-ventre n'étaient plus rénitentes ni douloureuses ; la chaleur de la peau était bonne, et il y avait une douce moiteur. Nous prescrivîmes la continuation des boissons et des lavemens émolliens. J'appris le soir que le malade avait très-bien passé la journée sans fièvre ni douleur dans les régions de l'estomac et du foie, ni aucun mal de tête. On en avait été si persuadé autour de lui, que, malgré notre défense, on lui avait laissé recevoir beaucoup de visites et de félicitations sur sa prompte convalescence.

M. le duc de la Châtre était sur son fauteuil, encore entouré de ses amis, lorsque nous arrivâmes le soir, M. *Regnault* et moi, pour lui faire notre visite.

Après un quart d'heure ou demi-heure de conversation, le malade nous ayant dit qu'il se croyait guéri, il commença à éprouver un peu de refroidissement aux mains et aux pieds, lequel augmenta rapidement ; des frissons survinrent. On le mit dans son lit. A ces frissons succéda une chaleur brûlante qui se prolongea une grande partie de la nuit ; elle finit subitement par des faiblesses alarmantes.

Cependant la journée suivante fut si bonne, qu'on eût pu croire que la maladie était finie, si nous n'avions craint la récidive d'un autre accès de fièvre, lequel eut lieu en effet. Le malade eut le soir, vers la même heure, du froid, avec des frissons bien plus violens que ceux du dernier accès. La chaleur et les syncopes qui lui succédèrent furent encore plus fortes et plus dangereuses. Il y eut quelques instans de trouble dans les fonctions mentales ; aussi crûmes-nous, le lendemain matin, devoir prescrire le quinquina en extrait dans un julep, à la dose de deux gros. Le redoublement du soir fut retardé, mais cependant encore très-intense, ce qui fit que le lendemain nous prescrivîmes le quinquina en poudre à la dose d'une once en huit prises, dont six furent données dans la journée ; la fièvre n'eut pas lieu le soir. Le malade recouvra ses forces naturelles.

Toutefois nous avons continué de lui faire prendre encore quelques jours du quinquina, en diminuant progressivement sa quantité et sous une forme moins désagréable. M. le duc de *la Châtre* a joui ensuite de la meilleure santé pendant environ deux ans. Il est mort au château royal de Meudon, plus de deux ans après, à la suite d'une apoplexie et d'une paralysie qui lui avait succédé, emportant les regrets de tous ceux qui l'avaient connu.

RÉSULTATS.

Il est prouvé par la première des observations que je viens de communiquer à l'Académie, que le quinquina donné en poudre, dans de l'eau commune, à la dose d'une once et demie, divisée en six prises et donnée dans l'intervalle de deux redoublemens d'une fièvre remittente hémitritée avec des frissons intenses, chaleur violente, sueurs copieuses, faiblesses syncopales, enfin d'une *vraie fièvre pernicieuse*, en a produit la guérison, quoique cette fièvre fût compliquée d'une maladie du foie annoncée par une profonde jaunisse et par l'intumescence de cet organe reconnue au toucher.

La *deuxième* observation a également prouvé que la fièvre syncopale rémittente survenue dans une femme atteinte d'une hydropisie anasarque, avec jaunisse et une augmentation, reconnaissable au toucher, de volume du foie, à la suite du temps critique, avait été guérie par l'usage du quinquina en poudre à haute dose, dans de l'eau naturelle : l'acétate d'ammoniaque fut ajouté dans cette circonstance au quinquina, moins pour augmenter sa vertu fébrifuge que comme diurétique, la malade étant atteinte d'une anasarque.

Au reste, ce n'est pas la seule observation qu'on ait recueillie sur l'efficacité du quinquina dans l'hydropisie ; mais je n'en connais aucune autre sur une fièvre *pernicieuse* bien caractérisée par ses symptômes qui soit survenue dans une anasarque, avec jaunisse et intumescence du foie.

Les urines étant très-peu abondantes, je craignais quelque épanchement d'eau dans les cavités du corps, dans la poitrine plus particulièrement, parce que la respiration était gênée, lorsque les frissons, la chaleur, les sueurs et les syncopes survinrent non une, mais trois fois périodiquement et en augmentant comme dans la fièvre *hémitritée typhoïde.* Je vis alors que j'étais forcé de prescrire le quinquina à haute dose, réuni à l'acétate d'ammoniaque, pour ne pas laisser mourir la malade au prochain redoublement.

La quatrième observation a démontré les heureux effets du quinquina en poudre dans un *lumbago,* d'abord intermittent, et ensuite rémittent, des plus violens, que l'on croyait de nature rhumatismale au commencement, sans types réglés, mais qui finirent par être périodiques tous les quatre jours, commençant par des frissons intenses et terminés par des syncopes effrayantes.

Les lumbago de nature rhumatismale sont fréquens ; mais ceux qui sont fébriles et avec des paroxysmes périodiques sont plus rares. *Morton, Sauvages* et autres grands médecins, les ont observés et ont parlé de leur guérison

par le quinquina. Mais dans aucune observation
de ces auteurs, il n'est question d'un lumbago
qui ait réellement fini par tous les symptômes
d'un accès de fièvre pernicieuse et qu'on ait ainsi
promptement guéri par le quinquina ; quoique
dans le fond ce traitement soit le même que celui
qu'il faudrait prescrire dans toutes les douleurs
auxquelles succéderaient des symptômes de la
nature de ceux qui caractérisent le typhus.

Les cinquième et septième observations nous ont
prouvé qu'on devait prescrire le quinquina à la
plus haute dose dans les fièvres syncopales intermittentes ou rémittentes, quoiqu'elles fussent compliquées non-seulement de rhumatisme , comme
dans les cas dont nous venons de parler, mais
encore de la goutte la mieux confirmée.

Au reste, le quinquina a été très-souvent conseillé contre les rhumatismes et la goutte avec le
plus grand avantage, non-seulement dans ces maladies lorsqu'elles sont fébriles de leur nature , mais
encore dans plusieurs autres, particulièrement chez
des sujets *phlegmatiques*, œdématiés , ou ayant
quelque vice scorbutique. Le célèbre *Tabarès*,
médecin portugais, en a cité d'heureux succès en
pareils cas; et les médecins italiens en ont aussi
retiré un grand avantage. Mais je n'ai pas trouvé
dans les auteurs des exemples semblables à ceux
que j'ai rapportés sur des fièvres avec tous les
symptômes typhoïdes, survenus à des goutteux,

et qui aient été aussi promptement guéris par le quinquina.

Dans les huitième et neuvième observations, on a vu que la fièvre typhoïde rémittente pouvait se réunir ou même succéder à des rétentions d'urine, soit comme un effet de cette maladie, peut-être par l'épuisement des forces provenant de la continuité des douleurs, soit enfin par d'autres causes qui ne nous sont pas connues, et qu'on les a cependant combattues avec le plus grand succès par l'admi-nistration du quinquina. Les deux observations que nous avons rapportées l'ont pleinement confirmé.

La dixième et dernière observation que nous avons rapportée offre l'exemple d'une fièvre ty-phoïde intermittente dont le premier accès a paru sous la forme d'une vraie inflammation du foie et de l'estomac, et qui a été très-méthodiquement traitée. Le malade n'a plus eu de fièvre ni de dou-leur, toutes ses fonctions enfin se sont rétablies. Il a éprouvé des accès périodiques d'une fièvre typhoïde bien caractérisée, qu'on n'a pu méconnaître, et qu'on a aussi heureusement guérie par le quinquina. On trouve, au reste, beaucoup d'observations de pareilles fièvres pernicieuses dans des auteurs recommandables. Nous avons rapporté celle-ci seulement parce qu'elle a été recueillie dans le moment où l'on s'occupe le plus à remplacer le quinquina en substance par de nouvelles préparations de ce remède, afin qu'on en puisse comparer les résultats.

Les bons ouvrages, d'ailleurs, sont pleins d'observations sur des fièvres typhoïdes qui se sont annoncées par des affections catarrhales (1), par des inflammations en diverses parties du corps, par des apoplexies, des paralysies, des épilepsies, et autre maladies formidables, dans lesquelles le vice typhoïde s'étant manifestement montré, on a pu heureusement prescrire le quinquina.

Le vice typhoïde s'est encore quelquefois présenté dans des maladies avec des hémorrhagies, des sueurs abondantes et autres évacuations; et ces maladies ont été également traitées avec succès par le quinquina en substance.

Sauvages a parlé, après *Dellon*, d'un *typhus exhaustorum* (2) contre lequel il recommande les analeptiques et les toniques. Mais le quinquina n'en serait-il pas le meilleur remède? Car s'il est tonique, comme la plupart des remèdes auxquels on attribue cette propriété, n'a-t-il pas de plus quelque qualité fébrifuge que les autres toniques ne possèdent pas?

On voit, par les heureux effets du quinquina en substance, particulièrement dans le traitement des maladies reconnues de tous les médecins, et par ceux que j'ai particulièrement obtenus dans le

---

(1) *Voyez* Franck, *Instit. clinic.*, *cap.* III, p. 38.

(2) Sauvages, *Nosol. méthod.*, class. II, *Febres continuæ, typhus*, art. 8.

traitement de celles contre lesquelles on ne le prescrivait pas, combien devraient être efficaces les nouvelles préparations de ce médicament, proposées dans des cas aussi graves. Mais comme, en attendant que cela soit bien prouvé, il faudra indubitablement beaucoup de temps, si même l'on y parvient jamais, je continuerai d'administrer à mes malades le quinquina tel que je l'ai heureusement prescrit jusqu'ici, *si non satius, saltem tutius*, comme l'ont souvent dit *Baillou, Morgagni,* etc., en parlant d'autres remèdes. Ils persistaient avec raison à conseiller ceux dont ils avaient retiré d'heureux effets, préférablement à d'autres nouvellement proposés, mais dont l'expérience ne leur paraissait pas encore avoir bien prouvé qu'ils fussent efficaces. J'ai toujours imité leur retenue ainsi que celle de quelques autres grands médecins véritablement praticiens, parce que je l'ai cru aussi éclairée que prudente, et je ne m'en suis jamais repenti.

Je désire ardemment que les préparations de quinquina qu'on annonce aujourd'hui, le *sulfate de quinine* principalement, dont quelques médecins attestent l'efficacité dans les fièvres, par plusieurs observations, puissent remplacer le quinquina en substance, dans les cas nombreux où les malades ne peuvent le prendre. Mais ce ne sera qu'après une longue expérience que nous pourrons être éclairés à cet égard, ainsi que sur la nature et sur le traitement des autres maladies en général. « *Et in eam veni sententiam*, disait l'*Hippocrate* anglais, *quæ mecum ad hodiernum usque diem crevit ; hanc scilicet artem haud rectiùs perdiscendam esse, quàm ab ipsius artis exercitio atque usu* (1). »

Nota. Je n'ai parlé, dans ce Mémoire, que de l'administration du quinquina dans des cas où l'on ne le conseille pas ordinairement, et même contre lesquels il est proscrit par quelques médecins Je n'y dis rien qui puisse concerner son emploi dans les fièvres en général, et particulièrement dans celles connues sous le nom de *pernicieuses* ou *insidieuses*, contre lesquelles ce remède, conseillé par les médecins praticiens, a produit des effets admirables et comme des espèces de *résurrections*. Je pourrais aussi exposer mes propres succès en pareils cas, car j'en ai obtenus de bien manifestes et qui ont honoré ma clinique. Je m'abstiens de les consigner ici pour les exposer dans quelque autre article.

Je sais qu'on a déjà retiré les plus grands avantages de l'administration du sulfate de quinine, quoiqu'on lui ait reconnu une action plus inflammatoire du canal alimentaire que dans le quinquina en substance. Cependant j'en ai moi-même obtenu des succès dans le traitement de quelques autres fièvres ; mais je n'ai pas osé le prescrire dans celles qui pouvaient être mortelles en peu de jours, en peu d'heures.

----

(1) Voyez *Sydenham*, *obs. med. circa morbor. acut., histor. et cur. — Epist. dedicat. ad Johann. Mapletoft*, t. I, p. 3.

MÉMOIRE

Sur les Inflammations des Intestins, ou les Entérites, qui surviennent dans les maladies du Foie.

(Lu à l'Académie royale des Sciences le 7 août 1820.)

DE tout temps on a cru que l'inflammation des intestins, ou l'*entérite*, était très-commune; cependant on n'en a jamais cité autant d'exemples qu'aujourd'hui. Je crois qu'ils ne seraient pas aussi nombreux, si, à l'imitation de nos illustres prédécesseurs, on distinguait mieux qu'on ne le fait généralement *les entérites essentielles*, ou plutôt idiopathiques, qui sont déterminées par des causes qui agissent immédiatement sur les intestins, de celles qui ne les affectent que *consécutivement* à la lésion d'autres organes : alors leur nombre paraîtrait moins considérable, et l'on établirait entre elles une distinction réelle et utile, puisqu'il n'est pas douteux qu'ainsi prises en considération, on ne les traitât beaucoup mieux qu'on ne le fait souvent. J'espère qu'on en trouvera la preuve dans ce Mémoire.

Parmi les entérites secondaires, ou consécutives à la lésion d'autres organes, on doit surtout comprendre celles qui proviennent des maladies du foie et de la bile, comme les anciens l'ont fait, et comme nous l'avons fait nous-même, au grand avantage, je crois, des malades que nous avons traités.

C'est de ce genre d'entérites que je veux parler : elles ne peuvent être confondues avec celles qui sont immédiatement produites par des alimens liquides ou solides trop abondans ou trop stimulans, par des poisons, par des purgatifs trop violens, ou par la déglution de divers corps étrangers qui sont parvenus dans le canal intestinal, par des matières fécales concrétées, par des vers, par des vices fébriles ou d'autre nature, ou enfin par d'autres causes.

Toutes ces inflammations sont immédiatement excitées dans les intestins, ainsi que nous venons de le dire ; au lieu que celles dont il va être question ne surviennent que secondairement aux lésions d'autres organes, particulièrement du foie et de la bile.

On tombe dans de funestes erreurs si l'on se trompe à cet égard : elles sont aussi graves que celles que l'on commet lorsqu'on attribue à l'estomac des maladies qui résident dans le foie ; erreur que mon illustre maître Ferrein a bien fait connaître dans son Mémoire, lu à l'académie royale des sciences, année 1766, sur l'inflammation des viscères du bas-ventre.

J'ai moi-même prouvé la vérité de cette doctrine par d'autres faits recueillis dans un Mémoire que j'ai lu à la même académie en 1772 (1).

J'ose dire que les savans médecins qui ont écrit depuis ont confirmé la doctrine de Ferrein par le résultat de leurs propres observations. Cependant, bien loin d'avoir été adoptée, comme elle paraissait devoir l'être, elle ne l'a pas été de plusieurs médecins ses compatriotes et ses successeurs, puisque quelques-uns d'eux continuent d'attribuer à l'estomac des maladies dont le siége primitif réside évidemment dans le foie, telles que des gastralgies, ou cardialgies, comme on les appelle improprement aujourd'hui. De plus, on a, depuis Ferrein, spécialement fixé dans l'estomac le siége des fièvres qu'on a appelées gas-

______

(1) Sur quelques maladies du foie, qu'on attribue à d'autres organes, et sur des maladies dont on fixe ordinairement le siége dans le foie, quoiqu'il n'y soit pas. *Acad. royale des Sciences*, 1777 ; Mémoire dans lequel on trouvera divers exemples de maladies qu'on a attribuées à l'estomac, quoique leur siége résidât dans le foie... Combien d'autres exemples de maladies qu'on a également attribuées à l'estomac qui provenaient des affections du cerveau, des nerfs, des poumons, de la rate, des reins, de la matrice chez les femmes, ou d'autres viscères abdominaux.

triques, quoiqu'il soit le plus souvent dans le foie ou dans la bile, d'après l'opinion commune des plus grands médecins véritablement praticiens, fondée sur les résultats de leur clinique et sur les autopsies anatomiques.

Parmi ces fièvres prétendues gastriques, on doit comprendre les bilieuses, qui n'affectent l'estomac que secondairement ; car la douleur que les malades y ressentent provient de la lésion du foie ou de la bile même ; le foie étant moins sensible de sa nature que l'estomac, les malades n'y éprouvent souvent aucune douleur, lors même qu'ils se plaignent d'en ressentir une très-vive dans l'estomac ; et, comme souvent ils vomissent, ou font de violens efforts pour vomir, on a cru devoir leur prescrire des émétiques ou d'autres remèdes actifs qui n'ont fait souvent qu'augmenter l'intensité du mal, à leur grand détriment (1).

Dans ces cas, comme dans beaucoup d'autres que nous pourrions comparer à celui-ci, on peut bien dire que le siége de la maladie n'est pas là où la douleur réside ; ce qui prouve qu'il ne faut pas toujours compter sur cet adage médical : *Ubi dolor, ibi morbi sedes*. Cependant à combien de funestes erreurs cette opinion n'a-t-elle pas donné lieu !

---

(1) On trouvera encore dans mes *Observations sur la nature et le traitement des maladies du foie*, ainsi que dans mon *Anatomie médicale*, des observations et des remarques sur ce point très-important de doctrine.

Mais si les maladies du foie sont, par cette raison et d'autres encore, quelquefois méconnues et attribuées à l'estomac, comme nous venons de le dire, on les attribue aussi bien souvent aujourd'hui aux intestins, quoiqu'elles existent primitivement dans le foie ; erreurs d'autant plus funestes, qu'elles conduisent les médecins qui les commettent à prescrire les remèdes qu'ils ne conseilleraient certainement pas, si la véritable source de ces maux leur était connue.

Pour se faire une idée de l'influence du foie sur les intestins, il faut remarquer, 1° qu'il y a une communication réciproque et intime de plusieurs des nerfs et des vaisseaux de ces viscères (1), de manière que l'un d'eux peut, s'il est primitivement affecté, agir sur l'autre ; d'où il résulte qu'une maladie peu intense dans un sujet qui est naturellement peu sensible, peut causer une douleur plus ou moins vive dans celui qui est doué d'une plus grande sensibilité. C'est ce qui fait que le médecin qui ne

---

(1) Les nerfs du foie, de l'estomac et des intestins, provenant presque tous du plexus soléaire ; les artères de ces organes ayant entre elles les communications les plus multipliées, ainsi que leurs veines, qui sont fournies ou qui aboutissent au tronc de la veine porte ; les vaisseaux lymphatiques concourant encore à toutes ces communications, il en résulte une telle correspondance entre ces organes, qu'il faut toujours la prendre en considération, en physiologie comme en pathologie, pour éviter de grandes erreurs.

prend pas cet objet en considération se trompe
sur la nature et le siége même de la maladie :
or c'est ce qui est souvent arrivé et ce qui arrive fréquemment encore à l'égard du foie, de
l'estomac et des intestins, le premier organe
ayant beaucoup moins de sensibilité que les deux
autres.

2° Indépendamment des communications que
le foie a avec les intestins par les nerfs et les vaisseaux, il en a encore d'autres avec les intestins. Il
est particulièrement uni au colon par des replis
du péritoine, à la faveur desquels les nerfs et les
vaisseaux se propagent ; et de plus, la vésicule du
fiel est en contact avec cet intestin si intimement,
qu'une partie de la bile contenue dans sa cavité
transsude souvent à travers ses parois et s'épanche
sur la lame extérieure du colon, de sorte qu'elle
en est non-seulement teinte en une couleur jaune
plus ou moins foncée, mais encore qu'elle est ab-
sorbée en plus ou moins grande quantité ; enfin
que souvent la paroi interne du colon même en
est immédiatement imbue dans une plus ou moins
grande étendue.

Quelquefois cet intestin est en même temps
atteint de la plus vive inflammation, ainsi que la
vésicule du fiel et le foie lui-même, dans une
étendue considérable, surtout après diverses
fièvres malignes; c'est ce qui a été prouvé par le
résultat des observations pathologiques et anatomiques rapportées par divers auteurs, Cruiks-

hank (1) particulièrement, et par nous aussi dans l'*Anatomie médicale* (tome V, page 224) et ailleurs.

Je ne connais aucune observation d'après laquelle on puisse assurer positivement que cette bile, plus ou moins épanchée et altérée, affecte les intestins de manière à y produire de la douleur. Cependant cela est d'autant plus probable qu'on sait, comme nous le dirons plus bas, que la bile peut acquérir une telle acrimonie, qu'elle irrite et enflamme la peau des personnes qui la touchent; enfin l'on sait encore que les intestins, les grêles surtout, sont, après le cœur, les parties du corps les plus sensibles et les plus irritables.

Nous dirons que nous croyons, d'après nos propres observations, qu'il est plus fréquent de reconnaître l'infiltration biliaire à travers les parois de la vésicule du fiel sur les parties voisines, dans les cadavres des personnes mortes de fièvres typhoïdes et qui ont éprouvé de vraies entérites, qu'il ne l'est, généralement, de la trouver ainsi infiltrée dans les cadavres de ceux qui ont succombé à d'autres maladies.

---

(1) Cet anatomiste célèbre était plus disposé à croire que cette transsudation se faisait plutôt après la mort que pendant la vie. Je pense aussi que cela arrive souvent, mais que cette transsudation a lieu pendant le cours de plusieurs maladies du foie et du colon.

3° La communication du foie avec le duodénum par le canal cholédoque, qui passe obliquement à travers ses tuniques, dans lesquelles se répandent des nerfs et des vaisseaux sanguins et lymphatiques communs au même canal et au 'duodénum, doit encore être prise en considération lorsqu'on veut se rendre compte de divers faits relatifs à la correspondance du foie avec le canal alimentaire.

Combien de fois n'est-il pas arrivé que des malades se sont plaints de vives douleurs dans la région ombilicale, dont on n'aurait pas cru que la cause existât dans le foie, quoiqu'elle y résidât réellement, d'autant plus que souvent il n'y avait chez eux ni jaunisse ni sensation douloureuse dans la région de cet organe !

On a quelquefois dit que ces malades étaient atteints d'une affection rhumatismale, de vers, d'une inflammation latente des intestins, ou d'autres maux que les médecins croyaient exister en eux ; et cependant l'issue de la maladie, ou l'ouverture du corps, a souvent prouvé qu'on l'avait attribuée à des causes illusoires, et que son siége, au lieu d'exister dans les intestins, résidait dans le foie, ou du moins, que si les intestins étaient aussi affectés, ils ne l'avaient été que secondairement au foie et à l'altération de la bile.

Je pourrais rapporter un très-grand nombre de faits qui viendraient à l'appui de ce que j'avance. Je me bornerai, pour plus grande brièveté, aux suivans.

OBSERVATION I.

M. Dutillet, âgé d'environ soixante-six à sept
ans, se plaignit, pendant long-temps, d'une douleur avec tension et une extrême chaleur dans la
région ombilicale, d'un dégoût pour les alimens,
et de beaucoup de difficulté dans ses digestions.
Il maigrissait considérablement, son pouls était
fréquent et serré, les douleurs abdominales étaient
plus intenses dans la soirée et dans la nuit que
dans le reste du temps : on lui prescrivit divers
remèdes sans succès, tels que des boissons relâchantes et adoucissantes, des bains, des sangsues au fondement, etc. La maladie ne céda pas
à ces remèdes. On accusa alors une affection rhumatismale se portant sur les intestins. Le malade,
en effet, avait éprouvé auparavant, en divers
temps humides, de la douleur aux extrémités
inférieures, qu'il ne ressentait cependant plus
depuis long-temps. Des bains chauds, des diaphorétiques, des sinapismes aux pieds, furent
inutilement prescrits : la maladie parut devenir
plus intense, les douleurs intestinales se firent
ressentir plus vivement, en même temps que le
teint prit une couleur jaune.

Je fus appelé en consultation avec deux médecins,
Darcet et *Vic-d'Azir*, qui traitaient ce malade. La
jaunisse qui commençait à paraître et les urines
rouges, me firent d'abord croire qu'il y avait des

engorgemens dans le foie. Ayant cherché à les reconnaître par le toucher du bas-ventre, je me convainquis en effet que cet organe était plus saillant au-dessous des fausses côtes et dans la région épigastrique, qu'il ne l'est naturellement; je reconnus aussi de la tension et du gonflement dans la région ombilicale. Le pouls était plein, ce qui me détermina à conseiller une saignée du bras, des bains et des boissons relâchantes; ces remèdes diminuèrent les douleurs intestinales. Je prescrivis ensuite les doux savonneux; les eaux de Vichy, d'abord coupées avec de l'eau de chiendent et ensuite pures, à la dose de deux à trois verres tous les matins; avec addition, après quelques semaines, d'un demi-gros à un gros de terre foliée de tartre.

Le malade retira de ce traitement des effets plus heureux qu'il n'en eût obtenu de tout autre. Il se rétablit, et vécut encore plusieurs années sans éprouver aucune douleur dans la région des intestins, ni aucun symptôme de la maladie du foie.

OBSERVATION II.

Une marchande de la rue Saint-Denis éprouvait fréquemment et depuis long-temps, dans la région ombilicale, des douleurs si vives, qu'on craignit qu'elles ne produisissent une inflammation des intestins. Cette malade était âgée d'environ trente ans, d'une forte constitution, et cependant mal réglée. Je lui fis mettre des sangsues au fondement, à l'issue d'une époque menstruelle, qui avait à peine été prononcée : elle prit quelques bains tièdes, fit usage des pilules savonneuses avec de légers amers, et de quelques infusions d'oranger et de camomille. Elle se rétablit.

Cependant, quelques mois après, de nouvelles douleurs s'étant fait ressentir, on lui conseilla, sans la faire saigner au préalable, des pilules aloétiques et des boissons très-échauffantes. Les règles furent supprimées et tous les signes de l'entérite eurent lieu. Appelé alors à son secours, je la fis saigner du pied; j'ordonnai des boissons relâchantes et des bains tièdes, ensuite les eaux de Vichy. Les règles se rétablirent, le ventre se relâcha, la malade rendit par les selles des matières bilieuses et fut enfin parfaitement guérie.

Je ne doute pas que, si l'usage des toniques eût été continué, la malade n'eût fini par mourir de l'entérite. C'est ce que je crois non-seulement d'après les faits que je viens de rapporter, mais encore d'après beaucoup d'autres que j'ai consignés dans mon *Anatomie médicale*, ainsi que dans mon ouvrage sur les maladies du foie. On peut les consulter, et l'on verra que j'ai tiré de l'abus des toniques en pareil cas la même conséquence que j'en tire aujourd'hui. Je dois ajouter qu'en même temps que je recueillais ces observations à Paris, M. Saunders, célèbre médecin anglais (mort depuis peu d'années), se récriait, à Londres, contre les médecins de cette ville, sur ce qu'ils prescrivaient des remèdes trop actifs dans quelques maladies du foie avec menace d'inflammation dans les intestins : ils finissaient, dit-il, par la réaliser. M. Saunders m'a fait part de cette remarque historique dans une honorable lettre qu'il m'écrivit après avoir lu mon ouvrage sur les maladies du foie, dans lequel j'avais établi le même traitement que le sien, d'après divers cas que j'avais recueillis dans ma clinique.

Ce que je dis sur l'abus des stimulans contre les douleurs du bas-ventre avec irritation du canal intestinal, qui peut être facilement suivie de leur inflammation, comme les résultats des observations l'ont prouvé, est également applicable à un très-grand nombre d'entérites qui surviennent à ceux qui sont atteints de la fièvre bilieuse avec douleurs dans les intestins, ainsi qu'à ceux qui ont de vraies coliques hépatiques, maladies que nous avons toujours eu le soin de bien distinguer de celles qui ont leur siége immédiat dans les intestins.

Cette remarque est également applicable à ceux qui éprouvent l'*iléon*, ou, comme on le dit le plus souvent, la *passion iliaque*, ainsi qu'à ceux qui sont atteints du *cholera-morbus*. Elle est aussi applicable à ceux qui ont des entérites dans diverses fièvres malignes, *typhoïdes* particulièrement; à ceux qui ont des diarrhées, des dyssenteries, des dévoiemens; aux malheureux phthisiques, ainsi qu'aux malades qui sont atteints d'un anévrisme du cœur, etc. Dans la plupart de ces maladies l'estomac et les intestins ne sont que secondaires.

Je vais rapporter quelques autres faits qui tendront, j'espère, à le bien prouver. J'ai cru que cette distinction était très-utile à établir, d'abord pour pouvoir prescrire les remèdes indiqués, et ensuite pour ne pas administrer ceux qui sont contraires à l'état du malade.

1° Les entérites sont fréquentes dans les fièvres bilieuses, qui sont si communes pendant les chaleurs de l'été : elles sont caractérisées par le teint jaunâtre de la peau ; par la chaleur, la douleur violente et la tension de l'abdomen, surtout dans la région de l'ombilic ; par des nausées, des vomituritions ou même des vomissemens bilieux, la langue rouge, les urines rouges et foncées, avec dureté et fréquence du pouls, qui est plus ou moins serré, et avec quelques inégalités et des intermittences.

Ces symptômes annoncent l'entérite la plus vive et la gangrène des intestins lorsque le pouls devient mou, que les douleurs cessent. Il s'établit souvent alors un dévoiement de matières liquides d'un jaune plus ou moins noirâtre.

Tels sont les symptômes principaux de l'entérite dans les fièvres bilieuses.

On s'est convaincu, par l'ouverture des corps, que les intestins grêles étaient d'un rouge violet, souvent gangrénés, percés en divers endroits de leur étendue; que quelquefois aussi les gros intestins étaient en un pareil état, et les uns et les autres contenant des matières muqueuses, albumineuses, provenant de la membrane interne, mêlées avec une plus ou moins grande quantité d'une humeur jaunâtre où noirâtre bilieuse. L'estomac, dans de pareils sujets, était aussi souvent enflammé et contenait de pareilles humeurs.

On a remarqué, en même temps, que le foie était plus ou moins affecté, et que la vésicule du fiel était pleine d'une bile noirâtre de la même nature que celle qui était contenue dans l'estomac et les intestins; de sorte qu'il ne pouvait y avoir aucun doute qu'elle n'y eût découlé par le canal chloédoque, et qu'elle n'y eût été la cause matérielle de l'entérite, ou du moins qu'elle n'y eût beaucoup concouru, étant d'une extrême âcreté et telle que, pendant le cours de la maladie, ceux qui en étaient morts avaient rendu une pareille humeur par les selles, et quelquefois par le vomissement; qu'ils s'étaient plaints d'éprouver de fortes cuissons au fondement, et qu'ils avaient eu des excoriations remarquables : tout prouvait que la bile avait corrodé les parties qu'elle avait touchées.

Les anatomistes qui avaient plongé leurs doigts dans cette humeur en faisant l'ouverture des corps, y éprouvaient un sentiment de chaleur qui durait quelque temps; quelquefois leurs doigts étaient atteints d'érosion : comme Morgagni l'a observé. Ce grand anatomiste nous a dit, de plus, que des pigeons avaient été empoisonnés par une pareille bile.

Que l'on juge donc si, pour traiter efficacement l'espèce d'entérite qui provient principalement de l'altération de la bile, il suffit de ne considérer que l'inflammation locale des intestins ; s'il ne faut pas, de plus, avoir la plus grande attention à l'état du foie, à la quantité et à la qualité de la bile, puisque souvent on guérit cette maladie en prescrivant aux malades des boissons rafraîchissantes et relâchantes, des bains tièdes, de doux laxatifs avec ou sans saignée, pour procurer quelques évacuations bilieuses, et faire ainsi heureusement finir cette espèce d'entérite : on peut quelquefois aussi la prévenir par quelque doux vomitif, sans, au préalable, avoir eu besoin de la saignée ; au lieu que, lorsque la vraie entérite a lieu, les saignées sont nécessaires et les vomitifs toujours nuisibles, de quelque nature que soit cette maladie.

2° Il survient souvent, dans des diarrhées et des dyssenteries réunies à des fièvres putrides (adynamiques) ou malignes (ataxiques), une vraie inflammation de l'estomac et des intestins, ou une gastrite et une entérite qu'on ne peut raisonnablement attribuer qu'à la très-mauvaise disposition du foie ou de la bile, puisqu'il est constant que les symptômes de cette inflammation perdent souvent de leur intensité, lorsque le cours de la bile par les selles est convenablement établi, ou qu'ils deviennent au contraire plus intenses, si cet heureux effet n'a pas lieu, jusqu'à la mort même, causée par la gangrène de l'estomac et des intestins.

C'est ce qui a fait dire à de grands médecins que les diarrhées et dyssenteries sèches étaient le plus souvent mortelles; et elles le sont en effet.

L'expérience a prouvé que ces inflammations ne pouvaient être traitées comme celles qui sont essentiellement inflammatoires; d'abord, parce que rarement cette inflammation est aussi forte que l'autre, et que si elle a une certaine intensité, la saignée est nécessaire, ce qui arrive souvent; mais jamais il ne faut y recourir avec autant de fréquence que dans l'entérite réellement inflammatoire.

On ne peut ensuite, lorsque cette entérite est dissipée, se dispenser de prendre sa véritable cause en considération, souvent pour pouvoir prescrire le quinquina à haute dose, seul ou réuni à d'autres antiseptiques qui peuvent être indiqués par quelque fièvre périodique surtout : on peut conseiller utilement les boissons acidulées et quelquefois les vésicatoires en diverses parties du corps, genre de traitement bien différent de celui qu'il faut prescrire dans la vraie entérite.

Qu'on lise à ce sujet les grands ouvrages de Pringle (1), d'Huxham, de Torti, et d'autres sa-

______

(1) *Observations on the diseases of the army*, London, 1752, in-8.

vans et bons médecins, et l'on se convaincra que les inflammations des intestins, symptomatiques des fièvres malignes, dans lesquelles le foie et la bile sont plus ou moins altérés, ne peuvent être considérées, ni pour le pronostic, ni pour le traitement, comme celles qui ne le sont pas, ou qui sont *essentielles*, comme le disent les médecins.

Combien de fois n'avons-nous vu nos anciens grands médecins, Vernage, Bouvart, Borie, Maloet, etc., ordonner, non-seulement au commencement des fièvres alors généralement appelées *putrides* et *malignes*, mais même dans le cours plus ou moins avancé de ces funestes maladies, et cela surtout lorsque les douleurs des intestins étaient violentes, avec tension et gonflement du bas-ventre et forte menace d'inflammation, ordonner, dis-je, la saignée du bras, laquelle dissipait ces symptômes, et procurait le rétablissement des évacuations bilieuses, dont la suppression eût bientôt, sans cet efficace secours, produit une entérite mortelle.

Ces médecins continuaient ensuite le traitement de ces fièvres avec de grands succès. Je leur ai rendu cet hommage dans l'exposé que j'ai fait de plusieurs de leurs observations, auxquelles j'ai eu quelque part, dans mon ouvrage sur les maladies du foie.

Mais qu'on ne croie nullement que ce soit pour célébrer mes maîtres et m'associer à eux que je cite leur succès : si je n'en eusse été convaincu, j'aurais été le premier à renoncer à leur doctrine pour adopter celle qu'on a voulu y substituer.

3° Quant à l'entérite qui se réunit ou succède à la colique hépatique et aux autres maladies bilieuses dont nous venons de parler, on peut également la considérer comme provenant de l'irritation des intestins par la bile.

Personne ne doute qu'elle ne soit alors plus ou moins retenue, concrétée même dans le foie ou hors de cet organe, dans ses canaux excrétoires ou dans la vésicule du fiel même, ce qui est très-commun ; et cependant, comme les malades qui sont affectés de cette colique n'éprouvent souvent des douleurs que dans les régions épigastrique et ombilicale, sans en ressentir aucune dans celle du foie, ils se trompent sur le siége primitif de leur maladie, et le croient exister dans l'estomac ou dans les intestins, surtout lorsque ces malades éprouvent des vomissemens ou des diarrhées. Souvent les médecins qui traitent de pareils malades partagent cette erreur ; c'est ce que j'ai vu arriver dans des consultations avec d'habiles praticiens.

L'existence de ces douleurs, qui augmentaient dans un malade au plus léger contact de ces régions, fit que nous ne crûmes pas que le foie était altéré, nous rappelant que Fernel et de très-grands médecins avaient avancé que dans les vraies coliques hépatiques, s'il y avait des douleurs dans le bas-ventre, non-seulement elles n'augmentaient pas par la compression, mais même qu'alors les malades y éprouvaient un adoucissement (1).

Cependant, la jaunisse étant survenue, et les malades ayant éprouvé des évacuations bilieuses, avec de vrais calculs de bile, évacuations qui avaient été suivies du relâchement et même de la cessation des douleurs, il n'y eut plus de doute que le foie ne fût le siége principal de la maladie, et que les douleurs, le gonflement et la tension des régions épigastrique et ombilicale n'en eussent été que les effets. On doit croire que si ces évacuations n'eussent pas eu lieu, l'inflammation des intestins serait survenue; ce qui justifierait l'opinion d'Astruc et de Maloet. Ces grands praticiens voulaient que les malades atteints de la colique hépatique, au lieu d'être toujours soumis à l'usage des drastiques ou au mochlique, fussent, lorsqu'il y avait des signes d'inflammation, traités par les antiphlogistiques et même par la saignée. Nous avons nous-même retiré d'heureux effets de cette pratique, qui est aujourd'hui celle de plusieurs habiles médecins.

Voici d'autres faits qui prouveront, je crois, qu'on peut facilement se tromper sur la vraie cause et le siége primitif de l'entérite.

___

(1) *Tantum in accessione inventum est solatium, tres quatuorve robustos homines ventri superpositos sustinere. Compresso siquidem ventre, paulò mitior cruciatus erat.* Fernel, *De luis venereæ curat.* cap. VII, p. 589.

OBSERVATION III.

Un homme d'une forte constitution, d'un tempérament sanguin et bilieux, âgé d'environ quarante ans, vint un jour me consulter pour des
douleurs violentes dans le bas-ventre, principalement dans la région ombilicale. Il me dit que ces
douleurs avaient succédé à des nausées et à des
vomissemens de matière jaune et très-amère qu'il
avait éprouvés la veille, après un dîner très-co-
pieux, et que plusieurs fois cela lui était ainsi arrivé; mais que cependant d'autres fois, sans avoir
beaucoup mangé, ces accidens lui étaient survenus.
Il ajouta qu'il croyait devoir les attribuer à un
empoisonnement tenté par une personne qui en
voulait à son existence. Je crus devoir palper le
bas-ventre : la région ombilicale était tuméfiée,
et douloureuse au plus léger contact; le foie me
parut proéminent au-dessous des fausses côtes, et
un peu douloureux dans la région épigastrique.
Ce malade avait les yeux un peu jaunes, et sa
peau n'était pas exempte d'une teinte semblable. Je lui demandai s'il n'avait pas été plus
jaune; il me dit qu'il l'avait été plusieurs fois
beaucoup plus : interrogé s'il n'avait pas eu les
urines rouges, il me répondit qu'il en avait rendu
quelquefois de si rouges, qu'il avait cru pisser du
sang; enfin, s'il avait eu des évacuations bilieuses
alvines plus jaunes, sa réponse fut affirmative.

Instruit de tous ces détails, j'assurai le malade qu'il avait une maladie du foie, d'où provenaient ses douleurs, qui étaient quelquefois des coliques hépatiques, et que je ne croyais pas qu'elles pussent être attribuées à aucun poison. Mais toutes mes raisons contre l'empoisonnement ne purent le convaincre. Je lui conseillai l'application des sangsues au fondement, des pilules savonneuses avec les extraits amers, des bains, les eaux de Vichy. Ce malade parut sortir de chez moi peu content de ma consultation : aussi ne fit-il, comme je l'ai su dans la suite, aucun usage de mes avis. Je le perdis de vue pendant plusieurs mois, après lesquels je le vis reparaître accompagné de sa femme. J'appris qu'il avait encore eu plusieurs coliques avec des vomissemens, et qu'il avait fait divers remèdes dirigés dans le sens d'une inflammation imminente des intestins, qu'il attribuait toujours à un empoisonnement. Je ne m'occupai plus à lui faire connaître son erreur sur la cause de sa maladie, n'ayant pu y réussir à sa première visite. Je lui prescrivis la saignée par les sangsues au fondement, et non sur la région ombilicale.

Je conseillai l'usage progressif des pillules savonneuses, avec les extraits amers un peu aloétiques, des bains, et ensuite les eaux de Vichy.

Ce traitement, surveillé par la femme de ce malade, fut exactement suivi, et avec un tel succès, qu'environ trois ou quatre mois après elle me ramena son mari dans un bien meilleur état physique et moral. Je continuai de le traiter encore quelques mois de la même manière, et il guérit radicalement.

On ne peut douter que les douleurs des intestins n'eussent augmenté chez ce malade, et qu'enfin l'entérite ne fût survenue, s'il n'avait suivi le traitement que je lui avais conseillé ; et encore plus vite, si un traitement excitant lui avait été prescrit. L'observation que je vais rapporter le prouvera de la manière la plus convaincante.

OBSERVATION IV.

M. d'Ormesson, l'avant-dernier premier président du parlement de Paris, était depuis longtemps sujet à des douleurs que M. Cosnier, son médecin, avait bien connues sous le nom de *coliques hépatiques*. Il en avait diminué les douleurs et la fréquence par l'usage de doux savonneux réunis à de légers amers sous diverses formes, par des bains, et par des sangsues au fondement, le malade ayant été sujet à des hémorroïdes. Cependant, nonobstant ce traitement, les coliques avaient eu quelques récidives.

Je fus appelé en consultation. La saignée par les sangsues fut conseillée, ainsi que les boissons rafraîchissantes et relâchantes, avec quelques anodins. Les douleurs se calmèrent un peu, mais se prolongèrent quelque temps.

Au lieu d'insister sur ce traitement, on conseilla au malade de recourir au remède de Durande,

médecin de Dijon, qui consiste en un mélange
d'huile de térébenthine et d'éther sulfurique par
parties égales (1), dont on multiplia les doses sans
aucune retenue : les douleurs, au lieu de se calmer, devinrent plus fortes et continues; des vomissemens survinrent, et le malade se plaignit
d'une vive douleur dans l'estomac et dans les intestins; le pouls fut plus dur, plus serré, plus
fréquent. Les adoucissans, relâchans et anodins
furent prescrits, mais inutilement. Les douleurs
ne se calmèrent point, et le pouls ne se relâcha
que pour faire place aux signes précurseurs de la
mort, survenue bientôt après.

On reconnut, à l'ouverture du corps de ce respectable magistrat, qui fut faite en ma présence
par Desault, premier chirurgien de l'Hôtel-Dieu,
que le foie était d'un très-gros volume, et qu'il
contenait plusieurs squirrosités avec des marques
de suppuration. Il y avait dans la vésicule du fiel
une bile noire poisseuse, avec de petits calculs
biliaires nombreux; la partie du foie contiguë à
la vésicule du fiel était atteinte de putréfaction,
et les vaisseaux de l'estomac et des intestins comme
injectés d'un sang noirâtre.

On voit, par cette observation, que les douleurs de l'estomac et du canal intestinal n'avaient
été que sympathiques, et qu'il fallait en chercher

____

(1) On en donne ordinairement deux ou trois fois le
jour, tout au plus, quinze à dix-huit gouttes dans une
cuiller à bouche.

la cause dans le foie, dont on avait plusieurs fois prévenu ou du moins retardé l'altération délétère par les sangsues et les remèdes adoucissans et anodins, qu'on avait voulu malheureusement remplacer par un remède trop actif, lequel avait produit l'inflammation du foie et de l'estomac.

OBSERVATION V.

Dans le mémoire précédent j'ai consigné l'observation d'une fièvre tiphoïde survenue à M. le comte de Puységur, dans le cours d'une fièvre continue, avec des redoublemens qui annonçaient une fièvre hectique. J'y ai dit que ce malade avait succombé trois mois après, des suites de cette fièvre hectique, ainsi que je l'avais redouté. Je reviens sur cette observation.

Après que les accès de fièvre pernicieuse, survenus dans cette fièvre hectique, eurent cessé, le catarrhe dont le malade était atteint parut considérablement diminué. Il passa deux jours dans un état d'amélioration; la fièvre hectique même était beaucoup moins intense et les nuits plus tranquilles. Cependant les urines devenues plus rouges et sédimenteuses précédèrent une-jaunisse qui fit des progrès; le malade se plaignit d'une grande amertume, quelques alimens qu'il prît; sa langue, le voile du palais et le reste de la bouche furent plus rouges; des douleurs dans la région épigastrique se firent ressentir, et le malade se plaignit quelques jours après de vives douleurs dans les régions hémorroïdales.

Ces douleurs devinrent de plus en plus fréquentes et vives ; des sangsues furent apposées au fondement pour extraire une palette de sang : les douleurs parurent se calmer, mais ce ne fut pas pour long-temps ; elles se renouvelèrent quelque temps après. La fièvre devint plus intense. Les douleurs abdominales se propagèrent dans d'autres parties du corps ; les borborigmes furent fréquens et presque continus. Il fut décidé, par une consultation (1) que j'avais demandée, que le malade prendrait tous les jours un bain tiède d'environ une heure ; ce qui fut fait, pendant plusieurs semaines, et avec quelque succès. Les adoucissans, anodins, les nourritures légères et variées, furent prescrits : mais le malade ne put les prendre, ou bien ils ne lui réussirent pas ; il dépérit et s'affaiblit de plus en plus, en conservant cependant ses facultés morales ; enfin il cessa de vivre par une sorte d'extinction.

On reconnut par l'ouverture du corps (2) que le volume du foie n'était pas aussi considérable que je l'avais cru au commencement de la maladie ; il paraissait flétri, rapetissé ; il y avait en lui quelques endurcissemens ; les rameaux de la veine porte étaient pleins d'un sang noir, surtout

____

(1) Avec MM. Hallé, Montaigu et Bougon.
(2) Faite par M. Bougon, premier chirurgien ordinaire du Roi.

ceux qui constituent les veines hémorroïdales : les
intestins , les grêles particulièrement, étaient li-
vides, noirs , et même , en quelques endroits, atteints de gangrène ; ce qui nous convainquit que
M. le comte de Puységur était mort d'une entérite gangréneuse , après avoir éprouvé une longue
maladie du foie. Les autres organes du corps ne
parurent pas essentiellement affectés.

Je pourrais citer d'autres exemples que j'ai
eus sous les yeux , qui prouveraient que des maladies du foie ont été suivies d'entérite dont plusieurs personnes sont mortes avant que les désordres qu'on a trouvés dans le foie eussent été
assez graves pour produire la mort , ou même
lorsque les malades paraissaient être dans un meilleur état de la maladie du foie par la diminution
apparente de ses symptômes.

On pourrait recueillir dans les ouvrages de
Bonet, de Morgagni, de Lieutaud, et d'autres habiles anatomistes , des exemples qui prouveraient
non-seulement que des entérites se sont réunies
aux maladies du foie, quand celles-ci paraissaient
en pleine vigueur , mais même qu'elles sont survenues quelquefois lorsqu'elles paraissaient guéries,
les symptômes de la maladie dont le foie avait été
affecté n'ayant plus lieu, ou étant à peine prononcés
lorsque ceux de l'entérite étaient très-intenses.

L'ouverture de ces corps n'a alors démontré
que de très-légères lésions dans le foie , ou même
cet organe a-t-il quelquefois paru sain : ce qui ne

prouve cependant pas qu'il n'ait pas été malade ; car combien de maladies des organes n'y a-t-il pas sans altérations, après la mort, assez considérables pour être reconnues par les anatomistes !

Il ne faut cependant pas ignorer que diverses causes peuvent faire que le foie paraisse en meilleur état qu'on ne l'avait jugé : d'abord, parce qu'il remonte sous les fausses côtes, à proportion que le poumon droit, ou la cavité de la poitrine qui le contient se dégorge du liquide qu'elle renfermait, ce qui fait qu'alors le foie paraît, dans le cadavre, moins gros qu'on n'aurait cru qu'il était dans le vivant ; et encore, parce qu'à la suite des grands dévoiemens que les phthisiques éprouvent, toutes les parties du corps maigrissent, et que le foie perd quelquefois de son volume : de sorte que les altérations de cet organe frappent moins qu'elles n'auraient fait, s'il n'avait pas éprouvé quelque diminution dans sa propre substance.

Je pourrais dire, à l'appui de cette opinion, que j'ai quelquefois reconnu que le foie des phthisiques morts d'une hémoptysie ou d'un épanchement d'eau dans la poitrine, avant qu'ils eussent éprouvé le dévoiement, qui finit ordinairement leur maladie par la mort, était beaucoup plus gros et plus dur qu'il ne l'était dans d'autres phthisiques qui étaient morts après avoir été desséchés par un long dévoiement et par les sueurs colliquatives les plus copieuses.

4° L'entérite qui survient assez fréquemment dans le *cholera-morbus* et dans l'iléon, ainsi que dans quelques dyssenteries, doit être encore essentiellement distinguée de l'entérite immédiate ou essentielle, puisqu'elle est principalement l'effet de la maladie du foie ou de l'altération de la bile ; d'où il résulte que cette humeur est plus ou moins abondante, et quelquefois d'une acrimonie extrême, telle qu'elle produit d'abord dans le canal intestinal des douleurs si vives qu'elles sont quelquefois atroces, et avec des vomissemens affreux, seuls ou réunis à des déjections par les selles plus ou moins abondantes, comme dans le *cholera-morbus*, ou avec des vomissemens violens avec constipation ou suppression des excrétions alvines, comme dans *l'iléon*.

L'inflammation des intestins, qui survient fréquemment alors, peut être violente, et telle que les intestins éprouvent une érosion non-seulement de leur tunique interne, appelée *muqueuse*, mais même de toutes les autres, au point que la bile qui les produit par son extrême acrimonie s'épanche par diverses ouvertures dans la cavité du bas-ventre.

Combien de fois, en pareille circonstance, les malades, et ceux encore qui les entouraient, les médecins eux-mêmes, n'ont-ils pas regardé ces accidens comme l'unique résultat de l'inflammation des intestins, sans considérer qu'elle n'était que secondaire aux altérations du foie, ou de la bile, de sorte qu'alors l'entérite n'était réellement que consécutive ! C'est, au reste, ce qu'ont cru plusieurs savans médecins de tous les temps, d'après le résultat de leurs nombreuses observations. Mais, comme il n'y a point de vérité en médecine qui ne finisse par être infirmée, souvent seulement parce qu'elle ne vient pas à l'appui de telle ou telle opinion, ou encore plus parce qu'elle la contredit, on a plusieurs fois considéré le *cholera-morbus* et l'iléon comme des maladies propres aux intestins, sans remarquer que leur première cause résidait alors dans le foie : et de là combien d'erreurs graves, d'abord pour le traitement, et ensuite pour d'autres fausses conséquences qu'on a tirées !

J'en ai rapporté un exemple bien mémorable à la suite de mon petit ouvrage sur le traitement des personnes empoisonnées ; entre autres, celui de M. Madison, secrétaire d'ambassade d'Angleterre, venu à Paris pour rédiger les articles du traité d'Amiens. Il eut, peu de temps après son arrivée, une colique des plus violentes, que je jugeai être de la nature de celles qu'on appelle *hépatiques :* le malade en guérit ; mais il resta très-jaune, et continua de se livrer aux travaux du cabinet et de se répandre dans la capitale. Quelque temps après, paraissant jouir de la meilleure santé, il ressentit une vive douleur dans l'hypocondre droit : des vomissemens s'y joignirent ; ils devinrent continus et très-violens : le bas—ventre fut très—douloureux; les urines étaient rouges et très-rares. On accusa l'inflammation des intestins. Des saignées copieuses furent prescrites, des bains et des boissons émollientes, mais inutilement. Les urines se supprimèrent. Le malade éprouva de fréquentes faiblesses, et mourut de cette maladie, qui ne dura que trois jours.

Cette mort fit beaucoup de bruit dans Paris. On ne manqua pas de dire que le secrétaire d'ambassade d'Angleterre avait été empoisonné.

Le gouvernement voulut que l'ouverture du corps fût faite, et l'on ne peut douter que je n'en eusse aussi le désir.

M. de Vergennes, ministre des affaires étrangères, envoya de Versailles M. Gauthier, chirurgien de la cour, pour y assister. L'ouverture fut faite en ma présence par le chirurgien de l'ambassade, M. Magdonel : plusieurs médecins et chirurgiens de Paris y furent présens. Le résultat de cette autopsie apprit, 1° que le foie était volumineux, et que la vésicule du fiel était très-ample, pleine de bile et contenant plusieurs petites concrétions; que ses parois étaient épaisses et couvertes de vaisseaux pleins de sang;

2° Que l'estomac était atteint d'inflammation, surtout sa membrane interne;

3° Que les intestins grêles, particulièrement le duodénum, étaient d'un rouge violet dans une grande étendue, et percés en quelques endroits par de très-grandes érosions, surtout dans la membráne muqueuse. Ils contenaient une humeur noirâtre comme la bile qu'on avait vue dans la vésicule du fiel et dans le canal cholédoque.

Mon opinion, que partagèrent mes confrères, fut que le malade était mort d'un *cholera-morbus*, par suite d'une maladie du foie dont il avait, quelque temps auparavant, éprouvé les symptômes, la jaunisse, la colique hépatique, les nausées et les vomissemens. J'ajoutai que les ouvrages (1) contenaient plusieurs de ces exemples, auxquels j'en aurais pu réunir deux ou trois autres que j'avais recueillis dans ma pratique médicale et anatomique. Je dis que si ce genre de mort avait été plusieurs fois attribué à l'empoisonnement, c'était parce qu'on n'avait fait attention qu'aux symptômes qui indiquaient l'inflammation des intestins, et non à ceux qui avaient caractérisé la maladie du foie antécédente; et que, de plus encore, dans les procès-verbaux de cette sorte d'ouverture de corps, on n'avait quelquefois fait mention que des altérations reconnues dans les intestins, et non de celles qu'on aurait pu reconnaître dans le foie, si l'autopsie avait été complète et fidèlement exposée.

____

(1) Particulièrement celui de Morgagni, *De sed. et caus. morb.* lib IV, epist. LIX.

5.   6

J'ai rendu compte de cette observation dans mon instruction sur le traitement des empoisonnés, et avec un tel résultat, que déjà deux personnes qui avaient été accusées et jugées comme coupables d'empoisonnement d'après la seule inspection des altérations de l'estomac et des intestins dans les prétendus empoisonnés, ayant fait appel à la cour de cassation, et leur cause ayant été revue d'après la décision de cette cour, par un autre tribunal, elles ont été acquittées.

Qu'on juge par là combien, dans cette sorte de cas, il est nécessaire de s'enquérir de l'état de la santé antécédente de la personne réputée empoisonnée, et encore combien il est utile de bien faire connaître l'état du foie et des autres parties du bas-ventre différentes de l'estomac et des intestins.

Morgagni, qui a connu toutes les causes de cette erreur, croyait, quelles que fussent ces altérations, qu'on n'en pouvait rien conclure pour l'empoisonnement, et qu'il fallait toujours reconnaître clairement le poison lui-même : *Res certa erit*, dit-il, *ubi in ventriculo aut proximis intestinis venenum ipsum reperietur, etiam facilè agnoscendum* (1).

____

(1) *De sed. et caus. morbor.* lib. iv, epist. lix. art. 10 et 20.

5°. L'entérite, dans la *fièvre maligne*, particulièrement dans le *typhus*, a été bien reconnue des médecins praticiens, tant par les symptômes qu'ils ont observés, que par les résultats de l'ouverture des corps, relatifs aux intestins, qu'ils ont soigneusement recueillis : mais ils n'ont pas aussi exactement remarqué, dans les mêmes sujets, ni les symptômes relatifs aux affections morbides du foie, ni les altérations dans cet organe qu'on eût pu reconnaître après la mort; ou du moins, s'ils en ont eu connaissance, ils n'en ont pas tiré les conséquences qu'ils devaient en déduire. Je ne doute pas que, s'ils les avaient observées, ils n'eussent été convaincus que l'affection morbide du foie avait la plus grande influence sur les inflammations des intestins, et même qu'elle en était souvent la principale cause.

En effet, on reconnaît presque toujours dans les corps des personnes qui ont péri du *typhus*, lorsque les intestins portent les marques de l'inflammation, que le foie est gonflé, durci en quelques endroits, et quelquefois ramolli et même abcédé, de couleur foncée; ses vaisseaux sanguins étant pleins de sang, et la vésicule du fiel contenant beaucoup de bile noire poisseuse, lors même quelquefois que l'on voit que les intestins grêles, ainsi que l'estomac, en contiennent une plus ou moins grande quantité.

Nous devons cependant dire qu'on a quelquefois reconnu dans les cadavres de personnes qui étaient mortes du *typhus* sans avoir éprouvé les symptômes de l'entérite, que le foie était très-altéré, quoiqu'il n'y eût dans les intestins aucune trace d'inflammation.

C'est d'après ces considérations que j'ai presque toujours utilement conseillé les promptes et abondantes saignées dans l'entérite immédiate, et que j'ai été plus réservé à les prescrire ou même que j'ai pu souvent m'en abstenir dans des entérites avec complication des fièvres adynamiques ou typhoïdes, sans négliger de conseiller alors le quinquina à très-haute dose. L'application des vésicatoires sur diverses parties du corps, et l'usage des boissons vineuses acidulées, etc., ont eu des succès réels que je n'aurais pas obtenus dans d'autres entérites.

Une autre espèce d'entérite concommittente des maladies du foie est celle qui survient aux personnes dont *le cœur* est atteint de quelque *dilatation*. J'en ai eu sous les yeux plusieurs exemples dont j'ai parlé dans mes *Mémoires sur les maladies du cœur*. La circulation du sang dans les vaisseaux du foie ne pouvant, dans ces individus, s'y faire librement, parce que les veines hépatiques ne peuvent vider celui qu'elles contiennent dans l'oreillette droite, qui en contient elle-même une trop grande quantité, puisqu'elle en est distendue outre mesure, le foie s'engorge de sang de plus en plus et se tuméfie, en même temps que le cours de la bile y est troublé ; la jaunisse survient et il y a souvent des flatuosités, des borborigmes, des douleurs abdominales, surtout dans la région ombilicale, en même temps que le pouls est dur, plein. Tout annonce une entérite, lors même souvent que le corps se tuméfie généralement, ou seulement dans les extrémités inférieures, soit par une *pneumatie* soit par l'*anasarque*.

J'ai vu cet état finir quelquefois par une longue et considérable diarrhée. Le malade paraissait ensuite se trouver en une moins fâcheuse situation, même du côté de la maladie du cœur : très-souvent, en pareil cas, la saignée a été utilement prescrite.

Qu'on lise, pour s'en convaincre, les observations que j'ai recueillies et rapportées dans mes *Mémoires sur les maladies du cœur*, relatives aux palpitations de cet organe, dont ont péri MM. Villement, marchand parfumeur ; Maupertuis, Joseph Chénier, et d'autres malades encore dont j'ai donné l'histoire. Je pourrais réunir à ces observations celles que j'ai recueillies depuis, car ces faits ne sont malheureusement pas rares.

Je dirai seulement un mot sur cette espèce d'entérite survenue à M. Udriet, rue Saint-Florentin. J'ai vu ce malade en consultation avec MM. Gall, Récamier, Laennec, Kéraudren, Alibert, Bourdois de la Motte, Regnault, etc. : il était atteint fréquemment des palpitations du cœur les plus violentes, d'une grande gêne dans la respiration,

d'une forte douleur dans la région gauche et inférieure de la poitrine. Les saignées que M. Gall
avait ordonnées avec succès furent réitérées d'a-
près notre avis commun. Des juleps antispasmodiques et diurétiques, dans lesquels entraient la
valériane sauvage et la digitale pourprée, etc.,
furent prescrits; par ces moyens les palpitations
du cœur parurent diminuées. Quelque temps
après, le malade éprouva des douleurs fortes dans
la région ombilicale, avec tension, chaleur, nausées et des vomituritions, redoublement du pouls
toujours inégal, dur et intermittent, symptômes
qui annoncèrent une entérite. Des sangsues apposées au fondement ou sur la partie douloureuse du
bas ventre firent disparaître cette douleur; mais
il survint une œdématie des extrémités inférieures
avec une plus grande gêne dans la respiration,
lors cependant que les palpitations du cœur sem-
bloient diminuées.

Le malade, après avoir ainsi vécu plusieurs semaines, parut en un état moins fâcheux : mais des faiblesses survinrent, elles furent des plus intenses :
enfin M. Udriet périt après une maladie de plusieurs
mois, sur laquelle diverses opinions avaient été
émises, non-seulement quant à sa nature, mais
aussi quant à son traitement.

On se convainquit, par l'ouverture du corps,
que les cavités du cœur étaient extraordinairement
dilatées, la paroi du ventricule droit étant amin-
cie, et celle du ventricule gauche étant au con-

traire très-épaissie et formée par une substance cartilaginiforme; l'oreillette droite était surtout amplifiée, pleine de sang, ainsi que les vaisseaux du foie ; les intestins étaient rouges, noirs même, paraissant être enflammés. Il y avait dans la partie supérieure du poumon des congestions stéatomateuses, qui auraient sans doute pu faire périr le malade de phthisie pulmonaire , s'il n'avait succombé à la maladie du cœur et à ses complications.

Il résulte de ce mémoire, 1° que les entérites essentielles ét primitives doivent être distinguées des entérites consécutives, et particulièrement de celles qui sont la suite des maladies du foie, soit par rapport à la différence du pronostic qu'on peut en porter, soit pour ce qui concerne le traitement qu'on doit prescrire;

2° Que les entérites par vices du foie sont précédées ou accompagnées de symptômes qui indiquent les lésions de cet organe, tels que la jaunisse, le prurit de la peau, les urines rouges, le dégoût pour les alimens, les nausées, les vomissemens, souvent avec intumescence et douleurs dans la région du foie, ainsi qu'à la partie supérieure de l'épaule du même côté; des borborigmes, des hémorroïdes, des diarrhées, des dyssenteries, des constipations plus ou moins opiniâtres, etc. ;

3° Que les entérites par des affections du foie

dàns les fièvres typhoïdes sont remarquables par la prostration des forces, par l'assoupissement souvent réuni au délire, par le pouls, qui est plus inégal et moins dur que dans les entérites essentielles ;

4° Qu'il faut, d'après les résultats heureux de l'expérience, combattre par la saignée les entérites essentielles, tandis qu'au contraire il ne faut y recourir, dans celles qui sont symptomatiques, que lorsque l'inflammation des intestins est annoncée par les signes d'une vraie pléthore, le pouls étant dur, fréquent et plein; ce qui fait que très-souvent on peut s'en abstenir pour prescrire le quinquina ou autres remèdes, dont l'expérience a tant de fois, en pareils cas, démontré les heureux effets, lorsqu'au contraire elle a prouvé qu'ils étaient généralement nuisibles dans l'entérite essentielle, surtout si les vaisseaux sanguins n'avaient pas été désemplis par la saignée.

5° On peut aussi établir, d'après les résultats de l'expérience, que l'application des vésicatoires en diverses parties du corps est presque toujours très-efficace dans les entérites symptomatiques, et qu'elle ne l'est souvent pas, si elle n'est même nuisible, dans les entérites essentielles, surtout lorsque la saignée n'a pas été pratiquée.

6° Nous dirons, de plus, que la saignée du bras (par la lancette), dans les entérites essentielles, nous a paru généralement bien mieux réussir que celle par les sangsues au fondement, et encore plus que celle par les sangsues sur le bas-ventre : ces saignées peuvent cependant suffire lorsque l'inflammation n'est pas très-intense ; ce qui est très-fréquent dans les entérites symptomatiques.

7°. Je pourrais ajouter aux observations que j'ai rapportées sur les entérites causées par des maladies du foie d'autres faits qui prouveraient qu'elles peuvent aussi provenir des maladies de la rate, du mésentère (1), des voies urinaires, de la matrice chez les femmes : mais tous ces détails, ainsi que d'autres observations consignées dans les bons ouvrages, tendraient de plus en plus à nous convaincre que, pour traiter avec succès ces inflammations, il faut en savoir varier les remèdes, d'après les symptômes qui indiquent leur siége, leur nature et leur intensité.

---

(1) Observations sur l'entéro-mésentérite, maladie des enfans désignée sous le nom d'*atrophie mésentérique* et *d'entéro-mésentérite des enfans*, par M. Desruelles, docteur en médecine de Paris, et par le vulgaire sous celui de *carreau*.

DE LA PNEUMATIE.[1]

ARTICLE I.

De la pneumatie en général.

REMARQUES SUR LES GAZ.

Toutes les parties de notre corps contiennent des gaz ou de l'air (2) plus ou moins élastiques, et d'autres fluides encore qui ne jouissent pas également de cette élasticité.

Dans l'état naturel, ces fluides remplissent des usages salutaires relatifs à nos fonctions, tandis qu'au contraire, dans l'état de maladie, ils peuvent y causer divers maux selon qu'ils sont viciés dans leur quantité ou dans leur nature.

---

(1) Cet article a servi de base à mes leçons du Collége royal de France, pendant plusieurs années.

(2) La différence de ces fluides, dans l'état de maladie surtout, n'étant généralement pas connue, nous nous sommes très-souvent servi de la même dénomination pour les désigner, ne sachant ou ne pouvant mieux faire.

Les chimistes, qui se sont livrés à de grandes recherches pour découvrir ces gaz et reconnaître leur nature, en admettent aujourd'hui un très-grand nombre, et l'on peut croire, d'après les progrès qu'ils ont fait et qu'ils font faire à la science qu'ils professent avec tant d'avantage, qu'ils répandront encore d'ultérieures lumières sur cette importante question.

On sait que certains gaz ne sont qu'une modification ou un composé de plusieurs autres plus ou moins nombreux; que les uns paraissent de la plus grande simplicité et homogénéité, tandis que d'autres sont très-composés en acquérant une plus grande densité, comme l'eau, qui en est principalement composée. On n'ignore pas que les gaz sont plus ou moins pondérables et diversement volatils et colorés; certains peuvent perdre de leurs propriétés naturelles et en acquérir de funestes.

La chimie nous a de plus appris que le plus grand nombre des gaz étaient acides, et que très-peu étaient alkalins, peut-être un seul a-t-on dit; que plusieurs sont solubles dans, l'eau, et qu'enfin tous peuvent être absorbés par le charbon (1).

On a divisé les gaz en trois sections.

---

(1) *Voyez*, pour de plus amples détails à cet égard, *Diction. des Sc. med.* t. 17, p. 484, article de Nysten, aussi important par son sujet qu'il est bien présenté; mais dont nous ne pouvons donner ici qu'un simple aperçu.

1° Ceux qui sont respirables;

2° Ceux qui ne nuisent à la respiration que par leur *non-respirabilité*;

3° Ceux qui sont délétères par l'irritation qu'ils excitent, ou de toute autre manière.

1° On a compris, parmi les gaz *respirables*, le gaz oxigène, qui existe en grande quantité dans l'air atmosphérique, et qui est un peu plus pesant que lui; ce gaz est nécessaire à la respiration des animaux. L'eau naturelle en absorbe une certaine quantité, et une plus grande encore quand, par l'ébullition, elle a perdu une partie de l'air qu'elle contenait.

2° Parmi les gaz qui ne nuisent à la respiration que par la *non-respirabilité*, on a compris l'azote, le protoxide d'azote et le gaz hydrogène. On peut y comprendre encore les variétés du gaz hydrogène carboné, le gaz acide carbonique, et le gaz oxide de carbone. Ces gaz sont incolores; ils ne sont pas favorables à la végétation, et asphyxient les animaux qui les respirent, plutôt cependant ceux à sang chaud que ceux à sang froid, parmi lesquels on comprend les grenouilles, etc.

On s'est convaincu, par des expériences sur les animaux vivans, que ces gaz ne donnent pas au sang des veines pulmonaires la couleur rouge comme le gaz oxigène, qui le vivifie en même temps. Aussi ce gaz dissipe-t-il l'asphyxie si elle n'est pas trop intense; c'est sous cet aspect qu'on a cru pouvoir insuffler l'air atmosphérique dans les poumons (1), pour ranimer le sang et les forces en général, lorsqu'elles étaient défaillantes, particulièrement par défaut d'énergie de ce liquide, et contenant trop de gaz azote. C'est aussi par cette raison qu'on a conseillé l'insufflation du gaz azote quand on a jugé qu'il y avait dans l'économie animale trop d'irritation, par excès d'oxigène, particulièrement dans quelques phthisies, comme l'a fait le docteur Beddoës, etc. (2). On peut réunir au gaz azote, pour en obtenir les mêmes effets ou d'autres analogues, le gaz protoxide d'azote, hydrogène carboné, percarboné et protocarboné, qui n'existe pas dans la nature, mais qu'on retire du nitrate d'ammoniaque desséché (3).

3° On a compris sous le nom de *gaz délétères,*

---

(1) Nous avons célébré l'usage de cette sorte d'insufflation, par la bouche et même par les narines, dans les asphyxies par le méphitisme en 1774, et nous en avons cité d'heureux exemples. *Voyez* notre *Instruction* sur le traitement des asphyxiés, petit ouvrage qui a été publié tant de fois par les gouvernemens français et étrangers, et qui l'est encore, et je crois avec raison, quant à la partie curative qui me paraît en effet la plus heureusement éprouvée.

(2) On trouvera dans mon ouvrage *sur la phthisie pulmonaire* quelques remarques sur l'usage utile, et même sur l'abus de cette insufflation dans les poumons, ainsi que sur l'emploi des fumigations.

(3) *Ibid.*, t. 17, p. 497, 498, 499.

les gaz hydrogène phosphoré, ammoniaque, acide sulfureux, acide nitreux, chlore, acide muriatique sur-oxigéné ou acide chloreux, acide muriatique ou hydrochlorique.

Les gaz délétères les plus pernicieux ont été réduits aux suivans, le deutoxide d'azote (gaz nitreux), et le gaz hydrogène arséniqué, qu'on ne rencontre pas dans la nature.

C'est dans les grands ouvrages des savans chimistes de nos jours qu'on trouvera des lumières aussi curieuses qu'importantes relativement à tous ces gaz dont le nombre, quoique déjà très-grand, n'est pas complet. Combien de connaissances ultérieures ne doit-on pas attendre des utiles travaux que la chimie peut éclairer ! et combien aussi la physique n'est-elle pas restreinte et même erronée si elle n'est éclairée par elle !

Pour se convaincre qu'il y a dans la masse des humeurs, dans l'état naturel, des gaz et de l'air même, plus ou moins élastique, il suffit d'extraire du corps d'un animal vivant une portion de quelque vaisseau pleine de sang, après en avoir fermé les deux extrémités, chacune par une ligature, pour qu'elle reste pleine de sang; de la mettre sous le recipient de la machine pneumatique, et d'en pomper l'air pour la voir se tuméfier à proportion que le vide de l'air s'en opère. Or, cet effet ne peut être attribué qu'à la diminution de la pression que l'air ambiant du vaisseau faisait sur lui en empêchant l'air contenu dans le sang de se raréfier; alors cet air, n'étant plus comprimé, augmente de volume; ses globules, qui étaient à peine apparens, se réunissent à d'autres, d'où il résulte que par leur rapprochement ils écartent les globules rouges de sang les uns des autres, en troublent ainsi de plus en plus la circulation, en altèrent même leur nature, et sont plus ou moins disposés à se convertir en eau.

Ces globules aériens forment de petites cloches, dit Morgagni (1), qui sont enduites d'une espèce de tunique formée par la sérosité du sang plus ou moins épaissie.

Quoi qu'il en soit, ces corps globuleux doivent nécessairement ralentir les mouvemens de ce liquide, s'ils continuent d'exister dans le même état; mais si l'air qui y est contenu s'en dégage et devient libre, il reste interposé entre les globules sanguins, et il en trouble plus ou moins la circulation, nonobstant l'impulsion donnée au liquide par le cœur et par les artères, qui doit alors être diminuée, la masse du liquide lui opposant une plus grande résistance. Or combien ne devrait-elle pas être plus grande encore cette résistance, à proportion que les vaisseaux de plus en plus nombreux décroissent en capacité, relativement à ceux dont ils proviennent, puisque chacun d'eux augmente

----

(1) *De sed. et caus. morb.* epist. v. *Voyez De apoplexiâ neque sanguineâ, neque serosâ.*

en surface intérieurement, ainsi que la résistance à la circulation des liquides. Que de maux n'en devrait-il pas résulter , et comment la nature pourrait-elle y obvier pour satisfaire à leur circulation sans laquelle nos fonctions languissent, se troublent, et cessent avec la vie!

On ne comprendrait pas même comment elle pourrait se maintenir aussi long-temps qu'elle le fait, si l'on ne savait que la somme des capacités des rameaux vasculaires est toujours plus ample que celle du tronc dont ils émanent ce qui facilite nécessairement la circulation des fluides.

Les expériences faites sur les animaux vivans ont prouvé, il y a long-temps, qu'on introduisait facilement de l'air dans les gros vaisseaux, et qu'on avait la plus grande peine à le faire parvenir dans ceux dont la cavité était très-rétrécie ; que la résistance était moindre lorsqu'on injectait les petits vaisseaux pour faire arriver l'injection dans les gros. Nous ne parlerons point ici des avantages et des inconvéniens que l'on a causés à des animaux vivans, en leur injectant dans les vaisseaux diverses substances fluides simples ou composées. Nous dirons seulement que les anatomistes savent que les injections des fluides dans les vaisseaux des cadavres, quelque ténus qu'ils soient, sont d'autant plus difficiles à pratiquer qu'ils contiennent de l'air (1) ou des gaz, et nul doute que des

---

(1) Voilà pourquoi on a la plus grande peine à

maux nombreux ne soient produits quand ils en renferment une quantité excédant la naturelle.

Que d'apoplexies, d'épilepsies, de paralysies, de fièvres et autres maladies qui nous semblent diverses par leurs symptômes, et qui sont cependant une suite inévitable d'une pareille cause! Car, n'en doutons pas, l'air plus ou moins vicié pénètre ou se développe plus souvent qu'on ne croit dans nos vaisseaux, et y cause divers maux plus ou moins grands.

Les gaz parviennent dans le corps par la voie de l'inspiration; ils sont plus ou moins mêlés avec l'air de l'atmosphère, qui pénètre et gonfle les poumons. Ils y parviennent non-seulement par les bronches, mais aussi par les orifices des vaisseaux lymphatiques ou absorbans, ainsi que par les radicules des veines pulmonaires, qu'ils pénètrent comme ceux de la peau et des parties soujacentes,

---

injecter des liquides dans les vaisseaux lorsqu'on les a auparavant remplis d'air par l'insufflation, ou qu'ils l'étaient par état de maladie. Cette dernière opération a été employée avant la découverte des injections par des liquides qui prennent de la consistance lorsqu'ils sont refroidis (*). On s'est ensuite servi de pareils liquides diversement colorés; enfin on a fait un choix de ceux ci au grand avantage de l'anatomie.

(*) Swammerdam, un des premiers, a beaucoup concouru à injecter les vaisseaux par des liquides chauds, qui se concrètent en se refroidissant.

pour se répandre dans tout l'intérieur du corps, tous ces gaz étant sans doute plus ou moins mêlés à des sérosités. Ils parviennent aussi dans nos humeurs par la voie des alimens, et il n'y a aucun doute qu'ils n'y soient, comme à la peau, également absorbés, moyennant les mêmes vaisseaux lymphatiques, ainsi que par les radicules des veines sanguines, qui les conduisent ensuite dans toutes les diverses parties du corps. Ce sont ces gaz qui en quelque sorte révivifient l'économie animale par les voies de la respiration, en oxygénant le sang dans les veines pulmonaires, d'où il coule dans l'oreillette et dans le ventricule gauches, dans l'aorte, ses branches et rameaux, pour parvenir dans toutes les parties du corps, qu'il anime plus ou moins en perdant de sa vitalité et en se désoxygénant.

On ne peut donc se dissimuler que dans ce long trajet le sang ne perde beaucoup de son oxygène. Et n'en perdrait-il pas encore davantage s'il ne se réparait en partie par une seconde oxygénation, dans toute l'habitude extérieure du corps, par la peau, moyennant les orifices des radicules veineuses et ceux des vaisseaux lymphatiques, qui sont de vrais absorbans ?

On peut y joindre l'absorption du gaz oxigène, qui se fait dans les voies de la digestion par les mêmes vaisseaux dans la membrane muqueuse qui les tapisse.

Le sang cependant malgré ses ultérieures oxi-

génations est en grande partie désoxigené, lorsqu'il parvient par les veines caves dans l'oreillette
et dans le ventricule droits du cœur, d'où il est
conduit par l'artère pulmonaire dans les veines
pulmonaires pour subir une nouvelle oxygénation, et avec d'autant plus d'énergie qu'au sang
qui les pénètre se réunit une grande partie de
lymphe très-propre à l'oxygénation, laquelle y
est portée par le canal thorachique et par les deux
grandes veines lymphatiques gauches qui se vident
dans les veines souclavières.

C'est ainsi que notre vie se maintient et que la
nature nous préserve, pour ainsi dire, de nous em-
poisonner nous-mêmes : *venena per se gigni posse.*

Quoi qu'il en soit, il n'est nullement douteux
que si les gaz salutaires, l'oxygène surtout, peuvent
pénétrer le corps et le vivifier, d'autres gaz délétères bien nombreux (1) peuvent également y parvenir et troubler les fonctions en leur donnant
trop d'activité, en les ralentissant, ou encore en
les pervertissant et même en les éteignant, au point
de causer la mort. On pourrait citer des exemples
pareils à l'appui de toutes les espèces de ces gaz
émanés de divers corps.

______

(1) On en peut juger par leurs divers caractères, les uns
étant plus élastiques que les autres. Ils sont aussi plus ou
moins colorés et d'une saveur très-diverse, et frappent
l'odorat de manière à être distingués, comme cela a lieu
dans les petites-véroles, chez les femmes en couches, chez
les phthisiques, etc.

On ne peut s'empêcher de croire que tant que les gaz sont en quantité et qualité convenables, la santé ne se maintienne, et que si cet état naturel est troublé il ne survienne des accidens fâcheux, la mort même, plus ou moins vite. Qui ignore que les gaz délétères asphyxient quelquefois l'homme en un instant?

Dans l'état de santé, les gaz, après avoir rempli dans l'économie animale les divers usages prescrits par la nature, finissent par s'exhaler hors du corps par les pores ou orifices des vaisseaux excréteurs de la peau et des voies de la respiration pendant l'expiration (1), ainsi que par les autres excrétions, d'où résulte une sorte d'équilibre entre les sécrétions et les excrétions des gaz, laquelle maintient la santé, et nous préserve des maladies diverses et plus ou moins graves. Combien ces gaz n'influent-ils pas sur la vie et sur la santé! et de combien d'altérations plus ou moins délétères ne sont-ils pas susceptibles pour troubler et détruire nos fonctions et nous priver de la vie! Je ne puis atteindre à la sublime importance d'une pareille question. Qu'il me suffise de dire ici que le défaut d'excrétion des gaz, ou leurs altérations peu connues, peuvent causer la pneumatie : rien n'est effectivement plus fréquent que leur réunion dans diverses maladies causées par les gaz,

____

(1) *Voyez* à ce sujet les belles remarques historiques et pathologiques de Morgagni, *epist.* v.

ou les précéder, ou leur succéder; l'hydropisie particulièrement (1).

Après ces remarques générales sur les divers gaz reconnus dans le corps, parlons plus particulièrement de la *pneumatie*, et donnons-en l'histoire plus détaillée.

Nom. Nous adoptons le nom de *pneumatie* (2), pour désigner une collection morbide d'air ou de gaz. Nous le préférons à celui d'*emphysème* ou de pneumatose, parce qu'il coïncide mieux avec celui d'hydropisie, qui est généralement adopté, maladie d'ailleurs avec laquelle la pneumatie a les plus grands rapports par ses causes, par plusieurs de ses symptômes et par son traitement; elle lui est souvent réunie si elle ne la précède ou ne lui succède.

Définition. La pneumatie consiste dans une intumescence légère, molle, élastique, formée par des gaz ou par de l'air ramassés dans le tissu cellulaire de toutes les parties du corps, dans ses divers vaisseaux et dans ses cavités.

Si la pneumatie est extérieure, l'intumes-

---

(1) *Voyez* notre ouvrage *sur les hydropisies.* Paris, 1824, 2 vol. in-8°.

(2) *Hyderos* de Galien; *hydrops sicca* de plusieurs anciens, et particulièrement de notre grand Baillou; *emphysème,* bouffissure en français.

cence qu'elle forme se rétablit promptement lorsqu'elle a été comprimée ; elle rend un son plus
ou moins approchant de celui d'un tambour ;
c'est ce qui a fait donner le nom de tympanite à
la pneumatie ou à l'emphysème du bas-ventre.

Différences. La pneumatie est générale ou
partielle ; elle diffère de l'hydropisie, en ce que
dans celle-ci les malades éprouvent un sentiment
de pesanteur dans la partie tuméfiée, et qu'elle
conserve ordinairement plus de temps l'impression
d'une compression qu'on y aurait faite, ce qui n'a
pas lieu dans la pneumatie.

Quelquefois, cependant, les tumeurs gazeuses
sont si dures, qu'on les a cru formées par d'autres
substances infiniment plus denses et dures, quelquefois dont on a même attendu la résolution,
la suppuration et l'induration, quoiqu'elles se
soient quelquefois dissipées subitement par le seul
travail de la nature. L'histoire de plusieurs de ces
méprises est trop connue, pour qu'il faille en citer
de nouveaux exemples.

On sait qu'on a pris des collections de gaz pour
des abcès qu'on a voulu guérir par des remèdes
internes ou externes, dont même on a fait l'ouverture avec le bistouri ou avec la lancette et
dont il n'est sorti que de l'air ou des gaz (1). Les

______

(1) *Morand* en a rapporté, dans ses *Opuscules,* un exemple remarquable, et dont le siége était à la cuisse , nous
en avons cité d'autres plus bas.

vaisseaux sanguins ont été quelquefois tellement gonflés et avec des battemens en eux, ou dans le cœur, que de pareilles intumescences ont été prises pour des anévrismes. Et combien de maladies soporeuses, convulsives et autres encore, n'ont-elles pas été produites par des gaz qu'on n'a reconnus que par l'ouverture des corps, dans les vaisseaux sanguins du cerveau, de la moelle épinière, des poumons, du cœur, de l'estomac, du foie, des reins, des parties de la génération, et dont on ne connaissait pas la nature, et qu'on a confondus avec d'autres maladies; on peut lire, à ce sujet, le grand ouvrage de *Morgagni*, pour en être convaincu (1).

Il y a ordinairement dans l'hydropisie une diminution assez notable dans la quantité des urines, laquelle n'existe pas aussi souvent dans la pneumatie. Le pouls est encore généralement moins fréquent dans l'hydropisie, et il y a plus de tendance à l'inertie que dans la pneumatie.

Les gaz sont pour la plupart composés de plusieurs autres, et l'eau elle-même est un aggrégat de plusieurs gaz; d'où il résulte que les hydropisies sont une suite fréquente de la collection de plusieurs gaz, et que ceux-ci peuvent aussi

---

(1) *De sed. et caus. morbor.* epist. v, art. 18, 20, 21, 23. *Voyez* aussi notre anatomie médicale, où plusieurs erreurs de ce genre ont été consignées.

être le résultat de la décomposition de l'eau, ce qui fait que la pneumatie est une suite fréquente de l'hydropisie, si comme on l'a déjà dit elle ne la précède.

On peut voir à ce sujet les nombreuses observations rapportées par les auteurs, particulièrement par *Morgagni*, *Senac*, *Lieutaud* etc.

Causes.

Nous ne connaissons pas mieux la *cause prochaine*, *immédiate* de la pneumatie que celle de l'hydropisie.

Quant aux *causes éloignées*, *médiates* de ces deux maladies, on les connaît beaucoup mieux, du moins plusieurs d'elles. Aussi peut-on, en les détruisant par des moyens éprouvés, prévenir ou même guérir la maladie qu'elles produisent.

Les causes éloignées de la pneumatie sont généralement les mêmes que celles qui donnent lieu à l'hydropisie. Tel est du moins le résultat des observations pathologiques qui ont été recueillies, mais sans doute qu'elles agissent diversement sur le corps, puisqu'elles ont un résultat différent, tantôt en donnant lieu à la collection des gaz ou des maladies qui les produisent, et tantôt à celle de l'eau, selon la disposition et l'état du malade.

ESPÈCES DE PNEUMATIES

d'après leur cause la plus apparente.

1° De la pneumatie qui provient par excès et par défaut d'évacuations ;

2° Par des fièvres ;

3° Par pléthore ;

4° Par inflammation et ses suites ;

5° Par divers *vices* avec ou sans fièvre ;

6° Par excès du manger, par de mauvais alimens, par abus des remèdes irritans, par des poisons divers, des animaux vénéneux avalés, ou par suite de leur morsure, piqûre, etc.

7° Par des douleurs, par la dentition, par les vers, les piqûres, blessures, contusions, plaies ;

8° Par des engorgemens ou par des tumeurs, obstructions diverses, finissant quelquefois par la suppuration, etc. ;

9° De celle qui précède, accompagne ou succède aux affections spasmodiques, convulsives, somnolentes et paralytoïdes.

10° De la pneumatie factice.

I. *De la pneumatie par excès et par défaut d'évacuations.*

A. *Pneumaties par excès d'évacuations.* Rien de plus fréquent que de voir des intumescences gazeuses ou aëriennes dans ceux qui éprouvent ou qui ont éprouvé des évacuations plus ou moins considérables, par la transpiration, par les urines, par les selles ainsi que par des excrétions même très-inférieures en quantité, comme la salivation, les fleurs blanches (1), etc.

La pneumatie est encore plus fréquente après des évacuations sanguines, qu'après toute autre. Qu'on parcoure les auteurs qui ont traité de cette maladie, et l'on y en trouvera un grand nombre d'exemples. Tout le monde connaît d'ailleurs les pneumaties qui sont la suite de grandes hémorrhagies.

On ne peut cependant apprécier leur funeste danger d'après la seule quantité de sang perdu, si l'on n'y réunit la connaissance de la constitution de l'individu plus ou moins pléthorique, et d'autres circonstances encore nécessaires pour pouvoir apprécier la quantité de sang qu'un individu peut perdre sans que la pneumatie survienne.

---

(1) *Raulin* fait mention, dans son *Traité des maladies vaporeuses*, d'une pneumatie survenue après un diabétès, un ptyalisme, etc.

Il y a eu en cela beaucoup de différences qui provenaient de diverses circonstances.

Les phthisiques ne sont souvent bouffis qu'après de fortes transpirations, après de grandes évacuations alvines ou des dévoiemens colliquatifs ; c'est ce qu'on observe tous les jours.

Qui ne sait que l'hydropisie est la suite des trop grandes saignées (1), que les femmes sont atteintes d'emphysème, après des règles trop abondantes (2), ainsi qu'après leurs couches,

---

(1) Une fille de trente ans, d'une faible santé, était atteinte d'une *fièvre lente*, avec une douleur de tête des plus violentes. Cette fièvre ayant disparu dans l'espace de quinze jours, après de nombreuses saignées, la malade paraissait être en bon état, lorsqu'elle éprouva contre toute attente une syncope dont elle mourut subitement. Le cadavre ayant été ouvert, on reconnut que les veines du cerveau, en y comprenant le plexus choroïde, étaient vides et seulement en état de *flatulence ;* les cavités du cerveau et du cœur étaient vides de sang, et le péricarde était affecté d'hydropisie ; en outre le foie avait un volume trois fois plus grand que dans l'état naturel, et la vésicule du fiel contenait plusieurs fausses pierres. (Obs. de *Lieutaud,* hist. anat. l. iii, obs. 55.)

(2) On lira, dans notre *Anat. méd.* t. v, p. iii, l'observation d'une femme morte à l'âge de cinquante ans, à la suite de *pertes utérines* considérables dans la cavité du péritoine dans laquelle on trouva une grande collection d'air sans lésion des viscères abdominaux ; son ventre était devenu très-gros avant la mort sans que la malade eût éprouvé aucune diminution d'urine ; seulement elle eut une légère difficulté de respirer.

suivies d'excessives lochies ? Combien de personnes de l'un et de l'autre sexe n'ont-elles pas éprouvé la pneumatie après un flux hémorrhoïdal, ou après d'autres hémorrhagies plus ou moins considérables ! Ne voit-on pas encore des emphysèmes survenir après des hémorrhagies causées par des plaies, par des saignées trop nombreuses, aujourd'hui même par l'application d'un nombre excessif de sangsues sur des lieux souvent peu convenables, par des médecins qui se sont récriés contre des saignées par la lancette, souvent préférables.

Il est vrai que dans quelques individus les plus légères évacuations, réunies sans doute à d'autres circonstances, sont quelquefois bientôt suivies d'emphysème, tandis que dans d'autres sujets cette intumescence gazeuse ne survient qu'après des pertes très-grandes. Ainsi on a vu des personnes périr promptement d'une hémorrhagie de quelque gros vaisseau qui avait subitement donné beaucoup de sang, tandis que d'autres personnes, qui en avaient perdu une énorme quantité dans un plus long espace de temps, ont non-seulement survécu à l'hémorrhagie, mais même ont bientôt recouvré leur santé (1), sans avoir éprouvé

____

(1) Nous avons souvent cité, dans nos leçons, la belle observation rapportée par *Willis*, sur une femme qui perdit une énorme quantité de sang par une longue hémorrhagie du nez, qui eut même plusieurs récidives. On lui fit prendre très-souvent, pendant la durée de cet

aucune sorte de pneumatie externe ou interne, comme l'ouverture du corps l'a confirmé. Cette observation n'est pas inutile, attendu que très-souvent après de *trop nombreuses saignées*, et trop rapprochées, on a reconnu des collections de gaz dans le cerveau et dans d'autres organes (1).

Cette intumescence gazeuse est aussi survenue plus ou moins vite dans les vaisseaux, particulièrement dans les veines sanguines, après d'autres évacuations, des vomissemens, des diarrhées (2), etc., selon les forces du malade, son âge, sa constitution et sa disposition morbide; et elle ne disparaît alors que lorsque toutes les évacuations sont un peu réparées relative-

---

écoulement sanguin, une certaine quantité de boisson dans l'intention de maintenir la cavité des vaisseaux dans une convenable ampliation, pour éviter l'affaissement de leurs parois sur elles-mêmes, et ce ne fut pas sans avantage, puisque cette femme perdit une énorme quantité de sang, non-seulement sans mourir, mais même sans éprouver des accidens funestes, tels que les syncopes, les convulsions, la pneumatie, etc.

(1) On en trouvera divers exemples dans *Morgagni*, *Lieutaud*. Voyez particulièrement *hist. anat.* obs., 74, lib. III.

(2) Un jeune homme, dont parle *Morgagni*, mourut d'une affection comateuse, à la suite d'une *longue diarrhée*. On reconnut par la *nécropsie* que les veines contenaient beaucoup d'air. *De sed. et caus. morb.* epist. XXXI, art. 2.

ment à leur quantité primitive, tant par les forces de la nature que par les secours de l'art. Or, combien la prescription des remèdes, pour produire un effet convenable, ne doit-elle pas être variée, tant par leur nature que par leurs doses, soit pour soutenir les digestions, soit pour réparer les forces! Des détails ultérieurs à cet égard nous conduiraient hors de notre sujet. Ce qu'il y a de certain, c'est qu'après la réparation du corps, affaibli par les excessives évacuations, il faut prescrire un traitement restaurant, sans cependant produire trop d'excitation, en même temps que l'on combat la cause morbide par de bons remèdes appropriés à la nature des circonstances qui donnent lieu aux excessives évacuations. J'ai souvent prescrit à des personnes dont le corps, après des pertes excessives par divers couloirs, était tuméfié par des gaz ou par un commencement d'œdématie, les laitages, celui d'anesse le plus souvent, l'usage des alimens légèrement incrassans et de faible digestion, les bouillons de grenouilles, de poulet, de tortue, la décoction blanche du *codex*, ou celle de mie de pain d'orge, de riz; et successivement je conseillais des remèdes toniques, l'infusion de la petite sauge, de la tanaisie, de camomille, pour passer à l'usage de l'absinthe, de la gentiane, du quinquina surtout en infusion ou en extrait.

On peut voir dans la série des prescriptions celle du genre qui peut ici convenir, seulement un peu tonique, quelquefois après l'usage des anodins, quand il y a trop d'excitation dans les vaisseaux sanguins et dans les organes excréteurs; d'autres fois après l'usage des dépuratifs divers, si les évacuations provenaient des humeurs acrimonieuses sur les organes dont les excrétions auront été provoquées.

B. *Pneumatie par diminution et suppression des évacuations.*

Une cause contraire à celle dont nous venons de parler peut produire la pneumatie, c'est la diminution ou le défaut d'excrétions. Or, parmi les diminutions ou suppressions des excrétions qui peuvent occasioner la pneumatie doivent être comprises d'abord celle de la transpiration, des urines, des selles, qui sont si considérables; ensuite d'autres suppressions qui le sont généralement moins, mais qui peuvent cependant donner lieu à la pneumatie, telles sont la suppression légère des lochies et des fleurs blanches chez les femmes en couche, et, dans l'un et l'autre sexe, celle du flux hémorrhoïdal, des saignemens du nez habituels, sans être très-considérables, du ptyalisme, et enfin de telle ou telle des excrétions qui doit avoir lieu naturellement pour la conservation de la santé.

C'est sous le même aspect qu'il faut considérer la suppression des écoulemens morbides, tels

que les diarrhées, les dyssenteries, celle de la
bile même dans les intestins où elle remplit des
usages importans pour la digestion, et particulièrement pour prévenir, restreindre, empêcher
l'expansion des gaz, si fréquente dans ceux dont
la bile ne coule pas en assez grande quantité
dans le duodénum d'abord, et ensuite dans le
reste du canal intestinal, en se mêlant plus ou
moins avec les alimens.

A ces excrétions ainsi supprimées nous ajouterons celles procurées par l'art, plus ou moins
anciennes et par le moyen desquelles la santé se
maintenait, et aussi la suppression des éruptions
cutanées diverses, souvent dartreuses, des *dyso-
dies*, par des écoulemens du nez, des aisselles (1),
des pieds, d'anciennes plaies ou ulcères, écoulemens qui sont devenus de vrais cautères, conserva-

---

(1) On trouvera dans l'Orthopédie d'*Andry* un exemple
de dysodie des aisselles, qui fut suivie d'une *pneumatie* de
bras, après qu'on l'eut supprimée par la poudre d'*alun*, employée sur une jeune demoiselle qu'on voulait marier, mais
qu'on désirait auparavant guérir d'une mauvaise odeur
que causait un écoulement considérable de sérosités de
l'aisselle. J'ai vu aussi une demoiselle dont les pieds répandaient une odeur très-fétide; on voulut la tarir avec
la poudre de lycopode; l'excrétion des sérosités qui coulait
des interstices des doigts fut en effet supprimée, mais la
pneumatie de toute l'extrémité inférieure étant survenue,
il fallut promptement abandonner les remèdes qui avaient
produit cette suppression, et la pneumatie disparut.

5.   S

teurs de la santé, en donnant issue aux matières délétères qui nuisent si elles sont retenues dans le corps.

Qui n'a point observé sur la peau des élévations emphysémateuses, quelquefois avec des éruptions érysipélateuses, dans des personnes qui ont été exposées à un froid vif et humide, quelquefois chargé de neige? On en a surtout vu au visage, au cou, aux mains, enfin dans toutes les parties soumises immédiatement au contact de l'air atmosphérique.

La *pneumatie* causée par la *diminution* ou la *suppression de la transpiration* est la plus commune. La matière de cette excrétion étant retenue se ramasse dans le tissu-cellulaire sous-cutané, en plus ou moins grande quantité, et l'excrétion ne s'en fait plus convenablement, d'où résulte souvent une intumescence de la peau, qui devient élastique et sonore quand on la percute légèrement, étant alors dans un état de tension plus ou moins considérable. Quelquefois il n'y a qu'une bouffissure de la face, des pieds, des mains, et d'autrefois elle est étendue sur la moitié du corps, latérale ou transversale, supérieure ou inférieure; quelquefois elle existe dans toute l'habitude du corps, non-seulement extérieurement, mais même intérieurement (1). J'ai vu

---

(1) On trouvera dans notre *Anat. méd.* (t. II, p. 20 et suiv.) des remarques sur les intumescences gazeuses, et particulièrement sur la difficulté des propagations de

quelquefois des emphysèmes couverts d'une éruption érysipélateuse.

On n'est donc pas surpris, quand on connaît
la grande quantité de matière transpirable qui
s'exhale en santé, qu'étant retenue dans le corps
par état de maladie, elle donne lieu à des pneumaties partielles ou générales qui sont véritablement gazeuses, étant formées par des fluides élastiques, et qu'elles sont très-souvent remplacées
par des œdématies.

On comprend bien que si l'on bouche les
pores de la peau par quelques corps onctueux,
on pourra donner lieu à une pneumatie cutanée,
non-seulement dans l'étendue de la peau enduite
par ce topique, mais encore dans d'autres parties de
ce tégument plus ou moins éloignées ; sans doute,
par l'effet de l'irritation qui se transmet en elles. En
effet, quel est le praticien qui n'ait remarqué qu'un
très-petit vésicatoire à la peau a déterminé quelquefois des éruptions sur la majeure partie de tout
le corps ? J'ai vu cet effet survenir quelquefois dans
des personnes très-sensibles et irritables, sur des
femmes et des enfans. Nous avons dit, en rap-

---

telles intumescences dans les diverses parties du corps,
par rapport aux brides ou cloisons membraneuses qui
existent longitudinalement, transversalement, ou qui ont
d'autres directions ; quelquefois, au contraire, par la facilité que les métastases ont à se faire de telle partie dans
telle autre, par rapport à la libre communication du
tissu cellulaire de ces parties entre elles.

portant l'histoire d'une pneumatie survenue à une dame qui faisait un fréquent usage de bains cosmétiques, qu'elle finit par mourir d'une hydropisie après avoir plusieurs fois éprouvé une vraie pneumatie de quelques parties du corps, et qui devint enfin générale.

Les chirurgiens ont toujours remarqué les mauvais effets des topiques gras, huileux, sur la peau; aussi recommandent-ils d'en restreindre l'usage le plus possible.

On ne peut se dissimuler que, dans quelques personnes jeunes très-irritables, cet accident ne soit beaucoup plus commun que chez d'autres, et que la pneumatie n'en soit une suite fréquente. J'ai vu une jeune fille qui devint très-enflée de la moitié gauche du corps après quelques frictions qu'on lui fit dans les plis de quelques articulations, avec l'onguent citrin, pour la guérir de la gale. Quelquefois l'application d'un topique huileux ou graisseux sur une seule partie du corps, même restreinte, a produit un emphysème général.

On ne peut douter que dans tous ces cas la transpiration cutanée ne soit considérablement diminuée dans la portion de la peau dont les orifices excréteurs sont bouchés ou même resserrés par une sorte d'irritation qui se transmet aux pores cutanés des parties plus ou moins éloignées, ce qui diminue de plus en plus l'excrétion de la transpiration et donne lieu à la pneumatie, d'où il résulte que, pour guérir cette maladie, ainsi que l'hydropisie qui provient d'une pareille cause, le premier objet à remplir alors est de rétablir la transpiration le mieux et le plus promptement possible, et souvent par des antispasmodiques anodins, des bains, quelquefois tièdes pour obtenir du relâche dans le tissu de la peau.

La suppression des excrétions par les selles a été plus d'une fois l'avant-coureur des pneumaties comme des hydropisies. Les auteurs en ont cité beaucoup d'exemples, la plupart consignés dans les ouvrages de Bonet, Morgagni, Lieutaud, etc. En voici un qu'on lit dans celui du savant praticien Storck. Je le rapporte d'autant plus volontiers que la pneumatie est survenue après une suppression d'une diarrhée qui existait depuis peu de jours ; car, après des évacuations chroniques, la pneumatie a été moins rare.

Un jeune homme de vingt-cinq ans éprouve pendant douze jours une diarrhée qui le tourmente beaucoup. On la lui supprime par un mauvais traitement ; il ressent des *ardeurs* dans tout le bas-ventre ; des anxiétés et des sanglots surviennent ; le ventre se gonfle, mais inégalement, et l'on y reconnaît une certaine élasticité ; le malade se plaint de la soif, il tombe dans le délire, et il meurt bientôt. — Les parois de l'estomac étaient épaisses et sa cavité rétrécie ; les premiers intestins étaient aussi rétrécis et ressemblaient à une petite corde ; le colon était resserré, étreint en sept endroits, et entre ces resserremens il y avait une intumescence aussi grosse que la tête d'un enfant. (Storck, Lieutaud. T. I, obs. 70.)

La diminution et encore plus la suppression des urines (1) ont donné lieu à la pneumatie et même à l'hydropisie. Or alors le premier remède a été de rétablir leur cours par le traitement approprié. Mêmes observations doivent être faites à l'égard des constipations opiniâtres du bas-ventre qui peuvent produire la tympanite avec la pneumatie générale, qu'on ne peut guérir si l'on ne rétablit auparavant les évacuations alvines par les moyens appropriés. Dans combien de détails ne faudrait-il pas entrer si l'on voulait exposer toutes les causes qui les diminuent ou qui les suppriment, et indiquer les divers remèdes qu'il convient de prescrire! leur nombre serait prodigieux, et leur mode d'administration intérieure ou extérieure bien différent selon la diversité des cas.

On peut en dire autant de la pneumatie qui proviendrait de la suppression des excrétions bien moins considérables d'autres organes. Raulin (2) nous a parlé d'une pneumatie qui survenait dans

---

(1) L'excrétion des urines doit être augmentée en quantité lorsque celle de la transpiration diminue. C'est ce qui nous préserve journellement de la *pneumatie* ou de l'œdématie, *aut vice versâ;* quelquefois cependant des évacuations alvines suppléent aux deux premières, et elles sont alors un vrai remède préservatif de la pneumatie.

(2) *Maladies vaporeuses*, p. 221, citées par Sauvages, Nos. méth., t. II, p. 469.

une femme hystérique, lorsque le ptyalisme ou le diabétès qu'elle éprouvait depuis quelque temps étaient supprimés ; elle ne fut guérie que lorsque ces deux évacuations eurent repris leur cours naturel.

J'ai aussi vu une femme jeune, et en assez bonne santé, plutôt grasse que maigre, qui, depuis son premier accouchement, était sujette à un écoulement séreux un peu blanchâtre par la vulve. Fatiguée ou plutôt ennuyée d'avoir un pareil écoulement, elle crut, après avoir pris intérieurement divers remèdes, devoir faire usage des bains froids avec du vinaigre. Les fleurs blanches cessèrent en effet, mais quelque temps après la malade ressentit des douleurs dans la région hypogastrique. Les règles furent diminuées considérablement, et même enfin supprimées ; les extrémités inférieures se gonflèrent par une pneumatie des pieds et des malléoles qui dura quelques semaines. Bientôt une leucophlegmatie de ces extrémités, avec menace d'ascite, survint. Appelé en consultation avec M. Corona, savant médecin de Rome, nous conseillâmes l'infusion de cerfeuil, de pariétaire, avec addition de quinze grains de nitre purifié et demi-once d'oximel-scillitique dans une chopine de boisson qui fut prise plusieurs jours en trois doses dans la journée, chacune après une ou deux petites pilules composées d'aloës, de myrrhe et de gomme ammoniaque. Les règles se rétablirent, et cette femme guérit.

Traitement.

Dans tous les cas de pneumatie par suppression d'excrétions, il faut d'abord s'occuper à les rétablir convenablement, et chacune par les moyens les mieux appropriés. Ainsi il faut prescrire les diaphorétiques divers, et même quelquefois les sudorifiques quand la transpiration est diminuée; les diurétiques, si les urines ne sont pas assez abondantes; les laxatifs ou purgatifs si les selles sont supprimées; et enfin successivement rétablir les excrétions tant naturelles qu'accidentelles, devenues, par leur ancienneté, utiles pour la conservation de la santé. L'intensité des remèdes doit être généralement d'autant plus grande que les malades éprouvent moins de sensibilité et d'irritabilité, leur défaut comme leur excès pouvant produire la suppression des évacuations; il faut donc, pour les remettre dans leur état naturel, savoir prescrire les remèdes, tant pour leur choix que pour leurs doses relatives à l'action qu'on peut produire pour opérer tel ou tel effet.

Que d'utiles remarques ne pourrait-on pas faire sur les cas qui peuvent nous engager à rétablir les évacuations dont la pneumatie est une suite, tantôt pour donner la préférence aux anodins plus ou moins relâchans, et tantôt aux toniques plus ou moins stimulans, deux causes qui paraissent opposées et qui cependant peuvent produire un même effet, et dont la pneumatie est le résultat!

II. *De la pneumatie par des fièvres* (1).

La pneumatie survient souvent avant, pendant ou après les fièvres continues, rémittentes ou intermittentes, fréquemment lorsqu'elles sont d'un mauvais caractère, comme dans les typhoïdes, plus que dans les autres. C'est ce qu'ont dit divers auteurs d'après leurs propres observations, et ce que nous pouvons répéter d'après les nôtres.

Cette pneumatie peut être plus ou moins étendue ou plus ou moins restreinte, n'occupant qu'une partie du tronc ou des extrémités, une moitié du corps, supérieure ou inférieure; quelquefois résidant dans la face seulement, ou sur la tête, sur la poitrine, sur le ventre, ou tout autour de ces cavités. D'autres fois elle a son siége dans la moitié latérale du corps seulement, l'autre moitié n'étant nullement bouffie ou gonflée par de l'air ou par des gaz, ayant alors cela de commun avec d'autres éruptions qui, par rapport à quelques causes morbides, n'ont eu lieu que dans une partie latérale du corps, quelquefois de la langue seulement, d'une de ses moitiés latérales, comme nous l'avons observé.

Dans cette espèce d'intumescence gazeuse ou aérienne la peau est plus ou moins soulevée et

---

(1) *Pneumatosis febrilis,* Sauvages, Nos. méth. cl. x. *Cachex.* ord. vi, *Sarcites flatuosus;* Smetii, *tympanites universalis,* SCHENKIUS.

tendue, se rétablissant alors promptement lorsqu'on la comprime avec le doigt, sous lequel on
sent et on entend une légère crépitation. La peau
conserve aussi plus ou moins de temps sa couleur
naturelle; mais, dans les fièvres tenant plus ou
moins du typhus, elle prend la couleur d'un noir
obscur, quelquefois en se ramollissant, d'autres
fois en se couvrant d'éruptions peu élevées, plus
ou moins dures au toucher, tirant sur la couleur
noire. Quelquefois ces éruptions sont réunies à des
phlyctènes, ce qui est funeste.

Cette pneumatie ne survient pas toujours pendant la violence de la fièvre, qu'elle soit continue,
rémittente, même intermittente, mais à son prélude ou à son déclin; elle existe quelquefois seulement dans le temps de l'apyrexie, et d'autres fois
pendant les redoublemens ou pendant les accès
fébriles. Les auteurs ont cité des exemples de
toutes ces variations, et nous en avons eu nous-
mêmes plusieurs sous les yeux.

La tuméfaction gazeuse du bas-ventre avec
ou sans émission des gaz par les voies supérieures,
dans les fièvres malignes ou typhoïdes, est l'une
des plus importantes à considérer (1), puisqu'elle

____

(1) Ces émissions de gaz sont toujours fâcheuses dans les
fièvres typhoïdes, quoique dans les autres fièvres elles ne
l'aient pas été, comme dans la fièvre jaune qui a ravagé les
Basses-Pyrénées, dont MM. *Pariset*, *Bally* et *François*
nous ont donné une fidèle histoire; ces gaz s'échap-

annonce souvent l'inflammation et la gangrène, alors très-fréquente, des viscères abdominaux. Quel est le médecin qui ne l'ait regardée comme du plus funeste présage? En effet, l'intumescence gazeuse de l'abdomen au moindre degré, avec plus ou moins de tension dans la paroi charnue, n'est-elle pas un indice d'inflammation, du moins commençante, surtout si elle coïncide avec la plénitude et la fréquence du pouls? Combien nos anciens médecins n'étaient-ils pas attentifs à reconnaître par le toucher, dans le traitement des fièvres, l'état des viscères abdominaux pour prévenir l'inflammation dont les malades étaient menacés par la pneumatie abdominale, quelque légère qu'elle fût! Ce n'est pas ici le lieu d'entrer dans d'autres détails sur cette intéressante question.

Je dirai seulement que l'affaissement du bas-ventre, qui a souvent lieu avant la mort, a été souvent précédé d'une pneumatie, avec un flux hémorroïdal sanieux et noir, et qu'à l'ouverture du corps j'ai reconnu que le tronc et les rameaux de la veine porte étaient pleins d'un sang très-noir, pareil à celui qui avait coulé par le fondement, dont on trouvait encore une plus ou moins grande quantité dans la cavité abdominale, délayée dans

---

paient avec plus ou moins de fréquence et de difficulté; souvent leur expulsion était douloureuse sans aucun goût particulier, quelquefois cependant elles annonçaient quelque chose d'acre ou d'acide.

beaucoup de sérosités rougeâtres , quelquefois mêlée de flocons albumineux , etc.

Presque toujours on reconnaît dans ces cadavres que les viscères abdominaux, l'estomac, les intestins, le foie particulièrement, sont atteints d'une inflammation quelquefois portée au dernier degré, ces organes étant, en divers endroits, d'une couleur violette, ou plus foncée encore. On les a trouvés ramollis en une sorte de putrilage, plutôt qu'en une vraie suppuration, enfin gangrenés ou sphacélés.

Les viscères pectoraux, les plèvres, les poumons, le péricarde et le cœur, sont aussi fréquemment affectés d'une manière aussi délétère; l'on peut en dire autant des organes contenus dans le crâne, car le cerveau, le cervelet, la moëlle allongée et épinière, sont presque toujours, après des fièvres typhoïdes, affectés de pneumatie avec ramollissement ou endurcissement dans leur texture.

Si quelques fièvres, avec des pneumaties , ont une marche plus ou moins prolongée, il en est d'autres dont le cours est si rapide, que la mort survient lorsqu'on croit, d'après les symptômes, que la première période de la maladie ne fait que commencer.

Un homme dont parle Senac paraissait jouir d'une bonne santé ; cependant tout son corps s'enfla; « l'air craquait sous mes doigts, dit ce célèbre médecin, lorsque je tâtais le pouls du malade. » La mort suivit bientôt une enflure si extraordinaire. Cet homme était sans doute atteint d'une fièvre maligne à laquelle il a succombé.

Ferrein m'a raconté qu'un jeune étudiant en médecine, qui avait passé un hiver très-peu froid et pluvieux à disséquer des cadavres, fut saisi d'un gonflement rapide de tout son corps, avec crépitation de la peau quand on la comprimait le plus légèrement. Appelé auprès de ce malade pour lui donner des soins, ce médecin et anatomiste célèbre, ayant observé que la langue était légèrement bouffie par des gaz et chargée de matières *saburrales*, le pouls étant petit et faible, annonça que la pneumatie qu'il observait était un symptôme de la fièvre maligne la plus fâcheuse, et qu'il prévoyait une mort inévitable. Il prescrivit cependant un vomitif, deux vésicatoires aux jambes, et une once et demie de quinquina en poudre avec une once d'esprit volatil de *Mindererus*, pour être données en huit prises dans du bon vin d'Espagne, dans les vingt-quatre heures, et pour être encore réitérées si le malade survivait. L'usage d'une boisson avec le sirop de *bigarrade* (d'oranges amères) fut aussi prescrit dans l'intervalle du fébrifuge anti-septique, et, par ces divers moyens, l'enflure se dissipa le deuxième jour, en même temps que le pouls se releva ainsi que les forces, et le malade guérit. C'est ainsi que ce médecin surpassa, par cet heureux traitement, ses propres espérances.

Pringle, Senac, Torti, Sauvages, etc, qui ont eu sous les yeux des pneumaties avec des circonstances à peu près pareilles, ont prescrit le même traitement, et avec des succès aussi heureux. Je pourrais moi-même citer des malades atteints d'une fièvre continue avec des pneumaties, contre lesquelles le quinquina, réuni à l'acétate d'ammoniaque et la boisson froide des liqueurs acidulées par le citron, le vinaigre, l'épine-vinette, etc., sans négliger l'emploi des vésicatoires, ont été si heureusement conseillés que la pneumatie et les autres symptômes fâcheux de la fièvre maligne ou typhoïde se sont non-seulement dissipés, mais que les malades ont été parfaitement guéris.

J'ajouterai que dans une autre circonstance, voyant une demoiselle âgée de vingt-cinq ans, mal réglée depuis deux ou trois mois, et qui était atteinte d'une fièvre maligne avec de fréquentes prostrations de forces, du délire, la langue étant très-blanche et un peu saburrale, excepté ses bords et sa pointe qui étaient très-rouges, des nausées, de la disposition au hoquet, le ventre resserré, les urines rouges et sédimenteuses, nonobstant l'usage des boissons relâchantes, des vésicatoires aux jambes et des lavemens émolliens, fréquens, il survint, le quinzième jour de la maladie, une pneumatie considérable du bas-ventre avec tension de ses parois et du bruit quand on le percutait le plus légèrement. Il y avait de la plénitude et fréquence du pouls, un peu de rougeur à la face et aux lèvres. Cette demoiselle était la fille d'une femme de chambre de M™° de Béringham, dont Bouvart était le médecin. Je crus devoir le faire prier de vouloir bien voir cette malade avec moi. Ce savant praticien, ayant examiné attentivement son état, ordonna la saignée du bras, et me témoigna de la surprise que je ne l'eusse pas conseillée moi-même : « Ne » voyez-vous pas, me dit-il, que le pouls est » plein, que le visage est rouge, que le ventre » est tendu, et que l'intumescence aérienne est » un indice de l'inflammation ? La couleur blanche » de la langue, ajouta-t-il, provient en grande » partie des aphtes qui la couvrent. » La saignée indiquée fut faite, et avec un tel succès que le pouls, au lieu de s'affaiblir, devint plus fort et moins irrégulier ; les urines furent moins rouges, et le bas-ventre fut plus souple et moins tuméfié ; la langue devint humide, le visage moins rouge, et le regard meilleur. On prescrivit des boissons émollientes et rafraîchissantes, ainsi que de fréquens lavemens de même nature et un peu anodins ; on continua de panser quelques jours les vésicatoires des jambes ; enfin la malade fut ensuite purgée doucement avec des eccoprotiques les plus doux réunis au quinquina, et elle se rétablit complétement. Bouvart m'a dit plusieurs fois que si j'avais fait saigner cette demoiselle, surtout avant de faire mettre les vésicatoires aux jambes, sa maladie eût été moins longue et moins intense.

J'avoue que cette leçon d'un grand maître m'a été plusieurs fois utile.

La pneumatie survient aussi dans les fièvres rémittentes et même intermittentes de fâcheuse nature, régulières ou irrégulières. *Senac*, *Pringle*, etc. , en ont cité des exemples , et j'en ai eu moi-même sous les yeux quelques-uns de semblables.

Une jeune fille de dix-huit ans , mal réglée , après divers accès d'une fièvre intermittente très-irrégulière , éprouvait pendant chaque accès un gonflement gazeux ou aérien très-considérable des extrémités inférieures et du bas-ventre dont la peau très-gonflée résonnait comme celle d'un tambour. La bouffissure venait rapidement aux premières impressions de froid, durait pendant l'accès avec beaucoup de rénitence dans la peau , et disparaissait lorsque la malade commençait à suer. Tel était son état lorsque je fus appelé pour la traiter avec *Fabas*, son chirurgien. Le pouls étant dur et gros, je me déterminai à faire mettre des sangsues à l'anus, et à en réitérer l'application le lendemain, ce qui fut fait. Je désirai aussi qu'après les deux saignées, la pléthore sanguine étant diminuée , des lotions froides avec une flanelle imbibée d'eau naturelle fussent faites à plusieurs reprises sur le bas-ventre qui était déjà rénitent. Des apéritifs légers furent constamment administrés en boisson et en pilules. Quelques purgatifs doux ayant ensuite produit de petites évacuations

bilieuses par les selles et un flux d'urine considérable, le quinquina fut prescrit à la dose d'une
once en plusieurs doses avec une once d'esprit de
Mindererus (acétate d'ammoniaque). Les accès de
fièvre se réglèrent en tierce et furent réguliers ;
l'enflure par le fluide gazeux ou aérien fut dissipée ;
le bas-ventre devint plus souple, les urines furent
abondantes, et la jeune malade guérit radicalement.

Je pourrais rapprocher de cette observation
celle que j'ai rapportée dans mon ouvrage *sur l'a-*
poplexie (page 282) relativement à une fièvre dont
madame la générale *Clausel* était atteinte ; elle était
de nature *intermittente* soporeuse réglée en tierce ;
toute l'habitude extérieure du corps se gonflait à
chaque accès , surtout la partie latérale gauche , qui
était alors dans un état emphysémateux , avec tension de la peau et une espèce de crépitation quand
on la comprimait avec les doigts. Cette pneumatie
et l'*apoplexie fébrile intermittente* dont elle provenait furent combattues par le quinquina sans
prescription antécédente d'aucun purgatif, selon
le précepte de *Sydenham*. Enfin la malade fut
guérie après avoir éprouvé quatre-vingts accès de
cette fièvre intermittente tierce.

Lazare Rivière (obs. 609, p. 12) a rapporté,
comme *Sauvages* l'a fait observer dans sa *Noso-*
logie, l'histoire d'un enfant de dix-huit mois qui
éprouvait une fièvre pendant l'été ; une enflure
subite de tout le corps lui survint. Ce grand médecin praticien prescrivit les cathartiques , les

5.   9

apéritifs, les vésicatoires, dont l'usage fut suivi d'évacuations alvines, et des urines qui produisirent la guérison de cette maladie. On doit observer, comme *Sauvages* l'a fait, qu'un autre enfant de la même famille était mort de la même maladie, et qu'il n'y avait en lui aucun symptôme qui indiquât de la phlogose.

Sauvages parle encore d'un chirurgien qui fut atteint d'une enflure emphysémateuse de la poitrine avec des douleurs aux jambes, en même temps que d'autres parties étaient atteintes d'un véritable œdème. On employa divers remèdes pendant deux ans pour le guérir, mais ce fut en vain : il n'y eut que l'électricité qui opéra cet heureux effet.

On pourrait rapprocher beaucoup d'autres exemples de pneumatie générale ou d'une seule partie du corps, quelquefois avec œdématie ou même anasarque, dans lesquels ces deux hydropisies étaient évidemment réunies.

Le mélange de l'air ou des gaz et de l'eau est quelquefois tel dans quelques hydropisies, soit dans le corps de l'homme vivant, soit dans un vase après qu'on a extrait ces fluides par la paracenthèse, qu'on ne pourrait dire quel est celui qui domine sur l'autre par sa quantité.

D'autrefois cependant, durant la vie des hydropiques ou des pneumatiques, on reconnaît que certaines intumescences, soit dans la même cavité, soit dans des parties différentes et plus ou moins éloignées, sont formées par des liquides hétérogènes, par de l'air et par de l'eau ; les premières étant élastiques, et rendant un son clair quand on les percute, et les autres étant pâteuses, plus ou moins molles, et gardant plus ou moins de temps l'impression des doigts après leur compression ; de sorte qu'on ne peut alors douter que de ces intumescences les unes ne soient formées par des *fluides aériformes*, et que les autres ne proviennent des *fluides aqueux*. On peut s'en convaincre en les ouvrant par l'incision : l'air en sortant se manifeste en faisant un certain bruit ; il éteint même une bougie allumée, comme *Morand* et *Senac* l'ont observé.

Dans quelques hydropiques atteints d'une ascite, soit enkystée, soit par épanchement, j'ai évidemment distingué cette séparation des fluides gazeux ou aériens de ceux qui sont aqueux ; et quel est le médecin ou le chirurgien qui, en palpant le bas-ventre des personnes atteintes d'une hydropisie enkystée, n'ait reconnu que les intumescences abdominales, qui sont alors souvent isolées les unes des autres, opposent plus ou moins de résistance au toucher, et que leur élasticité est très-différente, les unes se rétablissant facilement, et les autres ne le faisant pas, et résistant à la dépression du toucher par rapport à leur dureté ?

J'ai rapporté dans mon *Anat. méd.* des exemples qui prouvent qu'on a pris des intumescences gazeuses pour de véritables obstructions formées par les humeurs concrétées. Qui ne sait que plu-

sieurs fois, au lieu d'évacuer l'eau par la ponction, comme on croyait que cela aurait lieu, on
n'a donné issue qu'à de l'air? Je pourrais citer
des faits de ce genre qui le prouveraient, entre
autres celui de la fille d'un marchand au pilier des
Halles, qu'*Alphonse Leroi* et moi crûmes atteinte
d'une hydropisie *ascite*, à laquelle nous nous
étions proposé de faire la paracenthèse après un
traitement diurétique, s'il ne produisait pas un
heureux effet dans quelques jours. Mais la nature
en décida autrement, puisque peu de temps après,
cette jeune malade s'étant couchée, elle se trouva
guérie à son réveil le lendemain matin. (J'ai rapporté
cette observation dans mon ouvrage sur les maladies du foie avec plusieurs autres, et des remarques
sur les intumescences gazeuses ou aériennes.)

Je dirai aussi que dans les vraies ascites, celle par
épanchement d'eau dans le grand sac du péritoine,
on sent souvent dans un homme ainsi malade,
qui a resté quelque temps debout ou même assis
dans un fauteuil, que la partie supérieure de l'abdomen est flexible, rendant un son clair quand
on la percute, comme si elle était formée par de
l'air, tandis qu'au contraire, dans le même individu, on reconnaît au toucher que l'intumescence
hypogastrique est plus dure, plus ferme et non
sonore. De même, lorsque le malade a été couché
sur l'un des côtés du ventre, on reconnaît que sa
partie inférieure est plus gonflée par de l'eau, et
que la supérieure l'est par des gaz.

Nous avons fait plusieurs de ces remarques en dernier lieu, MM. *Richerand*, *Caillot* et moi, en traitant M. de Gabriac d'une hydropisie ascite. Mais le traitement fut malheureusement sans succès, ce malade étant mort quelques jours après. L'ouverture du corps a été faite par M. *Beau-chène*, chirurgien du roi. On a reconnu qu'il y avait beaucoup d'air et d'eau dans l'abdomen, sans mélange intime de ces fluides.

C'est après avoir séjourné plus ou moins long-temps dans quelque partie du corps que les fluides absorbés par les vaisseaux sanguins, ou par les vaisseaux lymphatiques, se mêlent plus ou moins dans le sang, si toutefois ce mélange n'a été primitif à l'hydropisie elle-même, comme cela arrive quelquefois. Il est du moins certain qu'on trouve beaucoup d'eau et de l'air, ensemble ou séparément, dans les vaisseaux sanguins, pendant ou après cette maladie. *Duverney*, *Lemery*, *Morand*, en ont autrefois rapporté des exemples à l'académie royale des sciences d'après le résultat de leurs observations. Il serait ici superflu d'en citer d'autres : je dirai seulement que des ma-lades atteints d'une ascite ont péri subitement d'apoplexie, parmi lesquels je comprendrai M. de *Beaumont*, ancien archevêque de Paris, que *Bou-vart* et *Bacher* traitaient habituellement d'une ascite. Il mourut d'apoplexie au moment où l'on croyait qu'il vivrait encore quelque temps. J'y com-prendrai aussi M. *Duntzfeld*, Danois, également atteint d'ascite, et qui périt subitement d'apoplexie, sans aucun symptôme précurseur qui parût l'annoncer. Nous reconnûmes, M. Demangeon et moi, par l'ouverture du corps, faite par M. le docteur J.-P. Martin, qui donnait aussi des soins à ce malade, qu'il y avait dans le cerveau une grande quantité de gaz et de sérosité (1). Cependant, dans d'autres sujets, on n'a trouvé dans le cerveau que des gaz, et si peu de sérosité, qu'on ne pouvait la considérer comme cause d'une pareille mort.

Beaucoup d'autres exemples de ce genre pourraient être rapportés, surtout après des fièvres en général et après les typhoïdes en particulier. Mais quel est alors la nature de ces gaz? je l'ignore pleinement. La chimie l'apprendra peut-être un jour; en attendant, je ferai observer que ces gaz ne sont pas toujours en proportion de l'eau qu'on trouve dans les cavités du corps, leur quantité étant quelquefois en raison inverse, ayant été reconnus en très-grande abondance lorsqu'il n'y avait pas d'eau, et celle-ci étant très-copieuse quand on distinguait peu de gaz.

Je me permettrai de remarquer ici qu'il faut, pour faire cette appréciation avec quelque connaissance, ne pas ignorer que dans l'état naturel on n'a souvent trouvé que des sérosités ténues qui humectent les membranes séreuses, parce qu'elles

______

(1) *Voyez* mon ouvrage *sur l'apoplexie* (page 127), où cette observation se trouve plus détaillée.

sont naturellement absorbées par les veines sanguines et les vaisseaux lymphatiques à proportion
qu'elles en sont exhalées, à l'exception de la
chambre aqueuse de l'œil dont l'absorption est
proportionnellement plus retardée que son exhalation, et cela par quelque cause qui nous est
inconnue. Si l'on y trouve un excès d'eau à celle
qui est naturelle, c'est un effet morbide particulier.

Qui ignore que cela est ainsi, s'il connaît les
expériences qui ont été faites sur les animaux
vivans, ainsi que les grands ouvrages de *Kaw-
Boërrhaave* (*de perspiratione hippocratica dicta*)
les élémens de physiologie de Haller, l'ouvrage
de *Senac* sur la structure et les maladies du cœur,
et notre Anatomie médicale, tome III.

Je viens de parler des gaz qu'on a reconnus
dans le corps après les fièvres, je vais parler de
ceux qui ont été trouvés dans des sujets qui avaient
une quantité surabondante de sang dans leurs
vaisseaux, ou extravasé dans les cavités splanch-
niques et sans avoir éprouvé de la fièvre.

III. *De la pneumatie par pléthore.*

Les médecins ont tous les jours sous les yeux
des exemples d'intumescences gazeuses par pléthore sanguine ; j'en ai recueilli moi - même
dans ma clinique, entre autres sur des jeunes
filles qui étaient très-bouffies avant la première

apparition des règles, ou lorsqu'elles éprouvaient de la difficulté ou des retards dans le flux menstruel (1).

La pneumatie a été observée dans des femmes de divers âges, qui étaient privées du flux menstruel, et surtout dans celles qui étaient parvenues au temps de perdre cet écoulement naturel, avant, pendant ou après qu'il n'avait plus lieu. Or les médecins qui ont reconnu que la pléthore sanguine en était la principale cause n'ont pas manqué, dans cette espèce de pneumatie, de prescrire la saignée, laquelle leur avait paru nécessaire, pour détruire celle produite par une cause pareille.

Je pourrais citer divers exemples frappans de guérison par la saignée de la pneumatie pléthorique d'autant plus utiles à noter que très-souvent ces malades y répugnent, et que les médecins eux-mêmes qui les dirigent négligent d'y recourir par une suite de préjugés que la saignée peut produire l'hydropisie : mais cela n'a lieu que lorsqu'elle est pratiquée dans des sujets dont la faiblesse provient du défaut de sang, et non lorsqu'il y en a une surabondance.

On prescrit après la saignée, dans cette espèce de pneumatie pléthorique, les plus doux

---

(1) J'ai rapporté ailleurs l'histoire de madame la comtesse d'Hargicourt, qui éprouva pendant long-temps un emphysème considérable d'un côté du corps deux ou trois jours avant sa menstruation ; les règles venaient-elles à fluer, l'emphysème disparaissait.

apéritifs réunis à l'usage des boissons relâchantes, les lavemens émolliens ; ensuite , mais tard , et toujours d'après des indications particulières , les plus doux purgatifs , plutôt les simples laxatifs , jamais les émétiques , tant qu'il y a des signes de pléthore , de crainte d'exciter l'inflammation de l'estomac et du canal intestinal , à laquelle il n'est alors que trop disposé , si elle n'est même imminente.

Si les vomitifs peuvent quelquefois être prescrits , ce n'est que lorsque les vaisseaux sanguins ont été désemplis dans des sujets pléthoriques , que les parois du bas-ventre sont souples , et qu'il n'y a aucune douleur.

Si le malade était dans une débilité réelle , on devrait lui prescrire les remèdes légèrement toniques. J'ai , en effet , retiré des avantages marqués des martiaux et des amers (1) , lorsqu'il ne fallait que donner des forces aux solides en général et à l'organe débilité en particulier. Sans doute même que ces remèdes ne laissent pas , par une suite de leur efficacité , que de donner aux humeurs une espèce de vitalité ; mais de quelle manière ? je l'ignore.

L'*abbé Médale*, ecclésiastique respectable , attaché à la paroisse de la Magdelaine , fut atteint d'une pneumatie générale. Il était d'une assez forte constitution , âgé de 55 ans et d'une extrême

---

(1) *Voyez* à ce sujet les divers formulaires.

irritabilité. Il se plaignait d'abord de vives coliques
contre lesquelles on prescrivit des remèdes ap-
pélés carminatifs ou anti-venteux plus ou moins
stimulans, non-seulement sans succès, mais même
au détriment du malade ; le ventre se tuméfia
beaucoup et subitement ; il devenait sonore quand
on le percutait. Le malade se plaignait aussi
d'entendre beaucoup de bruit dans le bas-ventre
lorsqu'il faisait avec le tronc le plus léger mouvement de vacillation ou de contorsion, et même
dans les fortes inspirations et expirations. La région épigastrique éprouvait surtout un surcroît de
tuméfaction, et était très-ballonnée après le plus
léger repas; enfin la respiration devint si pénible
que l'on craignit une prompte suffocation.

On crut qu'il y avait de l'air dans la poitrine.
Je fus appelé pour voir ce malade, qui était mon
compatriote ; l'ayant bien examiné, je craignis
que l'anasarque ne fût bientôt la suite de cette
pneumatie, d'autant plus qu'il y avait une légère
œdématie des pieds, cependant avec peu de diminution dans le cours des urines, qui étaient
claires, non sédimenteuses.

Au lieu de diurétiques actifs et chauds, dont
le malade faisait usage alors, je lui fis mettre des
sangsues à l'anus ; je conseillai l'usage de l'eau de
poulet, dans laquelle on faisait bouillir légèrement des feuilles de pariétaire, et infuser du cerfeuil, avec addition de dix grains de nitre sur une
chopine de liquide. Cette boisson maintint le

cours des urines , mais elles étaient peu colorées. Le malade étant réduit à une extrême maigreur, prit du lait d'ânesse , et guérit contre toute attente.

Le fils de M. *Wals*, agent de change , d'un tempérament très-irritable , maigre et sujet à des saignemens du nez très-fréquens , et quelquefois à de vraies hémoptysies, après de fortes et fréquentes quintes de toux , était parvenu jusqu'à l'âge de dix-huit ans avec une faible santé, sans éprouver d'autres accidens. Mais à cette époque la respiration devint laborieuse, et des symptômes de phthisie pulmonaire se déclarèrent ; il survint un gonflement considérable , mou , élastique dans la région iliaque droite , avec une proéminence remarquable. Cette espèce de tumeur soulevait les parois musculaires de l'abdomen , et résonnait comme un tambour quand on la percutait le plus légèrement. Le malade nous assurait l'avoir vue plusieurs fois diminuer de volume et de rénitence lorsqu'il rendait des rots fréquens et bruyans ainsi que lorsqu'il avait rendu par le fondement des vents quelquefois très-sonores. On prescrivit des carminatifs divers, la poudre de coriandre , d'anis et de sommités de camomille romaine, dans de l'eau distillée de fleurs de tilleul et d'oranger , ainsi que d'autres prétendus remèdes contre les vents. Mais la pneumatie, au lieu de diminuer, devint plus forte ; le bas-ventre se météorisait,

lorsqu'un saignement du nez très-abondant étant
survenu , la tumeur pneumatique se dissipa.

Le malade parut même être en meilleur état
pendant quelque temps ; mais enfin le dévoiement
et autres derniers symptômes de la phthisie pulmonaire ayant eu lieu, il périt de cette maladie,
comme l'avait fait une de ses sœurs. J'ai vu ce
jeune malade avec MM. *Demangeon* et *Macar-
tan*. Sa mère, madame Wals , est morte depuis
de la même maladie.

On voit, d'après ces faits et tant d'autres que les
praticiens connaissent, que très-souvent les intumescences par les gaz sont un effet de la pléthore
sanguine souvent avec plus ou moins d'irritation des organes , et quelquefois avec une espèce de somnolence , et que l'usage des adoucissans et rafraîchissans, pris en boisson ou en
bains , et quelquefois la saignée , leur convient
d'abord pour diminuer les gaz, enfin pour guérir le
malade. Cependant, nonobstant tous ces secours ,
ils ne meurent que trop souvent de l'inflammation
caractérisée par la pneumatie et par d'autres
symptômes bien prononcés , inflammation qui
est aiguë ou latente, le malade n'éprouvant point
de douleurs et paraissant sans fièvre.

IV. *De la pneumatie par inflammation des parties et par ses suites* (1).

La pneumatie qui précède ou accompagne l'inflammation, ainsi que celle qui lui succède, provient sans aucun doute, comme les autres pneumaties, des fluides aériformes ou gazeux plus ou moins accumulés ou raréfiés.

Fréquemment, lorsque l'inflammation a son siége dans les parties externes, on voit que la peau qui les revêt est plus ou moins rouge, soulevée et tendue par les gaz, crépitant même quelquefois sous les doigts, quand on la comprime le plus légèrement. Il n'y a aucun doute que les mêmes phénomènes de la pneumatie n'aient lieu dans les inflammations internes. On en peut juger par la tuméfaction élastique des parois charnues du bas-ventre, lorsqu'il est le siége de quelque inflammation, ou même quelquefois lorsque celle-ci a fini par la suppuration ou par la gangrène.

Ce n'est que dans les cas où l'inflammation se guérit par la résolution que la tuméfaction gazeuse se dissipe sans danger ; c'est ce qui a lieu d'une manière remarquable à l'extérieur du corps. Pourquoi cela ne surviendrait-il pas également

______

(1) Il est étonnant que Sauvages ne parle pas de la pneumatie inflammatoire en général, ni de la tympanite par la même cause, quoiqu'elles soient bien connues.

dans les inflammations des parties internes? Tout d'ailleurs annonce qu'il en est de même. On pourrait rapporter des exemples de pneumaties internes qui ont ainsi terminé, quelquefois même étaient-elles compliquées de la pneumatie externe.

Combien d'inflammations du cerveau n'ont-elles pas fini par une collection de gaz dans les ventricules de cet organe, ou entre ses membranes! Semblables remarques ont été faites à l'égard de l'inflammation des poumons, du cœur, du péricarde, avec accumulation de gaz qui ont été reconnus dans les cavités de la poitrine, du péricarde, et dans celles des ventricules et oreillettes du cœur, ainsi que dans les vaisseaux sanguins, surtout après leur propre inflammation, plus commune qu'on ne le croit généralement (1).

Quant à la pneumatie du bas-ventre, elle est très-commune par rapport au grand nombre d'organes pourvus d'une grande quantité de vaisseaux et de nerfs, surtout l'estomac, les intestins et le mésentère.

La bouffissure d'un organe enflammé est quelquefois très-considérable dans sa totalité, d'autres fois elle est plus long-temps limitée dans quelqu'une de ses parties, et finit ordinairement par s'étendre dans toute sa texture, si quelquefois elle ne se

---

(1) Nous en avons parlé dans notre *Anatom. medic.*, tom. III.

propage dans les parties voisines, même dans toute l'habitude du corps.

Il paraît cependant que l'inflammation de certaines parties est plus fréquemment suivie de pneumatie qu'elle ne l'est dans d'autres. Celle du foie l'est très-souvent, du moins j'en ai recueilli plusieurs exemples, quelquefois avec réunion d'un ictère plus ou moins intense. L'altération de la bile, ou troublée dans son cours, ne concourrait-elle pas à la produire ? Mais quelle que soit la pneumatie qui provient de l'inflammation, nul doute qu'elle ne doive être combattue par les remèdes appelés *antiphlogistiques*, la saignée principalement, en y réunissant les boissons délayantes, relâchantes, rafraîchissantes, et les lavemens de même nature ; ensuite quelques opiacés ; les bains tièdes d'eau simple, ou avec la décoction des plantes émollientes et rafraîchissantes, sont aussi ordinairement nécessaires.

M. le marquis de *Donesan*, après un accès de goutte aux pieds, qui avait promptement disparu, fut atteint d'une cardialgie violente avec des hoquets fréquens. Une jaunisse intense survint avec une pneumatie presque générale du corps et une fièvre violente ; des saignées nombreuses furent faites, et des sinapismes furent appliqués aux pieds. Le malade usa des boissons relâchantes, rafraîchissantes, et des lavemens émolliens. Il guérit non-seulement de la pneumatie qui n'était qu'un symptôme de l'inflammation, mais encore de celle-ci et de ses suites les plus fréquentes, particulièrement l'hydropisie dont ce malade paraissait menacé.

Un homme qui se maintenait couché presque toujours sur le dos était atteint d'une pneumatie au bras droit avec crachement de sang. Il se plaignait d'une douleur dans la région épigastrique qui se propageait vers le côté droit, tant à la poitrine qu'au bas-ventre, sur lequel il pouvait cependant se coucher plus ou moins de temps ; l'orthopnée survenait lorsqu'il essayait de se coucher sur le côté gauche ; il était jaune dans toute l'habitude extérieure du corps, et ses urines étaient très-rouges et peu abondantes; son pouls était gros et fréquent. Je jugeai que ce malade était atteint d'une hépatite chronique ; l'enflure élastique de l'extrémité supérieure droite fit des progrès; elle se répandit sur le cou et se propagea sur la poitrine, sur le bas-ventre du même côté. L'extrémité inférieure droite se tuméfia aussi, de sorte que la moitié droite du corps était gonflée. Seulement on entendait , quand on comprimait avec les doigts quelque partie tuméfiée, une crépitation bien marquée. Le pouls étant très-plein , des saignées furent pratiquées avec un tel succès, qu'à la troisième le crachement de sang cessa, les urines devinrent plus abondantes et plus claires, la jaunisse diminua ainsi que la difficulté de respirer et l'enflure emphysémateuse. Je crus cependant devoir, après ces saignées, conseiller l'application d'un vésicatoire sur le côté droit de la poitrine. Ce traitement produisit un effet si avantageux que la maladie fut bientôt heureusement terminée.

Cette observation me rappelle celle d'un malade que j'ai vu avec mon confrère *Cosnier*, et dont je vais donner l'histoire.

Un ecclésiastique, âgé d'environ quarante ans, d'une forte constitution, est atteint pendant l'hiver d'une douleur à la partie droite, inférieure, et un peu postérieure, de la poitrine. Cette douleur augmenta bientôt en intensité, la toux survint avec une légère expectoration de sang; la partie antérieure et latérale de cette cavité se *tuméfia* considérablement par une pneumatie, avec une crépitation qu'en entendait sous la peau non-seulement quand on la comprimait légèrement, mais encore quelquefois lorsque le malade faisait quelques efforts pour respirer. Peu de temps après, le cou et la face parurent tuméfiés par des gaz, et du même côté du corps. Ce malade avait été traité jusqu'alors par *Laffite*, chirurgien. Je fus appelé, et je reconnus que le pouls était gros, un peu dur et fréquent; qu'il y avait de la jaunisse, et que les urines, peu abondantes, étaient épaisses et rouges. J'ordonnai une saignée du bras, des boissons adoucissantes légèrement nitrées, une potion avec l'eau de pariétaire, de bourrache, de l'huile d'amandes douces récente et du sirop de capillaire, et un lavement émollient. De retour chez le malade dans la soirée, je le trouvai dans

5.   10

le même état; mais ayant de plus considéré que le sang était couvert d'une couenne épaisse et blanche, je conseillai une seconde saignée, et j'annonçai que je pourrais peut-être bien en faire pratiquer une troisième à ma première visite. En effet, le lendemain matin, la tuméfaction de la poitrine étant à peu près la même ainsi que les symptômes de la pneumatie, je jugeai qu'une quatrième saignée du bras serait nécessaire. Cependant je demandai auparavant une consultation, et l'on me proposa M. Cosnier, docteur en médecine de l'ancienne faculté de Paris, lequel jouissait de la réputation d'un des meilleurs praticiens. La saignée fut pratiquée pour la quatrième fois, et l'on fit appliquer en outre deux vésicatoires aux jambes après la saignée (1). On fit faire sur l'intumescence gazeuse du malade quelques onctions avec l'huile de camomille camphrée. Dans la soirée, ayant visité le malade avec mon confrère, nous reconnûmes que le pouls était moins dur et moins célère, que l'expectoration était plus copieuse et plus épaisse, mais toujours un peu sanguinolente. Nous conseillâmes de continuer les boissons humectantes et rafraîchissantes, des lavemens émolliens. Le len-

---

(1) Je dois faire remarquer ici en passant que ce n'était que dans des cas particuliers que l'on appliquait alors les vésicatoires sur le lieu malade, quoique quelques auteurs eussent préconisé d'heureux effets de cette méthode, surtout *Césalpin* dans sa *Médecine des Egyptiens*.

demain l'intumescence gazeuse était ramollie et considérablement diminuée ; il y eut des selles jaunâtres, l'expectoration fut plus libre, et sans gêne dans la respiration ; les urines devinrent plus abondantes et plus claires ; la jaunisse fut considérablement diminuée. Je continuai à voir seul ce malade, qui fut dans trois à quatre jours dans l'état le plus satisfaisant, sans apparence de pneumatie sur la poitrine, ni ailleurs, et bien guéri de sa pneumonie.

D'autres faits ont prouvé que lorsqu'on faisait mettre les vésicatoires sur l'intumescence gazeuse dans des sujets pléthoriques et avec fièvre, sans avoir au préalable fait désemplir les vaisseaux sanguins par la saignée avec la lancette ou par les sangsues, au lieu de soulager le malade, on lui nuisait beaucoup.

J'ai vu ce mauvais effet des vésicatoires sur la poitrine dans une femme âgée de trente-six ans. Elle fut saisie, ayant ses règles, d'une douleur dans la région inférieure et antérieure de la poitrine, laquelle s'étendait dans l'épigastrique et ombilicale ; cette douleur était très-violente avec fièvre aiguë, et il y avait une extrême difficulté de respirer, des nausées et une expectoration sanguinolente ; en peu de temps les parties douloureuses se tuméfièrent, et l'on y distingua une sorte de crépitation, ce qui fit considérer cette intumescence comme un emphysème. Un chirurgien qui fut appelé la fit recouvrir par un grand vésicatoire; mais, bien loin d'en obtenir un heureux effet, la difficulté de respirer redoubla; le crachement de sang continua aussi, et l'enflure emphysémateuse ne se ramollit que lorsque le pouls fut plus faible et intermittent, avec des syncopes qui annoncèrent la mort.

L'ouverture du corps ayant été faite par un aide du chirurgien *Veyret*, il fut reconnu que le bas-ventre était encore gonflé par des gaz d'une odeur fétide qui s'exhalèrent, à la première incision, de la paroi charnue de l'abdomen. Il y avait dans cette cavité beaucoup d'eau rougeâtre; le foie était généralement tuméfié et très-dur dans le lobe droit à l'exception de sa patrie supérieure, sous le diaphragme avec lequel il était très-adhérent, qui paraissait, au contraire, un peu ramollie; le diaphragme était aussi très-rouge et atteint d'inflammation même dans sa partie tendineuse. Ne serait-il pas probable que si cette malade eût vécu quelque temps de plus, il eût pu se former un abcès dans le foie, et qu'il y auroit eu quelque épanchement de pus dans la cavité pectorale droite, comme cela a été observé par nous-même dans le corps de M. Laurent (1)? Le poumon droit, dans la femme dont je parle ici, étoit dur, comme hépatisé; il y avait *des gaz fétides* dans les cavités de la poitrine, ainsi qu'une grande quantité d'une humeur visqueuse rougeâtre.

______

(1) *Voyez* t. ii, p. 252 de ces *Mémoires.*

J'ai vu avec le docteur *Menuret*, ancien et habile médecin de la faculté de Montpellier, médecin du roi, un malade atteint d'un véritable *céphalitis*, avec mal de tête violent, fièvre très-forte, et un délire continuel; il lui survint une *pneumatie générale du corps ;* une saignée du pied et deux autres du bras gauche, secondées par des boissons relâchantes ainsi que par des demi-bains tièdes, guérirent ce malade en sept jours. Le pouls se relâcha après les saignées, une douce transpiration sur toute l'habitude du corps s'établit, il y eut deux évacuations alvines jaunâtres, l'emphysème disparut, et le malade fut rétabli.

Nul doute que l'inflammation de l'estomac et des intestins, du mésentère et autres parties membraneuses de l'abdomen, n'aient été précédées, accompagnées ou suivies de pneumatie de l'abdomen, ou des parties plus éloignées. Ces cas sont très-fréquens, et l'expérience a prouvé et prouve encore tous les jours que la saignée par la lancette ou par les sangsues au fondement ou sur le lieu de la maladie, selon quelques circonstances, ainsi que les boissons adoucissantes, relâchantes et légèrement anodines, avaient été souverainement efficaces. Cette méthode de traiter la pneumatie est bien différente de celle qui fut suivie dans un vieillard dont parle *Mead* (1); aussi eut-elle la plus funeste terminaison.

---

(1) *Mead, Monit. et præcept. med.*, cap. viii, p. 27.

Un vieillard, dit-il, éprouvait une si grande enflure avec dureté du bas-ventre, que, lorsqu'on le percutait, il résonnait comme un tambour. Il y avait suppression totale de matières fécales et beaucoup de vents, quoiqu'on donnât à ce malade les plus violens purgatifs. Après la mort, le ventre ayant été ouvert, l'exhalation se fit avec bruit et fut si fétide que le chirurgien s'écria qu'il en était empoisonné. On reconnut que la source de cette humeur délétère était dans le colon, affecté d'inflammation et de gangrène, ainsi que dans l'estomac, qui n'était pas exempt de ces altérations.

L'enflure gazeuse de la moitié du corps, produite par l'inflammation d'un ovaire dans une femme dont les règles s'étaient subitement supprimées, ne fut dissipée que par une saignée du pied, et par les sangsues aux grandes lèvres. Cette dernière saignée fut bientôt suivie d'un écoulement des règles.

Quel est le praticien qui n'a pas vu des bouffissures survenir chez des femmes dont les règles étaient diminuées, retardées ou supprimées avec tension inflammatoire dans la région des ovaires ou de la matrice? C'est ce qui arrive malheureusement après les couches et souvent après la suppression des lochies (1) avec fièvre ou même sans fièvre:

____

(1) *Voyez* ce qui a été dit dans notre ouvrage *sur les hydropisies* par cause inflammatoire, etc.

la pneumatie survient dans la région inférieure de
l'abdomen et dans les parties inférieures du corps.

J'ai vu une dame de quarante-six ans qui n'a-
vait pas eu d'enfans, d'une constitution très-
irritable, maigre, sujette à de la toux et à de légères hémoptysies, et qui éprouvait une pneumatie
en diverses parties du corps, particulièrement
dans l'extrémité inférieure gauche. Cet état durait
trois ou quatre jours avant que le cours de ses
règles fût bien établi, en même temps qu'on
sentait au toucher une proéminence douloureuse
dans le lieu correspondant à l'ovaire du même
côté. L'emphysème et la douleur diminuaient et
ne cessaient que lorsque l'écoulement des règles
avait été un peu considérable. L'application des
sangsues, après les règles si elles n'avaient pas été
suffisantes, aux aines ou au fondement, des bains
tièdes, des boissons adoucissantes et rafraîchissantes, le lait d'ânesse au printemps et à l'automne, et d'autres remèdes analogues, secondés
d'un régime nullement échauffant, ont soutenu
cette dame pendant son temps appelé critique; elle
s'est rétablie, et a parcouru une longue carrière.

Pneumatie par des suppurations et par la
gangrène.

Quelquefois la pneumatie ne survient que lorsque les symptômes aigus de l'inflammation sont
dissipés, et que la suppuration, la gangrène même,
ont lieu: c'est ce qu'on a observé dans divers sujets

d'une manière plus ou moins prononcée. Alors la peau n'est pas aussi tendue que lorsque l'in-flammation était en pleine vigueur; bientôt il y a du ramollissement dans la tumeur gazeuse et bien moins de chaleur; le pouls devient mol, faible, irrégulier, quelquefois intermittent, le ramollissement augmente, enfin le visage est décoloré, et il y a des faiblesses qui sont très-souvent les avant-coureurs de la mort.

Le diagnostic de la cause de l'emphysème n'est pas douteux quand les symptômes de l'inflammation ont été bien prononcés; qu'il y a du relâche dans la dureté et dans la fréquence du pouls, et que la tumeur est ramollie; on est alors certain que la pneumatie est réunie à quelque suppuration interne. Mais lorsque l'inflammation précédente a été obscure, sans douleur et sans fièvre, du moins apparente, comme cela n'a que trop souvent lieu dans les fièvres typhoïdes, surtout, dis-je, quand l'intumescence gazeuse existe dans des parties qui sont naturellement peu sensibles, telles que les viscères appelés parenchymateux, ou peut facilement se méprendre sur la cause de la pneumatie; elle n'est alors que trop véritablement *latente*, comme on le dit aujourd'hui, ou *cachée*, *obscure*, comme mes prédécesseurs et moi l'avons dit.

Cependant, si malgré cette obscurité on reconnaît l'intumescence gazeuse, et s'il y a des signes non équivoques de pléthore sanguine, il faut sans perdre de temps pratiquer la saignée. On a recours ensuite, sans différer, à l'application des ventouses, du moxa, des sétons, des vésicatoires sur la partie malade s'il est possible, ou sur celles qu'on croit le plus correspondre au foyer de la suppuration s'il est interne, pour y établir un égout extérieur, si toutefois on ne trouve pas convenable de donner issue, par l'incision chirurgicale, à la matière purulente par l'ouverture de l'abcès.

On prescrit ensuite les remèdes internes les mieux appropriés, pour obvier aux suites de cette suppuration, principalement le quinquina avec l'acétate d'ammoniaque, les boissons diurétiques acidulées, les anti-scorbutiques, etc. On a pu quelquefois prévenir ainsi les suites d'une pneumatie qui eût pu causer la mort; mais de pareils succès sont bien rares.

On ajoutera à ce que je viens de dire que nonseulement la pneumatie d'une partie peut dépendre d'un abcès qui se serait formé en elle à la suite d'une inflammation topique bien caractérisée par ses symptômes, mais qu'elle pourrait encore provenir d'une collection de pus qui y aurait été porté par métastase. C'est ce que diverses observations ont prouvé, comme elles ont aussi appris que des pneumaties avaient eu lieu en des endroits plus ou moins éloignés du siége des abcès. Tous ces faits doivent être connus des médecins; ils peuvent conduire à des résultats utiles.

V. *De la pneumatie par divers vices avec ou sans fièvre.*

Ces sortes de pneumaties sont très-communes; aussi ont-elles été souvent observées par les médecins.

Nous parlerons d'abord de celles qui surviennent dans les fièvres éruptives, et nous traiterons ensuite, mais très-sommairement, de celles qui se forment sans fièvre, cet article ayant le plus grand rapport avec celui qui est relatif aux hydropisies dont nous avons plus amplement parlé dans notre ouvrage sur cette maladie. Nous ne saurions dire pourquoi une cause en apparence la même produit tantôt une intumescence gazeuse, tantôt une intumescence œdémateuse, quelquefois l'une précédant l'autre.

A. Nous comprendrons dans la première série les pneumaties, *avec fièvre*, qui surviennent dans les rougeoles, dans les petites-véroles, dans les érysipèles, et dans d'autres maladies accompagnées d'éruptions.

Parmi divers faits que j'ai recueillis, l'un de ceux qui m'ont le plus frappé concerne un enfant de madame la marquise de C^{***}, qui eut une rougeole après un prélude assez violent, une légère céphalalgie avec corysa, éternuement et délire. M. *Goetz*, alors célèbre inoculateur, ayant été appelé, affirma que l'éruption était variolique (1) et non morbilleuse (2); il voulut que l'enfant, au lieu d'être maintenu dans son lit ou dans une grande chambre bien close, comme je l'avais conseillé, fût, au contraire, laissé libre au grand air, quoique le temps fût un peu humide et un peu chaud, ce qui fut fait. L'enfant fut conduit à la promenade une ou deux fois le même jour, et très-peu vêtu. L'éruption à la peau disparut ; le visage, le cou et les mains, furent affectés de *pneumatie*, qui le lendemain devint générale dans toute l'habitude extérieure du corps ; la toux fut très-fréquente, avec de la difficulté de respirer ; le bas-ventre se ballonna, les urines furent rares, très-rouges et sédimenteuse, et l'éruption augmentait par intervalles, ou disparaissait presque, au point qu'on ne la distinguait qu'au toucher, par les aspérités de la peau ; la respiration devint très-laborieuse. L'enfant vécut ainsi dans cet état plusieurs jours ; mais la respiration était devenue de plus en plus labo-

---

(1) La petite-vérole consiste en une phlegmasie exanthématique, souvent épidémique, dont l'éruption est avec des pustules phlegmoneuses qui tendent à la suppuration et qui acquièrent le volume d'un petit pois.

(2) Les éruptions morbilleuses sont papuleuses, peu élevées, comme sont celles qui surviennent à la peau après la morsure des puces, rudes au toucher, et qui finissent par se couvrir d'une écaille mince *furfuracée*.

rieuse, les extrémités inférieures s'œdématièrent ainsi que les poignets. On voyait pour ainsi dire progressivement la pneumatie se convertir en œdématie ; l'enfant périt d'orthopnée.

On se convainquit par l'ouverture du corps qu'il y avait beaucoup d'eau dans le bas-ventre, ainsi que dans les deux cavités thoraciques ; le cerveau était dans un état d'infiltration dans sa substance, et ses ventricules étaient pleins d'eau ; les organes du reste du corps étaient généralement dans un état de ramollissement, ainsi que les os spongieux, ceux de la face en particulier, le sternum, les vertèbres, etc., qui contenaient dans leur substance spongieuse une sérosité rongeâtre.

On trouvera dans mon ouvrage sur *l'Apoplexie* (1) une observation d'emphysème survenu à un enfant atteint de rougeole, que je traitais avec M. *Gastaldi*. Cet emphysème devint général dans tout le corps le quatrième ou cinquième jour de l'éruption morbilleuse. On en attribua la cause à un air humide auquel l'enfant s'était exposé en sortant de sa chambre. Il éprouva des convulsions, et tomba bientôt après dans un assoupissement profond et avec une respiration stertoreuse dont il mourut. On reconnut par l'ouverture du corps, qui fut faite par M. *Morin*, qu'il y avait une grande quantité d'air, d'eau et de sang, dans le crâne et dans le cerveau. Il y

____

(1) Page 124.

avait aussi de l'air et de l'eau dans le péricarde. Les autres viscères étaient sains.

D'autres rougeoles dont l'éruption avait été intervertie ont été suivies *d'accidens chroniques* parmi lesquels la *pneumatie* doit être comprise, étant même souvent la première à se manifester. Dans ces rougeoles, presque toujours il y a une tuméfaction des glandes lymphatiques du cou, des aines, ainsi que de celles qui ont leur siége dans les parties internes, dans les poumons, le foie, le mésentère, chez les enfans surtout. La pneumatie est alors comme le *prodrôme* de l'hydropisie de l'abdomen, quelquefois de tout le corps. Une multitude de faits pourraient être cités en preuve de cette fâcheuse terminaison de la rougeole par la pneumatie, à laquelle l'hydropisie s'est réunie ou a succédé.

La pneumatie peut également reconnaître pour cause le vice varioleux ; j'en ai eu des exemples sous les yeux que j'ai rapportés dans l'*Historia anatomico-medica* de *Lieutaud* (1).

Maloët, l'un de nos derniers grands médecins praticiens de l'ancienne faculté de Paris, traitait une femme de la petite-vérole : elle éprouva, le troisième jour de l'éruption, une *pneumatie générale* après une suppression des règles ; son pouls était plein et dur, avec délire. La saignée que ce médecin conseilla fut si favorable, que

____

(1) T. I, obs. 1776.

la pneumatie cessa ; l'éruption de la petite-vérole se fit ensuite régulièrement , et la malade guérit.

Cette observation me rappelle une saignée que j'ai très-heureusement conseillée dans une petite-vérole avec affection comateuse et pneumatie, et qui eut aussi le plus grand succès.

Rien de plus fréquent que de voir dans ceux qui périssent de la petite-vérole le bas-ventre se tuméfier par des gaz peu de temps avant la mort. Ces gaz sortent avec éruption du bas-ventre, quand, après la mort, on fait l'ouverture de cette cavité, et répandent une odeur très-fétide.

Des pneumaties ont été également observées pendant des érysipèles, ainsi que pendant le cours des scarlatines et autres éruptions cutanées, avec plus ou moins de fièvre. Comme il en est de séreuses, il en est aussi de gazeuses.

On observe fréquemment de pareilles intumescences gazeuses dans les fièvres adynamiques ou putrides, et dans les ataxiques, typhoïdes ou malignes. On pourrait, à cet égard, citer de nombreuses observations rapportées par des médecins, *Baillou*, *Pringle*, *Morgagni*, *Senac*, *Odier* (1).

Ces pneumaties ont quelquefois annoncé la plus funeste et la plus prompte terminaison de ces fièvres , quoiqu'on ne reconnût pas leur extrême danger , ni par les lésions du pouls, ni par celle

―――――

(1) Man. de Méd. prat., p. 208.

des fonctions vitales. J'ai vu de tels malades ; mais ayant reconnu dans quelques-uns d'eux qu'après des douleurs abdominales, des vomisse-mens et des évacuations alvines, le bas-ventre s'était considérablement tuméfié par des gaz, j'en ai porté le plus fâcheux pronostic, et il ne s'est malheureusement que trop réalisé.

En effet, la tuméfaction gazeuse du bas-ventre qui survient dans ces fièvres est presque toujours l'indice d'un état inflammatoire de l'estomac et des intestins, avec altération du foie plus ou moins apparente à l'ouverture du corps, et presque toujours avec altération de la bile ramassée dans sa vésicule. Un tel état termine par la gangrène, ainsi que l'ouverture des corps l'a démontré ; aussi ai-je conseillé en deux ou trois pareilles circonstances, si d'ailleurs il n'y avait des indications contraires, les remèdes adoucissans et rafraî-chissans, la saignée du bras même dans quelques malades, et avec de tels succès que j'ai cru pouvoir considérer le traitement comme confirmant mon opinion sur l'existence de l'inflammation en pareils cas. Je ne puis taire que c'est après en avoir vu plusieurs autres dans ce même état que des médecins, très-habiles d'ailleurs, s'étaient obstinés à traiter avec les excitans réputés anti-septiques et carminatifs, et qui ont péri plus tôt qu'ils n'eussent fait s'ils avaient été traités comme je l'ai fait ; peut-être même ne seraient-ils pas morts.

B. Parmi des pneumaties causées *par des vices sans fièvre* nous comprendrons celles qui ont été produites par des dartres, des gales et autres éruptions sans fièvre ; nous y comprendrons encore les vices qui donnent lieu à cette fâcheuse disposition du corps appelée cachexie, tels que le scrophuleux, le vérolique, le scorbutique, l'arthritique, le rhumatismal, etc.

Tous ces vices sont une source féconde des maladies chroniques dans lesquelles la pneumatie, suivie ou non d'hydropisie, survient souvent. J'ai amplement traité de l'hydropisie par de pareilles causes dans mon dernier ouvrage sur cette maladie. J'ajouterai ici que souvent les éruptions cutanées sont seulement compliquées de pneumatie qui se dissipe lorsqu'elles ont un libre cours, soit par le travail de la nature, soit par celui de l'art ; mais que d'autrefois, si l'on prescrit des remèdes contraires, on peut facilement voir survenir des pneumaties ou des hydropisies mortelles. Je pourrais rapporter ici divers exemples qui le prouveraient ; je dirai seulement que j'ai vu un malade qui, s'étant obstiné à se guérir des dartres dont il était atteint depuis beaucoup d'années, finit, après qu'elles eurent entièrement disparu, par éprouver une affreuse dyssenterie avec des pneumaties fugaces en diverses parties externes du corps auxquelles une tympanite succéda, et enfin l'anasarque dont il mourut. A l'autopsie cadavérique on reconnut que le foie était très-rouge,

durci en quelques endroits, et ramolli en d'autres ;
que l'estomac et les intestins étaient très-enflam-
més, leurs vaisseaux paraissant injectés par un
sang noir, et qu'il y avait des épanchemens de
sérosité rougeâtre dans les cavités du corps,
tout le tissu cellulaire extérieur en étant infiltré.
Je ferais un bien plus long article, que je crois
inutile à présent, si je recueillais tous les
funestes traitemens qui ont été employés contre
les dartres et autres éruptions cutanées dont
on a voulu opérer la guérison par de nouveaux remèdes, quoique ces éruptions fussent
utiles à la conservation de la santé.

Un négociant de Marseille que j'ai traité
avait été promptement guéri d'une gale considérable par des onctions sur toutes ses articulations
avec de l'onguent citrin ordinaire ; mais il en employa une si grande quantité que les éruptions
psoriques disparurent complètement en deux ou
trois jours ; il se plaignit ensuite d'un prurit général intolérable, avec un commencement de
pneumatie générale. Des bains tièdes furent prescrits ainsi que des boissons adoucissantes et un peu
diaphorétiques ; le prurit diminua, mais l'enflure
gazeuse augmenta considérablement. Je craignais
que la leucophlegmatie et l'anasarque n'en fussent
la suite ; mais des éruptions psoriques survinrent en
diverses parties du corps avec de fortes démangeaisons, la pneumatie continuant. Le malade m'ayant
dit qu'il croyait avoir contracté sa gale avec une

5.

femme très-suspecte du vice vénérien, je fis ajouter
à l'onguent citrin un quart d'onguent mercuriel ; le
malade fit en même temps un usage méthodique
d'une solution légère de muriate sur-oxygéné de
mercure dans une décoction de salsepareille , et
il fut guéri de la pneumatie, du prurit et des
éruptions cutanées.

Combien de pneumaties plus ou moins prononcées n'a-t-on pas observées à la suite des gales
rentrées par suite des traitemens repercussifs, et
qui n'ont été guéries que lorsque de nouvelles éruptions psoriques ont paru!

Une jeune demoiselle, qui avait été traitée
d'une gale affreuse par des lotions contenant de
l'acide sulfurique, eut quelques jours après son
visage considérablement tuméfié, ainsi que le
cou et le bras gauche. On lui conseilla l'application de quelques vésicatoires volans ; de prendre
des pastilles de soufre et de boire de la tisane
de patience dans laquelle on faisait infuser des
fleurs de bourrache et de sommités de scabieuse
des bois, édulcorée avec du sirop de capillaire.
On finit par lui faire prendre des bains artificiels de *Barège*, en lui conservant quelque
temps un vésicatoire au bras, et il n'y eut plus de
pneumatie ni d'apparition de pustules psoriques.

La *pneumatie cachectique* est très-commune
chez les vieillards, surtout dans ceux qui sont
atteints du vice scorbutique si commun à cet
âge , particulièrement dans nos départemens

septentrionaux , pendant les automnes et les hivers. Cette pneumatie est presque toujours compliquée de quelques taches noirâtres en forme d'échymoses, de saignement des gencives, d'un orthopnée plus ou moins intense souvent avec œdématie plus ou moins prononcée du visage, des malléoles et des poignets. J'ai plus d'une fois vu ces cachexies avec des pneumaties plus ou moins étendues sur l'habitude extérieure du corps, qui précédaient les taches cutanées d'une couleur plus ou moins foncée , auxquelles de vraies échymoses succédaient encore ou s'y réunissaient. Or alors je me suis bien trouvé des remèdes réputés anti-scorbutiques, auxquels j'ai plusieurs fois réuni l'usage intérieur et extérieur de l'eau seconde de chaux, le cresson, le beccabunga, le raifort sauvage , dont on avait extrait et dépuré les sucs, ou dont on donnait les extraits, les sirops et le vin encore plus efficacement ; j'y ai souvent réuni les amers, le quinquina particulièrement.

Les affections scrophuleuses, rhumatismales, arthritiques, cancéreuses, sont fréquemment annoncées, accompagnées ou suivies par des pneumaties plus ou moins étendues. Elles existent quelquefois dans les parties molles qui recouvrent les os affectés de carie par vice vénérien ou autre. Le scrophuleux joue aussi souvent un grand rôle dans cette circonstance ; pour le détruire, il faut avoir égard à sa cause qui est très-souvent vénérienne , voilà pourquoi le mercure , réuni aux anti-scorbutiques et aux amers, a souvent eu un succès réel dans plusieurs personnes que j'ai traitées ; d'autres médecins et des empiriques en ont également traité très-heureusement.

Des enfans qui en étaient atteints avaient les glandes lymphatiques du cou tuméfiées, le visage bouffi, emphysémateux, tandis que d'autres, dont les glandes des aisselles ou des aînes étaient plus ou moins engorgées par cause scrophuleuse, avaient les extrémités supérieures ou inférieures également tuméfiées par des gaz qui rétablissaient promptement la peau lorsqu'elle avait été un peu déprimée par quelque compression. Il est vrai que très-souvent ces intumescences gazeuses annoncent l'œdématie ou la leucophlegmatie de ces mêmes parties ou autres, si même elle ne leur est déjà réunie.

Mêmes observations à l'égard du rhumatisme et de la goutte ont pu être recueillies par les médecins praticiens. Ils ont vu, je n'en doute pas, d'après ce que j'ai vu moi-même, des intumescences gazeuses qui survenaient dans les parties qui en étaient le siége, ou quelquefois en d'autres qui en étaient plus ou moins voisines. Nous en avons rapporté plus haut des exemples.

Le baron *de Bon*, qui a été *très-célèbre parmi les goutteux*, éprouvait souvent autour des articulations où la goutte se portait, des intumescences gazeuses tantôt avant, tantôt après l'accès, quelquefois en même temps qu'il parcourait ses périodes. J'ai également observé ces intumescences gazeuses dans plusieurs personnes que j'ai traitées.

Un seigneur allemand, que j'ai vu avec M. *Sal- made*, à l'hôtel Molé, rue Saint-Dominique, pendant les troubles révolutionnaires, avait eu plusieurs accès de goutte plus ou moins violens et très-irréguliers relativement à leur siége, tantôt la goutte affectant une articulation, et tantôt une autre. Arrivé à Paris, il y fut atteint d'une pneumatie très-considérable de l'extrémité inférieure gauche, après des douleurs horribles au pied causées par un accès de goutte qu'il venait d'éprouver. Des faiblesses survinrent rapidement ; la pneumatie diminua, la peau parut jaunâtre, sèche, noire avec des phlyctènes ; les urines étaient peu abondantes et noires, le pouls s'éclipsa, et le malade périt en peu de temps.

Enfin la pneumatie cachectique, suite quelquefois de plusieurs ou d'un seul de ces vices, s'annonce par une intumescence légère, élastique, qui donne à la partie du corps qui en est le siége un volume plus ou moins considérable, et qui est souvent suivie d'infiltration, quelquefois de suppuration, et même de gangrène.

Je dirai, pour me résumer, que le traitement de la pneumatie par des gaz, sans fièvre, doit être relatif à la nature du *vice* dont elle provient ; ainsi il doit être varié selon son espèce et ses complications. Quelquefois, s'il n'y a pas des douleurs ni d'autres accidens remarquables, de simples lotions aromatiques, réunies à des boissons légèrement diaphorétiques et à de doux laxatifs en lavement, peuvent suffire pour les détruire. D'autrefois on rend ces lotions plus ou moins actives avec les ammoniacaux ou avec d'autres remèdes excitans tant extérieurs qu'intérieurs. J'ai une fois utilement prescrit contre une enflure gazeuse des pieds et des jambes, dans un homme menacé de paralysie dans ces parties par rapport à l'extrême diminution du sentiment et du mouvement qui était survenus; j'ai, dis-je, prescrit des sinapismes aux pieds, et ensuite des vésicatoires aux jambes, en même temps que je lui ordonnai intérieurement les remèdes stimulans, tels que les décoctions de polygala, de serpentaire de Virginie, du *quinquina particulièrement*, animées par l'esprit volatil de *Mindererus* ou acétate d'ammoniaque. La pneumatie diminua, disparut, et la sensibilité et le mouvement des jambes se rétablirent.

Avec quels succès n'a-t-on pas conseillé les anti-scorbutiques et les amers à des vieillards qui étaient atteints ou seulement menacés de scorbut par des pneumaties ou hydropisies (1)! Le quinquina à très-haute dose a aussi été prescrit avec grand avantage à ceux chez lesquels on croyait reconnaître un vice thyphoïde gangréneux, an-

----

(1) J'en ai rapporté plusieurs exemples parmi mes Observations sur l'hydropisie, 2 vol. in-8°.

ñoncé par des pneumaties. J'ai aussi utilement conseillé, en pareil cas, l'usage de l'eau seconde de chaux tant à l'intérieur qu'à l'extérieur, soit seule, soit réunie à d'autres boissons.

Quand les douleurs existent avec pneumatie, on a recours aux fomentations narcotiques, telles que celles de morelle, de têtes de pavot blanc, auxquelles on ajoute encore les extraits ou les teintures opiacés. On prescrit aussi les opiacés intérieurement si les douleurs sont trop vives, et surtout pour procurer du calme pendant la nuit. Quelquefois à ces remèdes sédatifs on a réuni la saignée, ou même on l'a fait précéder avant de les prescrire, si le pouls était plus plein et plus dur qu'il ne devait être, d'autant plus que bien des fois l'émission de sang a seule dissipé des pneumaties et autres symptômes qui provenaient d'un excès de pléthore sanguine, sans fièvre; divers faits consignés dans les auteurs et dans ce même ouvrage le confirment.

VI. *De la pneumatie par excès du manger, par de mauvais alimens, par abus des remèdes irritans, par des poisons, ou par suite de la morsure ou piqûre de quelques animaux venimeux.*

(*A*) Les auteurs ont fait mention des intumescences gazeuses survenues à des personnes qui avaient eu des digestions laborieuses, ou même de vraies indigestions, pour avoir mangé des alimens non-seulement mauvais par leur nature , mais même de bonne qualité, et pris en trop grande quantité, quelquefois trop promptement, ou par d'autres causes parmi lesquelles nous comprendrons l'abus des boissons d'eau chaude pour ceux qui sont accoutumés à boire froid, à la glace, ou même à ceux qui, habitués à boire du vin, ne boivent plus que de l'eau; la précipitation dans les repas sans une mastication suffisante; le défaut de mouvement dans la journée, et des occupations d'esprit trop intenses, surtout si elles sont causées par des sujets tristes et pénibles.

Les gaz peuvent provenir des alimens eux-mêmes, ou de la mauvaise disposition de l'estomac et des intestins, qui sont alors le plus souvent dans l'état d'inflammation réelle, ainsi que les ouvertures des corps l'ont prouvé; elles ont prouvé aussi que ceux qui mouraient par cause d'abstinence ou de faim avaient des marques d'inflammation, de gangrène même, dans l'estomac et dans les intestins, ce qu'il est important de bien considérer.

La pneumatie peut aussi provenir d'une altération du foie et de la bile particulièrement, ainsi que de la mauvaise disposition du corps, physique ou morale.

Nous dirons plus bas, en parlant des pneumaties par cause d'engorgement et d'obstruction du bas-ventre, qu'elles peuvent survenir lorsque le cours de la bile est troublé; et ne doit-il pas l'être dans un homme dont l'estomac et les intestins sont distendus outre mesure par divers gaz? On ne peut révoquer en doute que la sécrétion de la bile et son excrétion n'étant pas proportionnées, ou la nature de ce liquide étant viciée, des gaz ne se forment en plus ou moins grande abondance, et que la pneumatie ne survienne, non-seulement dans le bas-ventre, mais encore en diverses parties du corps.

Il convient alors de recourir aux boissons adoucissantes pour délayer les matières contenues dans l'estomac et les intestins, et aussi pour émousser la sensibilité des parois de ces organes, ensuite aux doux évacuans, quelquefois aux vomitifs, mais seulement lorsqu'il y a de l'inertie bien reconnue dans l'estomac et les intestins; on a enfin recours le plus tôt possible aux laxatifs, aux lavemens émolliens et anodins, sans négliger, pendant l'usage de ces remèdes, de prescrire quelques verres d'eau de poulet, ou d'une légère infusion des plantes relâchantes ou anti-spasmodiques, telle que l'infusion de mauve, de violette, de tilleul, de feuilles d'oranger, de sommités de camomille, édulcorée avec le sirop de chèvre-feuille, etc.; mais si le bas-ventre était balloné, tendu, le pouls plein et dur, fréquent, il faudrait, sans différer, recourir à la saignée, et ensuite à des bains tièdes et à des fomen-

tations émollientes et anodines, ainsi qu'aux lavemens de même nature.

(*B*) Rien de plus commun que de voir la *pneumatie* survenir aux personnes qui ont mangé des
crabes, ordinairement avec des moules ; elles
éprouvent bientôt après le repas des démangeaisons à la peau intolérables, qui augmentent dans
la soirée et se prolongent dans la nuit. Ce prurit est
souvent compliqué d'un gonflement aériforme ou
gazeux du bas-ventre, et quelquefois généralement
de toute l'habitude extérieure du corps, avec tension
et rougeur plus ou moins fortes de la peau, ainsi
qu'avec des éruptions miliaires, souvent avec de
la fièvre et toujours avec beaucoup d'agitation ;
quelquefois avec des convulsions qui ont plusieurs
fois fini par de copieuses sueurs.

J'ai été appelé plusieurs fois pour cette sorte
d'accidens, qui étonnaient d'autant plus les malades
qu'ils en ignoraient la cause. J'en ai vu qui se
roulaient dans leur lit en se plaignant vivement
d'une chaleur brûlante dans toute l'habitude du
corps, et d'un prurit intolérable. Cependant leur
pouls était peu changé, seulement était-il un
peu plus petit et fréquent, les évacuations, et
surtout celles des urines, étaient diminuées. Ils
éprouvaient du soulagement dès que la peau
était moins brûlante, qu'elle se ramollissait,
s'humectait, et qu'il s'y formait de petites taches
rouges peu élevées, comme celles qui proviennent de la piqûre des puces. Alors les urines

étaient plus faciles et plus abondantes , et les démangeaisons douloureuses de la peau cessaient
bientôt après.

Le meilleur *traitement*, en pareil cas, c'est de
faire promptement vomir le malade avec un ou
deux grains d'émétique, ou avec vingt ou vingt-
cinq grains d'ipécacuanha, selon sa force, et à
des doses inférieures si ce sont des enfans ou des
personnes délicates et d'une grande sensibilité ;
on prescrit ensuite les boissons légèrement diaphorétiques, telles que les infusions de bourrache,
de tilleul, de mauve, de coquelicot, le lait coupé
avec beaucoup d'eau, ensuite du lait froid, si les
malades en supportent l'usage facilement. On
prescrit quelquefois l'eau d'orge légère ou l'eau de
poulet, enfin une autre boisson adoucissante quelconque. On a aussi utilement conseillé les bains
un peu chauds avec succès, lorsque les accidens
étaient durables, et même les vésicatoires. Si,
nonobstant ce traitement, le malade restait avec
une légère toux, qui pourrait être le prélude d'autres accidens , s'il s'affaiblissait , s'il maigrissait , et s'il y avait des douleurs dans les articulations, comme je l'ai vu survenir, il faudrait conseiller l'application des vésicatoires et l'usage du
lait d'ânesse. Je l'ai prescrit en pareil cas avec le
plus grand succès à une jeune demoiselle non
encore réglée, d'un tempérament très-irritable ,
qui avait avalé des crabes en mangeant des moules;
elle paraissait être menacée de phthisie pulmo-

naire, par les quintes de toux fréquentes et violentes qu'elle éprouvait. Son expectoration était quelquefois un peu sanguinolente : je lui fis mettre des sangsues au fondement ; elle prit ensuite quelques bains tièdes en continuant l'usage du lait d'ânesse, et sa santé se rétablit.

(*C*) Il suffit de lire les observations consignées dans les ouvrages des médecins qui ont écrit sur les poisons pour être convaincu que la pneumatie survient fréquemment *après la morsure ou piqûre de quelques animaux réputés venimeux,* ainsi qu'après l'ingestion de quelques poisons de diverse nature, minéraux, végétaux, animaux. Elle est plus ou moins considérable, non-seulement dans le bas-ventre, mais encore dans toute les parties du corps. *Lanzoni,* célèbre médecin de Rome, *Vicat* et autres, ont rapporté une multitude d'exemples de ce genre de pneumaties.

Selon quelques auteurs, la piqûre du scorpion (1), des araignées et autres animaux produit cette espèce d'intumescence. *Linnée* dit

____

(1) On sait que **M.** de Maupertuis s'est convaincu par des expériences faites à *Aniane,* près de Montpellier, que la piqûre des scorpions n'était pas venimeuse comme on le croyait, et que *Fontana* a prouvé que la morsure de la vipère n'était pas mortelle dans nos climats, relativement à l'homme, quoiqu'on ait dit le contraire. Cependant ces observateurs n'ont pas négligé de faire remarquer que quelquefois cette piqûre donnait lieu à la *pneumatie* non-seulement de la partie morduc, mais

que la couleuvre *asping* (1), chez les Smolands, cause par sa morsure la pneumatie de toute l'habitude du corps d'une manière horrible. Quant à celle par la morsure de la vipère, on l'a plusieurs fois observée, ainsi que celle par les animaux enragés (2), mais avec une telle différence que la première a rarement de fâcheuses conséquences, se terminant par des sueurs, comme *Bernard de Jussieu* l'a remarqué en prescrivant de l'alcali volatil, et que l'autre est un symptôme d'une maladie qui est ordinairement mortelle (3).

Les poisons végétaux, tels que les champignons et autres, occasionent aussi la *pneumatie* du corps, et principalement celle du bas-ventre. Les mauvais vins peuvent aussi produire ce funeste effet, comme tant d'exemples l'ont prouvé ; on en trouve plusieurs dans l'*Histor. anat. med.* de *Lieutaud*. Un homme qui avait bu, dans un repas, du vin frelaté, éprouva la sensation d'un poids considé-

---

aussi de la moitié ou même de tout le corps, comme cela a été souvent observé.

(1) *Smolandi narrant à morsu colubri* asping *dicti, corpora horrendum in modum intumescere.* Linnæi, *Faun. Suec.* n° 261. *Sauvages* d'après lui, *Nosol.*, t. 11, p. 468.

(2) On en trouvera des exemples dans la dissertation de *Sauvages* sur la rage, qui a remporté le prix à l'académie de Bordeaux, et dans nos *Observations sur la rage,* 1769.

On trouvera dans Willis, *de Tympanite*, d'autres exemples de pneumatie par des poisons avalés ou par suite de morsures ou piqûres d'animaux venimeux.

rable dans l'*estomac*, et des rots fétides, des flatuosités dans le bas-ventre, avec une forte chaleur
dans les hypocondres; bientôt il devient triste,
mélancolique; il fait divers remèdes, et pendant plusieurs années il éprouve des élancemens
divers; ses pieds s'œdématient; il n'a plus d'appétit pour les alimens; sa marche est difficile; les
forces défaillent; il sent de la fluxion à l'oreille
droite, au bras et à la cuisse du même côté; des
convulsions de l'estomac et enfin la mort surviennent. On reconnut par l'autopsie que l'estomac
était très-distendu par des flatuosités et très-aminci
dans ses parois, contenant une certaine quantité
de matières fétides. Le pylore était tellement rétréci qu'on pouvait à peine y introduire une plume.
En outre le mésentère était squirreux et durci
comme s'il avait été pierreux. Le cœur était re-
couvert par une couche de graisse. Les autres
organes étaient sains. *Hoechstetlerus*, *Lieutaud*,
H. a. m., t. I, obs. 1573.

On trouve encore dans les auteurs des exemples
nombreux de pneumatie dans les personnes empoisonnées par l'arsenic ou autres poisons corrosifs;
les parties résineuses trop abondantes dans quelques corps, produisent dans l'estomac et dans les
intestins plus ou moins d'inflammation; et parmi
ces poisons on peut comprendre les opiacés qui
contiennent une partie résineuse.

Cette tuméfaction, plus ou moins rénitente,
est quelquefois un avant-coureur de l'hydropisie,

ou même d'une mort prompte, sans intumescence aqueuse ; et, ce qu'il y a de remarquable, c'est que celle-ci, si elle existe, augmente même encore après la mort.

Quand on ouvre le bas-ventre des personnes empoisonnées, il s'exhale, bien plus que dans les autres cadavres, une quantité énorme de gaz fétides, souvent avec bruit(1); l'estomac et les intestins sont presque toujours alors reconnus dans un état d'inflammation plus ou moins intense.

Le traitement de la pneumatie occasionée par des poisons avalés consiste en des vomitifs promptement administrés, lorsqu'il n'y a pas encore de signes d'inflammation. Mais il est rare que le médecin voie le malade assez vite pour qu'il puisse le croire en un pareil état ; l'intumescence gazeuse seule du bas-ventre pourrait lui suffire pour ne pas prescrire le vomitif, étant presque toujours un indice de phlogose, du moins commençante ; c'est pourquoi il faut conseiller le plus promptement possible les boissons émollientes, ainsi que les lavemens de

(1) *Willis*, qui a si souvent abusé de son esprit pour soutenir des paradoxes, ayant remarqué que diverses bouffissures étaient survenues après des piqûres de nerfs, a soutenu que la pneumatie en général et la tympanite en particulier étaient notamment occasionées par les *esprits animaux : Spiritus animalis inordinatione partes membranaceas inflare.* DE TYMPANITE, t. II, p. 170, in-4°. *Colon.*, 1680.

même nature, des bains tièdes, des fomentations relâchantes, des laitages, etc. Mais si ce traitement ne suffit pas, les signes d'inflammation existant, il faut prescrire la saignée, et la réitérer bientôt s'il est nécessaire ; on doit même y recourir promptement lorsque les douleurs sont violentes, avec plénitude et raideur dans le pouls. Nous sommes entrés dans quelques détails ultérieurs sur cet objet dans notre Instruction sur les poisons, insérée à la suite de celle sur le Traitement des asphyxiés par le méphitisme (1). Nous y avons surtout fait observer que la prescription des remèdes propres à décomposer les poisons stimulans dans un organe déjà atteint d'inflammation, quoique produisant cet effet hors du corps, ainsi que nos habiles chimistes sont parvenus à le faire, est alors d'un usage non-seulement insuffisant, mais encore pernicieux, le médecin devant prendre dans la plus grande considération l'état de l'organe qui le contient et sur lequel le poison agit, tendant par sa nature, plus ou moins, à produire et même à augmenter l'inflammation, qui peut être bientôt mortelle.

Il faudrait, pour que le contre-poison fût utile, qu'il eût la double propriété de décomposer le poison avalé et de disposer en même temps la partie qui le contient à n'en pas éprouver les effets s'ils ne sont déjà en pleine action, ou à les détruire s'ils sont

____

(1) Vol. in-8°, impr. roy., 1787 ; article VI, page 333 et suiv.

déjà opérés. Et comment pourrait-on croire qu'un même remède puisse produire ce double effet, et pour ainsi dire en même temps, tout cela n'est-il pasimpossible?Tenons-nous donc aux méthodes généralement-éprouvées et non sans avantage. Voyez à ce sujet notre *instruction* sur les secours qu'il faut administrer aux empoisonnés. Nous vieillissons dans la conviction qu'ils sont plus efficaces que ceux que l'on s'efforce de proposer aujourd'hui; attendons du temps des lumières ultérieures. Je pense que les délayans, rafraîchissans, anodins, ordinairement prescrits par tous les gens de l'art, sont les remèdes dont on doit attendre tous les succès possibles et sans des inconvéniens graves , à moins que les vomitifs ne puissent être heureusement prescrits, ce qui ne peut avoir lieu que dans le moment où les substances vénéneues ont été avalées, car autrement ils pourraient être nuisibles.

VII. *Pneumatie par des douleurs ; du rhumatisme, de la goutte, de la dentition, des vers, des piqûres, des blessures, des contusions* (1), *etc.*

Divers faits prouvent que les parties qui sont le siége de longues et vives douleurs sont souvent tuméfiées par les gaz, quelquefois avant que l'inflammation y survienne, et même encore lorsque

---

(1) *Pneumatosis à vulnere, traumatica.* Sauv. *Nos. méth.* cl. x, art. vi.

5.　　　　　　　　　　12

celte inflammation, ayant acquis trop d'intensité, se dispose à la suppuration et à la gangrène, comme je l'ai dit en traitant de la pneumatie inflammatoire.

(*A*) Les vives douleurs de rhumatisme, de goutte et autres, ont été accompagnées de pneumatie. Les enfans, dans le travail de la dentition, en offrent de fréquens exemples; quelquefois avant qu'ils éprouvent des convulsions, pendant que celles-ci ont lieu, et d'autres fois après qu'elles ont diminué ou cessé, leur corps se tuméfie par des gaz dans une ou plusieurs parties. J'ai vu une pneumatie du côté de la face et du cou, correspondant au lieu de la mâchoire où résidait la dent dont l'éruption causait la douleur; mais cela n'est pas constant, car il n'est pas rare d'observer alors des pneumaties en diverses parties du corps qui cessent lorsque la dent est sortie de l'alvéole naturellement, ou qu'on l'a extraite, ou enfin lorsque les douleurs sont calmées.

Des sangsues aux tempes ou une petite saignée du bras ont quelquefois fait disparaître les pneumaties par les douleurs et par les convulsions, en rétablissant le calme dans l'économie animale; enfin les bains tièdes et les boissons relâchantes, rafraîchissantes, anodines, et les opiacés, peuvent aussi être utiles, ainsi que les lavemens émolliens, et l'usage des alimens rafraîchissans et adoucissans, surtout de ceux qui tiennent le ventre libre.

J'ai bien peu de confiance à la plupart des remèdes réputés antispasmodiques, la mirrhe, le musc, le camphre, l'assa-fétida, etc., qu'on a tant célébrés contre les douleurs et accidens de l'odontalgie, ainsi que contre la pneumatie qui en provient, s'ils ne sont pas secondés par les remèdes dont je viens de parler, principalement la saignée, les boissons relâchantes, les opiacés, les bains tièdes, etc.

Nous pourrions à ce sujet citer d'heureux exemples de pneumatie dans l'odontalgie, extraits de la pratique de nos anciens médecins ou même de nos contemporains, et auxquels succès nous avons eu quelque part.

(*B*) La *pneumatie par les vers* (1) est l'une des moins rares, soit qu'elle provienne de l'irritation que les vers produisent dans la partie qui les contient, tendant ainsi plus ou moins à l'inflammation, soit aussi qu'alors la bile ayant perdu de son acrimonie naturelle, il en résulte par cette cause une indisposition qui donne lieu au développement où à la formation des gaz; car il est certain qu'ils sont d'autant plus abondans que la bile est dépourvue de ses qualités stimulantes, comme cela a lieu souvent lorsqu'il y a des vers dans le tube intestinal. Or, cela peut aussi survenir par suite des maladies du foie, qui troublent la sécrétion et l'excrétion de la bile, ou qui vicient sa nature.

----

(1) *Tympanites verminosus*, Sauvages après Meyseray, cl. x, art. XVII.

Deux enfans étaient bouffis dans toute l'habitude du corps, leur ventre résonnait comme un tambour, et le scrotum était très-enflé ; il semblait qu'ils allaient périr d'orthopnée , tant la difficulté de respirer qu'ils éprouvaient était intense. L'un d'eux était atteint d'une constipation opiniâtre, ce qui d'ailleurs est très-fréquent surtout dans la pneumatie abdominale. Je crus devoir lui prescrire un potion avec une once et demie d'huile d'amandes douces, une once d'eau de menthe, un demi-gros de poudre tempérante de *Stahl*, et une once de sirop de fleurs de pêcher. L'enfant eut des selles jaunâtres, et rendit deux gros vers lombrics. Le lendemain l'enflure fut considérablement diminuée et cessa complètement en deux ou trois jours.

L'autre enfant de quatre à cinq ans était atteint d'une pneumatie générale. Il se frottait souvent le nez, et rendait par les selles des matières blanchâtres, grumeleuses. Il se plaignait aussi parfois de douleurs qu'il rapportait au bas-ventre, vers le nombril particulièrement; je crus qu'il y avait des vers. Je lui prescrivis un julep composé avec deux onces d'eau de menthe, une once et demie d'huile d'amandes douces récente , demi-once d'eau de fleurs d'oranger et quatre grains d'éthiops minéral. A la troisième ou quatrième cuillerée à bouche qu'il prit de cette potion, il rendit, avec des selles jaunâtres, des matières blanches, grumeleuses, et un long ver lombric. La bouffissure diminua beaucoup et presque subitement; la bile coula ensuite librement par les selles, et en peu de jours l'enfant fut entièrement rétabli.

Quoi qu'il en soit, dans cette espèce de pneumatie, les remèdes anthelmintiques, réunis aux anodins, sont ceux qu'il faut prescrire, étant salutaires, en expulsant ou tuant les vers, et en rétablissant le cours de la bile dans le canal intestinal, d'où résultent souvent de petites évacuations utiles. Je crois, au reste, que cette pratique doit être celle de tous les médecins. Il pourrait cependant arriver que la présence des vers dans le canal alimentaire ou ailleurs donnât lieu à une pneumatie avec des convulsions et tendance à l'inflammation, qui réclameraient l'application des sangsues et l'usage des bains concurremment avec les remèdes anthelmintiques.

(C) Ce ne sont pas seulement les *blessures* de la poitrine avec lésion du poumon, qui sont suivies de *pneumatie*, comme on l'a généralement cru pendant long-temps, sans doute parce qu'on n'admettait pour cause de cette maladie que la *déviation* de l'air destiné à la respiration dans les diverses parties du corps, n'ayant pas encore la connaissance des divers gaz qui se forment ou s'introduisent dans le corps par des voies diverses; les blessures et les contusions des parties les plus éloignées de la poitrine sont aussi une cause très-fréquente de la collection des gaz. *Sauvages* cite

une observation de *Fizes* son très-célèbre confrère dans la clinique et mon ancien maître.

Un jeune homme reçut un coup de fleuret au
gosier dans une salle d'escrime, où il apprenait à
faire des armes. Il survint un emphysème de la
partie antérieure de la poitrine et du bas-ventre
avec douleur et fièvre. Le jeune homme fut saigné
onze fois et guérit.

Un jeune homme dont parle *Smith* fut blessé
sous l'aisselle droite, et la piqûre était assez profonde pour pénétrer dans la poitrine. Le surlendemain cette cavité, et généralement toute l'habitude extérieure du corps, en y comprenant la
face et les paupières, se tuméfièrent, tellement qu'il
ne pouvait écarter ces dernières l'une de l'autre.
La peau qui revêt le sommet de la tête était soulevée et formait une tumeur douloureuse.

On trouvera dans les ouvrages de *Van Swié-
ten*, et surtout dans ceux des chirurgiens qui
ont traité des plaies et piqûres de la poitrine, des
exemples nombreux de plaies qui ont été suivies
de pneumatie, surtout lorsqu'elles étaient petites
avec un étranglement comme le sont les simples
piqûres, quelquefois d'autant plus dangereuses
que quelques fibriles nerveuses n'ont été que pi-
quées sans être coupées dans leur totalité, et
qu'elles sont alors suivies d'emphysème.

Le fils de M. *Griois*, auquel je donnais des
soins dans une maladie, eut un filet du nerf cu-

tané piqué, par un élève du chirurgien Lafitte, dans une saignée du bras que j'avais conseillée. Les douleurs furent d'abord très-vives dans la plaie, avec des mouvemens convulsifs du bras. Il survint, peu d'heures après, une enflure énorme emphysémateuse de toute l'extrémité supérieure, ainsi que de la moitié du visage et de la partie correspondante de la poitrine ; l'application des sangsues, des bains, des fomentations, des cataplasmes émolliens et anodins, des boissons relâchantes et des lavemens calmèrent ces symptômes; un dépôt survenu à l'aisselle, et qui s'était ouvert en deux endroits après l'application des cataplasmes émolliens, fit disparaître cette enflure véritablement gazeuse et inflammatoire.

J'ai aussi vu une pneumatie dans un jeune garçon marchand de vin qui avait laissé tomber un couteau sur son pied gauche, et dont la pointe, après avoir percé le soulier et le bas, avait fait une piqûre peu profonde entre le quatrième et le cinquième os du métatarse. Il survint une douleur des plus vives dans cette partie et des mouvemens convulsifs dans l'extrémité blessée. La jambe termina par être fortement fléchie contre la face postérieure de la cuisse, la fièvre fut très-violente; le malade se plaignait de douleurs aiguës dans tout le trajet des nerfs de la cuisse; elles se propageaient dans l'aine gauche, dans laquelle on sentait un gonflement très-dur : toute l'étendue de l'extrémité était très-gonflée, et l'on distinguait

au tact une légère crépitation occasionée par de
l'air ramassé dans le tissu cellulaire.

Trois saignées du bras, des bains, des fomentations, des cataplasmes émolliens, ralentirent les douleurs. Cependant, le troisième jour de l'accident,
toute la partie gauche du corps se tuméfia, et il
y eut un véritable emphysème latéral gauche; une
quatrième copieuse saignée du bras droit et les sangsues apposées au fondement le lendemain furent
suivies d'une légère moiteur du corps, dans la partie
tuméfiée même; les douleurs cessèrent, le pouls
fut plus souple, il y eut des évacuations liquides
par les selles, les urines furent plus abondantes,
et l'emphysème latéral diminua d'abord à la face,
ensuite au bras gauche et à la partie latérale du
tronc du même côté; l'extrémité inférieure gauche
resta plus long-temps emphysémateuse; il se fit enfin un dépôt dans la partie blessée, dont il coula
du pus, et le malade fut guéri, à l'exception
d'un peu de faiblesse, et d'un léger fourmillement
dans cette extrémité inférieure, qui durèrent très-
long-temps.

Cette extrémité resta encore un peu amaigrie;
mais les bains, les fomentations, les douches avec
des eaux savonneuses et sulfureuses, finirent par
détruire la pneumatie, par rétablir les mouvemens de cette partie malade, et enfin sa force
presque naturelle.

Quelquefois, lorsque les accidens ne cessent
pas par les moyens dont on vient de parler, on les

fait finir heureusement par la section du nerf blessé, quand cela est possible, par l'incision ou par le moyen de quelque caustique liquide, tel que l'acide nitrique, le beurre d'antimoine, l'huile de térébenthine très-chaude, ou par le cautère potentiel. On pourrait souvent, par ces moyens, prévenir les accidens en y recourant promptement.

L'intumescence emphysémateuse du corps a été quelquefois la suite d'un coup violent ou d'une forte contusion. Un homme dont parle *Sénac* fut froissé contre une muraille par une voiture : son corps se bouffit tout à coup. On appliqua sur les parties tuméfiées et contuses des linges trempés dans de l'eau-de-vie. L'air qui craquait partout, dit *Sénac*, se dissipa.

Ce qu'il y a de plus difficile à comprendre, c'est que l'air puisse se dégager si facilement des cellules dans lesquelles il est contenu, ou qu'il puisse si promptement perdre sa force expansive.

Un homme, au rapport de cet illustre médecin, eut la mâchoire fracturée ; il fut presque à l'instant atteint d'un emphysème qui lui gonfla la joue violemment. Un autre eut une enflure *gazeuse* de la jambe gauche après une foulure du pied de ce côté.

Un jeune homme, au rapport de *Daniel Hofmann* (1), avait eu la poitrine fortement comprimée par le choc d'une charrue (*aratri mole*), en retirant son cheval avec un violent effort ; une des côtes ayant été fracturée, tout son corps

______

(1) *De aëre factitio, disput.* Halleri, tom. 3.

se tuméfia avec une sensation de stupeur, ou plu-tôt avec une diminution de la sensation naturelle. Sa peau rendait un son de crépitation, quand on la comprimait, pareil à celui d'un parchemin qu'on percute : la veine ayant été ouverte par une saignée pratiquée à ce malade, l'air en sortit en rendant un son comme celui d'un sifflet. On lui fit diverses scarifications et fomentations sur la partie malade, et il guérit.

Les ouvrages de chirurgie sont pleins d'exem-ples de pneumatie survenue après des contusions avec fracture des côtes ou avec plaie de la poitrine. Je pourrais en citer moi-même de pareils, entre autres celui de M. *Lucas*, directeur du bureau hypothécaire, et père de notre honoré confrère, médecin de S. A. R. Madame la Dauphine. Il se fractura une côte par une chute dans un escalier. Il éprouva un emphysème de la poitrine, particuliè-rement sur le côté de la fracture. Des fomentations et le repos le dissipèrent; mais il resta toujours une solution de continuité dans la côte dont on sentait le mouvement des deux bouts fracturés.

Ce ne sont pas seulement les fractures du thorax qui peuvent être suivies d'emphysème, souvent par rapport aux lésions des poumons, mais même les fractures des autres os; les luxations et les simples diastases des articulations ont également été sui-vies d'emphysème; nous en avons eu des exemples sous les yeux, après tous les grands maîtres de l'art qui nous ont précédé.

Enfin toutes les contusions peuvent, comme les chirurgiens le savent, donner lieu à de pareilles enflures aériennes ou gazeuses. Nous en avons vu plusieurs qui ont été guéries par des fomentations, des bains émolliens, quelquefois par de légères scarifications, toujours en pareil cas préférables aux simples piqûres.

Une péripneumonie mortelle, avec emphysème de tout le corps et jaunisse intense, eut lieu dans un malheureux palefrenier de l'hôtel de *Chaulnes*, rue d'Enfer, qui avait reçu un coup de pied de cheval sur la partie postérieure de la poitrine. Les saignées par la lancette et par les sangsues ne purent le sauver ; des syncopes survinrent avec des palpitations du cœur ; l'emphysème diminua et disparut même ; cet homme vécut encore une douzaine de jours.

On reconnut à l'ouverture du corps, faite par *Dufouart* jeune, que la poitrine était pleine d'une eau rougeâtre et bourbeuse ; que les poumons étaient emphysémateux et détruits par des foyers pleins de suppuration ; qu'il y avait un épanchement considérable de sérosité sanguinolente dans le bas-ventre ; que l'estomac et les intestins étaient enflammés, et qu'il y avait un abcès dans le foie.

J'ai vu un emphysème général survenir à un jeune étudiant qui, dans un des violens exercices auquel il se livrait en sautant avec ses camarades, fit une chute sur le bas-ventre ; une ecchymose se forma à la partie antérieure de cette

cavité, qui s'étendit dans les régions lombaires.
Il y avait de la tension dans le bas-ventre, le pouls
était fréquent ; des rots d'abord, et ensuite des
hoquets ; des vomissemens commencèrent à se manifester. Je conseillai deux saignées du bras à quelques heures de distance, des lavemens émolliens ;
pour boisson de l'eau de poulet, de veau, avec
quelques tasses d'une infusion légère de tilleul et
de camomille; des bains tièdes, et quelques cuillerées d'un julep fait avec de l'eau de tilleul, de
fleurs d'oranger, quelques gouttes d'esprit de nitre
dulcifié, et édulcoré légèrement avec du sirop de violette. Ce traitement suivi avec soin guérit le malade.

Un homme d'environ 45 ans eut, après une
chute sur le ventre, son corps couvert d'ecchy-
moses, qui disparurent par le moyen de trois ou
quatre saignées. On le croyait guéri lorsque l'abdomen se tuméfia considérablement, et résonnait
comme une tambour ; enfin le malade mourut lorsqu'on ne s'y attendait pas, le quarante-deuxième
jour de sa chute.

A l'ouverture du corps, qui fut faite par Merlo,
chirurgien, on découvrit une grande cavité entre les
muscles abdominaux et le péritoine, remplie d'air.

Drélincourt et autres auteurs ont rapporté des
exemples de collections d'air mêlé avec du sang
entre le péritoine et les parties ambiantes (1).

Le premier objet à remplir dans le traitement

______

(1) *Voyez* notre Anat. med. t. v, p. 129 et suiv.

de cette espèce de pneumatie est de bien dégorger la plaie, d'en faire couler suffisamment le sang pour en faciliter la circulation et détruire sa congestion dans la partie contuse, enfin recourir à la saignée, si la phlétore est indiquée par le pouls. On peut réunir à ce traitement externe l'usage des remèdes intérieurs, comme l'infusion des plantes appelées vulnéraires, les ammoniacaux et les ferrugineux ensuite, etc.

VIII. *Pneumatie par des engorgemens ou par des obstructions et tumeurs diverses.*

Cette espèce de pneumatie n'est pas rare; elle peut être générale ou partielle, externe ou interne, ou exister l'une et l'autre à la fois, compliquée de divers symptômes, ou simple, sans autre accident remarquable.

Quant aux pneumaties internes, celles, par exemple, qui ont leur siége dans le crâne et dans le cerveau, produisent souvent la pneumatie de la face et du cou ; je dis souvent, car quelquefois si elles la déterminent dans cet organe immédiatement, elles ne la produisent d'autrefois que secondairement, ainsi qu'elles causent la pneumatie en des parties du corps plus éloignées, de la même manière qu'elles donnent lieu aussi aux œdématies et aux hydropisies.

A leur tour les pneumaties de toutes les parties plus ou moins éloignées du cerveau peuvent produire des métastases diverses sur ou dans cet organe, et de là résultent divers symptômes annonçant d'autres accidens ; tantôt des agitations et des convulsions, tantôt des maladies soporeuses et souvent des aliénations mentales.

Les engorgemens divers des poumons, du médiastin et du péricarde, sont le plus souvent annoncés par des pneumaties ou des œdématies des mains ou même des extrémités supérieures, ainsi que des pieds, et progressivement des extrémités inférieures plus ou moins élastiques qui deviennent souvent œdémateuses. Nous disons souvent, car la pneumatie des mains seulement peut survenir sans celle des pieds et des malléoles, et celle-ci également sans celles des extrémités supérieures. Nous avons vu l'œdématie avoir lieu dans une seule partie du corps, tandis que la pneumatie se manifestait dans d'autres, quelquefois dans les supérieures, mais de manière qu'elles devenaient telles lorsque le malade avait resté long-temps debout. On entrera dans d'autres détails à ce sujet en traitant de la tympanite. Les pneumaties des parties contenues dans la poitrine, dans les poumons particulièrement, ont quelquefois été déterminées par des engorgemens, des tumeurs, des éruptions diverses dans le tronc et les extrémités supérieures, surtout aux aisselles, lesquelles communiquent par leur tissu cellulaire avec les poumons.

Qui ignore que les pneumaties ainsi que les hydropisies sont déterminées très-souvent par des engorgemens des organes abdominaux, ainsi qu'elles proviennent fréquemment des affections morbides des extrémités inférieures , rhumatismales, arthritiques, ou avec des éruptions érysipélateuses, dartreuses , psoriques, etc. ?

Mais de toutes les pneumaties produites par des causes diverses, il n'en est peut-être aucune qui ait été aussi souvent observée que celle qui est occasionée par des altérations organiques du foie et par des vices de la bile. En effet, ce liquide ne coule-t-il pas suffisamment dans le duodénum, ou en des temps convenables, des coliques surviennent, à cause du développement des gaz résultant du trouble de la digestion des alimens. La bile a-t-elle perdu de son acrimonie, comme cela a souvent lieu dans les enfans, ils ont des vers, et même souvent la même cause les occasione dans les sujets qui sont d'un âge plus avancé; cela est si vrai quelquefois qu'il suffit alors, pour faire cesser ces coliques et pour dissiper les pneumaties qui s'y réunissent, de rétablir en eux le cours de la bile par de doux apéritifs qui dégorgent le foie, ou même des amers. La bile des animaux seule guérit quelquefois les coliques , et détruit aussi les intumescences gazeuses. J'ai plusieurs fois ordonné en pareil cas des pilules de savon avec les extraits amers de bile ou d'absinthe, en y réunissant quelques grains d'aloès pour en obtenir un prompt effet , annoncé quelquefois par quelque écoulement bilieux par les selles. J'ai aussi utilement prescrit *les bouillons* et les

apozèmes avec les plantes apéritives, les eaux minérales, celles de Vichy particulièrement, qui
sont en pareil cas fort en usage à Paris, sans négliger l'application de quelques sangsues à l'anus
s'il y avait des signes de pléthore surtout avec une
constitution hémorroïdaire. Les bains domestiques
tièdes peuvent dans tous ces cas être utilement
prescrits, même un peu froids.

On voit par là ce qu'on doit penser des prétendus remèdes qu'on a compris parmi les *carminatifs*, et combien on en abuse. Cependant, hors
de ces circonstances qui doivent en faire proscrire
l'usage, ils peuvent être utilement conseillés dans
divers cas ; mais malheureusement quelquefois la
bile prend une telle consistance dans ses couloirs
qu'elle y forme des calculs tels qu'on ne peut
concevoir comment des remèdes peuvent agir assez
efficacement pour les atténuer et les résoudre.
On a trouvé des congestions de bile dans la vésicule du fiel même aussi dures que des pierres,
quelquefois d'un volume très-considérable. Telle
était celle qui pesait quatre gros, et qui fut
trouvée dans la vésicule du fiel d'une femme réputée asthmatique dont Benivenius nous a trans-
mis l'observation (1).

____

(1) Lieutaud l'a rapportée dans son Hist. anat., l. 1,
obs. 273. J'ai cité plus bas, dans cet ouvrage, un
autre exemple d'une très-grosse concrétion de bile
trouvée dans la vésicule du fiel d'un goutteux, Mgr. le
cardinal de *Beausset*.

Nous pouvons rapprocher de cette observation sur l'excès de volume et de dureté des pierres biliaires de la vésicule du fiel, un autre exemple de pierres semblables que M. le Duc, mon ancien prévôt d'anatomie, trouva dans la vésicule biliaire d'un marchand de la rue Saint-Denis, lequel, après avoir été à diverses époques cruellement tourmenté par des accès de colique hépatique très-douloureux, finit sa carrière par une très-longue maladie avec fièvre lente, une jaunisse intense, des douleurs de colique fréquente avec des borborigmes, des intumescences gazeuses abdominales, orthopnée, des vomissemens, des hématuries, quelques expuitions sanguines, et même encore avec des excrétions sanguinolentes par les selles. Consulté pour voir ce malade avec M. Danié de Patureaux, j'émis sur cette maladie un diagnostic assez vague, tantôt accusant le foie et les poumons et tantôt les reins, quelquefois l'estomac, mais secondairement. L'ouverture du corps de ce malade apprit qu'il y avait une congestion stéatomateuse dans les poumons et plusieurs concrétions biliaires très-dures dans la vésicule du fiel ; que le foie, sans avoir plus de volume, était inégalement endurci et ramolli; que le rein droit contenait divers calculs; enfin que l'estomac était en quelques endroits rouge, comme phlogosé. On peut, d'après le résultat de cette autopsie, rendre une raison plausible de la diversité des accidens qui avaient eu lieu, et de l'obscurité du diagnostic que j'avais porté.

5.

13

Nous pourrions rapporter d'autres exemples de pneumatie abdominale particulièrement, à laquelle des tumeurs et autres altérations diverses des organes contenus dans cette cavité ont donné lieu, soit dans la rate, l'estomac, les intestins, le mésentère, soit dans l'épiploon, comme Bonet en a rapporté un exemple, soit enfin dans la vessie, dans la matrice et ses annexes.

On comprend que nous ne pouvons entrer ici dans tous ces détails. On peut rapprocher de cette observation celles rapportées par Morgagni, par Wepfer, Dehaen, Lieutaud, (1) etc., etc. On y trouvera plusieurs exemples d'hydropisie réunie à des pneumaties, ou de celles-ci seules, sans épanchement d'eau, dans le cerveau, les poumons, le foie, l'épiploon ou autres organes contenus dans les cavités du corps étant atteints de quelques indurations ou engorgemens stéatomateux, squirreux, ainsi quelquefois qu'avec des congestions ramollies et quelquefois purulentes et sanieuses; de plus longs détails sur ce sujet prolongeraient trop ces considérations.

IX. *De la pneumatie qui précède ou accompagne les affections spasmodiques, convulsives, somnolentes et paralytoïdes.*

Les ouvrages anciens et modernes contiennent des observations sur ces espèces de pneu-

______

(1) *Lieutaud*, lib. 1, p. 218.

matie, (1) les unes plus curieuses que les autres.
Je me bornerai à ne rapporter que quelques-unes
de celles que j'ai eues sous les yeux, parce qu'elles
m'ont paru offrir un intérêt particulier, et parce
qu'encore on est plus assuré de ce qu'on a vu que
de ce que l'on n'a appris que par tradition ou par
la lecture des ouvrages.

(*A*). *Pneumatie spasmodique*. J'ai vu au commencement de ma clinique, en 1773, un Anglais, demeurant hôtel d'Espagne, rue Guénégaud,
d'une constitution maigre et très-irritable, âgé
de vingt-sept ans, qui avait des hémorroïdes
non fluentes ; son teint était très-jaune. Il faisait un grand usage des toniques et des irritans,
abusait du coït et de la table ; son corps se bouffis-
sait, en divers temps, d'une manière considérable. Il venait quelquefois chez moi pour me
consulter sur son état. Il me disait, lorsqu'il était
tuméfié par les gaz, que, bien loin d'être plus
pesant, il sentait que son corps était si léger que,
lorsqu'il marchait, il ne croyait pas *toucher la
terre*. Son pouls était alors petit, serré, très-fréquent. En l'interrogeant avec attention, j'appris
que depuis son arrivée à Paris il s'était beaucoup
adonné au commerce des femmes, et qu'il avait

(1) *Voyez* surtout l'ouvrage de *With*, sur les affections
nerveuses, traduit par le docteur *Bègue-de-Presle*, et celui
du docteur *Pomme*, sur les maladies des nerfs, in-4°, 1782.

abusé des alimens épicés, des vins généreux et de
fortes liqueurs. Ce malade faisait de plus, depuis
quelque temps, usage des remèdes toniques les
plus échauffans. Cependant la bouffissure finit par
être constante avec plus ou moins d'intensité. Persuadé que le traitement qu'il faisait et le régime
qu'il suivait lui étaient contraires, je lui conseillai des boissons rafraîchissantes, le petit-lait
édulcoré avec le sirop de chèvre-feuille ; de
l'eau de poulet, des bains presque froids dans
lesquels ce malade me dit avoir quelque peine à
s'enfoncer par rapport à la légèreté de son corps;
le soir un julep avec des eaux distillées de laitue,
de tilleul, et du sirop de violettes ou de nymphœa.
Je lui conseillai surtout de s'abstenir des opiacés
qui pourraient causer en lui des éruptions à la peau.
Il réunit à ce traitement un meilleur régime, et
guérit de la pneumatie.

Une jeune femme nouvellement mariée, d'une
constitution très-irritable, et qui avait eu divers
accès d'hystérie, se maria à l'âge de vingt-deux
ans ; elle éprouva, le mois suivant, une suppression des règles, son ventre se tuméfia, et elle se
crut grosse. Son accoucheur, quoique très-habile,
le crut aussi. Il lui conseilla quelques boissons
émollientes et relâchantes pour calmer ses nerfs.
Cependant le ventre se tuméfia de plus en plus,
et la malade fut atteinte d'une *vraie tympanite*. Le
même traitement fut continué en y réunissant les
bains d'eau tiède. Les douleurs abdominales et la

pléthore du pouls obligèrent cette malade à se faire saigner du bras. Deux ou trois jours après cette saignée, le bas-ventre se ramollit et se désenfla au point qu'il parut dans l'état naturel; enfin cette dame guérit.

Ces observations me rappellent ce que divers auteurs avaient dit et prouvé par l'exposition de plusieurs faits, que des personnes atteintes de maladies des nerfs (1) surnageaient quelquefois dans l'eau. Et n'est-ce pas ce qui a fait croire dans les temps de superstition que les vaporeux, les mélancoliques et les femmes hystériques, dont l'imagination est souvent troublée, étaient atteints de sortilège par quelque maléfice, et qu'on en était d'autant plus persuadé que le corps de ces individus ne pouvait s'enfoncer dans l'eau du bain, ou même qu'il la surnageait? On connaît tous les récits qui ont été faits à cet égard.

Une jeune demoiselle que je soignais depuis quelque temps, âgée de vingt-deux ans, d'une forte constitution, très-irritable, mais mal ou point réglée, était sujette à des accès d'hystérie avec délire et assoupissement profond auxquels succédaient des mouvemens convulsifs. Elle consulta M. Pomme. Elle avait le bas-ventre extrê-

---

(1) *Pomme* se sert de cette dénomination pour désigner les maladies spasmodiques, quoique les affections des nerfs comprennent celles dans lesquelles au lieu de spasme, il n'y a qu'inertie ou même paralysie.

mement gonflé par des gaz, presque habituellement, mais surtout avant et pendant les accès
d'hystérie auxquels elle était très-sujette; elle
éprouvait aussi presque continuellement, des
borborigmes bruyans dans le bas-ventre et de
fréquens bâillemens: elle rendait aussi très-souvent des vents sonores par le fondement, quelquefois même par la vulve. Elle fit un grand usage
des bains froids que Pomme lui avait conseillés.
Elle nous dit un jour avoir eu de la peine à s'enfoncer dans l'eau du bain tant son corps était devenu léger.

Le docteur Pomme m'a assuré avoir vu plusieurs cas semblables, et m'a même fait appeler
chez ceux que ce médecin, alors fort à la mode
à Paris, ne pouvait visiter. M. Guindant, docteur régent de l'ancienne faculté de médecine de
Paris, qui voyait habituellement plusieurs de
ces malades, lui dit un jour, en ma présence, qu'une jeune demoiselle qu'il voyait de
sa part avait été affectée d'une intumescence
élastique abdominale qui pouvait être considérée
comme une tympanite compliquée parfois d'une
pneumatie générale qui diminuait le poids de son
corps à tel point qu'elle avait de la peine à
s'enfoncer dans l'eau du bain presque froid
qu'on lui avait conseillé. Cette jeune malade
buvait, tous les matins, plusieurs verres de
petit-lait clarifié, et tous les soirs elle prenait
un julep rafraîchissant et anodin; le cours des

règles finit par se rétablir régulièrement, et la malade guérit. J'ai vu moi-même, quelque temps après, avec M. Guindant, cette malade dans le meilleur état, chez le docteur Pomme, rue Saint-Benoît. Elle y était venue avec sa mère pour lui témoigner sa reconnaissance et rendre hommage aux heureux effets de sa méthode de traiter les maladies des nerfs, méthode que M. Guindant avait si bien suivie, quoique cependant elle ne soit pas à beaucoup près aussi généralement efficace que le docteur Pomme le disait. Et n'en est-il pas à l'égard des maladies des nerfs comme de toutes les autres un résultat de ses causes les plus diverses qui reclament elles-mêmes un traitement différent ou du moins une modification ?

Il n'est pas étonnant, d'après ce qui a été dit, que les *affections convulsives* soient souvent précédées, accompagnées ou suivies de la bouffissure des membres, surtout (voyez à cet égard l'article VII) chez les enfans qui éprouvent des convulsions par le travail de la dentition et même encore dans ceux qui ont des vers.

On a vu des pneumaties générales ou particulières, en y comprenant la tympanite, qui se sont promptement dissipées et sans retour, sans aucune cause manifeste, quelquefois dans des femmes qui étaient bien réglées ; tandis que d'autres femmes n'étaient dans cet état que pendant les intervalles de leurs règles ou quelquefois pendant leur cours plus ou moins court ou pénible. On a vu des

femmes atteintes de pneumatie pendant leur grossesse ou à la suite de leurs couches, ou seulement à quelques époques de leur durée. Les accou-
cheurs, particulièrement *Lamotte*, ont rapporté
de pareils exemples de pneumatie ainsi que des
hydropisies. Nous en avons parlé dans notre ouvrage sur cette maladie.

Les gaz, dans certaines personnes, filles ou
femmes hystériques, ainsi que dans les hommes
mélancoliques, se ramassent ou se forment quelquefois dans quelque partie du bas-ventre ou dans
d'autres parties du corps, internes ou externes, de
manière à produire des tumeurs circonscrites et
très-dures. Le grand *Sydenham*, comme *Sauvages* l'observe, a déjà fait cette remarque (1).

On voulait envoyer aux eaux de Plombières une
dame âgée d'environ quarante ans, qui éprouvait
un retard des règles, et dans laquelle on croyait
depuis quelque temps reconnaître une obstruction dans le bas-ventre au-dessous du foie vers
l'arc du colon. Pour la préparer à ce voyage et
y boire les eaux avec plus de succès, on crut devoir lui conseiller de prendre, le matin à jeun,
un demi-setier de petit-lait avec quelques apéritifs légers, le suc de cerfeuil, la terre foliée de
tartre ; dix jours d'un pareil traitement suffirent
pour rappeler les règles et guérir la prétendue

---

(1) *Pneumatosis hysterica*, class. **x**, *cachex.* t. **ii**, p. 469,
édit. d'Amsterdam.

obstruction, qui n'était sans doute qu'une tumeur aëriforme, qui avait disparu peut-être par le simple relâchement du ventre. J'ai été ensuite appelé auprès de cette dame par son médecin, d'ailleurs très-habile, pour explorer par le toucher du bas-ventre, s'il n'existerait pas quelque engorgement ou obstruction dans les viscères de cette cavité. Ma réponse fut que je ne reconnaissais dans cette malade aucun engorgement que je pusse distinguer. Cette dame fut guérie moyennant un traitement relâchant, rafraîchissant et un régime analogue.

(*B*). *Pneumatie somnolente.* J'ai plusieurs fois remarqué que des malades qui avaient été atteints d'une *affection comateuse* avaient auparavant éprouvé quelque *enflure* gazeuse extérieure plus ou moins étendue, et d'autres fois qu'une pareille intumescence accompagnait la *somnolence*, ou qu'elle lui succédait, qu'elle fût suivie ou non d'hydropisie, ce qui cependant arrivait très-souvent.

Une apoplexie foudroyante est survenue à un homme d'environ quarante ans, qui avait éprouvé des accès de goutte vague après une *intumescence gazeuse*. Il fut, après l'un de ces accès, affecté pendant quelque temps d'un gonflement élastique des extrémités inférieures. Cette enflure disparut avant que le malade tombât dans l'assoupissement le plus profond. On pratiqua des saignées du

pied, les vésicatoires aux jambes et ensuite les sinapismes aux pieds, quelques purgatifs successivement, et enfin les eaux de Balaruc, les amers, etc.
La goutte, précédée d'une intumescence gazeuse,
se manifesta aux pieds, la tête devint libre, et le
malade se rétablit. Cependant, quelque temps
après, l'intumescence des pieds ayant disparu,
une nouvelle pneumatie de la tête survint avec
somnolence profonde ; mais elle se dissipa par un
nouvel accès de goutte aux pieds, précédé d'une
intumescence gazeuse qui ne fut pas de longue
durée. Cet accès de goutte ne fut pas violent ;
mais il dura une douzaine de jours.

Des exemples plus nombreux de pneumaties,
avant des maladies soporeuses, pourraient être rapportés d'après ma propre clinique, ainsi que
d'après quelques auteurs.

Mais, si la bouffissure précède quelquefois les affections comateuses, elle en est souvent accompagnée ou suivie. J'ai vu des personnes somnolentes,
engourdies, avoir de l'enflure aux extrémités ou en
d'autres parties du corps, principalement au cou, à
la face, laquelle disparaissait quelquefois en même
temps que la vivacité des sensations diminuait, et
que les mouvemens musculaires étaient moins faciles ; sans doute, parce que les gaz s'étaient portés
dans la tête et produisaient une certaine compression sur le cervau, ainsi qu'on a vu,
dans d'autres malades, le contraire survenir, je
veux dire que la tuméfaction gazeuse extérieure

existoit pendant que l'assoupissement diminuait.

Une fille que j'ai traitée (mademoiselle *Pardon*), pendant les grands froids de l'hiver (1776), d'une affection hystérique, était mal réglée ; elle tomba dans un *assoupissement* des plus intenses et qui dura près de trois jours, pendant lesquels on lui prescrivit d'abord divers toniques plus ou moins irritans, parmi lesquels les vésicatoires ne furent pas oubliés, mais ces moyens ne purent réveiller la malade. Son corps se bouffit généralement et d'une telle manière qu'il était horriblement gonflé. Des sangsues furent apposées aux parties extérieures de la génération de cette jeune malade ; elle fit usage des bains presque froids, et on lui donna des lave-mens d'eau froide. Je la fis maintenir au grand air, à plusieurs reprises les fenêtres de la chambre étant ouvertes, malgré le froid violent qui régnait alors. Ce moyen lui fut très-favorable ; la déglutition, qui avait été auparavant difficile, fut rétablie ; elle fit usage de quelques potions légèrement anti-spasmo-diques plus ou moins rafraîchissantes ; elle but aussi du petit-lait édulcoré avec du sirop de violettes. Cet accès hystérique finit enfin par une légère moiteur qui dissipa l'enflure gazeuse. La malade eut di-vers bâillemens, des vents sonores sortirent par l'anus, elle rendit une grande quantité d'urine claire, et la bouffissure disparut entièrement. Cette demoiselle avait déjà éprouvé d'autres accès hys-tériques avec pneumatie ; mais aucun d'eux n'avait été aussi violent. Un traitement rafraîchissant et des sangsues aux cuisses, lorsque les règles ne paraissaient pas assez abondantes, la préservèrent de nombreux accès.

Madame la comtesse d'*Hargicourt*, sujette à des spasmes et à des *assoupissemens comateux*, mal réglée, eut plusieurs fois à l'époque des règles la moitié droite du corps tuméfiée par de l'air ou des gaz d'une manière remarquable. Cette enflure disparaissait lorsque les règles avaient un libre cours. On distinguait facilement au toucher une obstruction dans l'ovaire droit contre laquelle on prescrivit inutilement divers remèdes. Cette malade eut un accouchement des plus laborieux et avec des accidens convulsifs très-intenses; cependant elle y survécut, et sa santé se rétablit moyenant quelques soins.

Nous remarquerons ici que les maladies soporeuses sont quelquefois précédées ou accompagnées de pneumaties, et que, de même les remèdes qui produisent l'assoupissement, en y comprenant les poisons, tels que la jusquiame, le stramonium, peuvent occasioner la collection des gaz dont le principal remède est d'abord le vomitif, s'il peut être administré avant que leur funeste effet ou l'assoupissement survienne ; on conseille ensuite l'usage des acides dans des boissons délayantes. Il ne faudrait pas hasarder de prescrire le vomitif si l'assoupissement était profond ; du reste on doit se comporter pour le détruire, comme on le ferait pour secourir un apoplectique; la pneumatie qui s'y réunit quelquefois, n'en étant qu'un symptôme, disparaît quand la cause de la maladie est détruite ou du moins bien atténuée.

(C). *Pneumaties paralytoïdes.* Les membres atteints de paralysie sont souvent bouffis ou atteints de pneumatie avant et pendant tout le temps qu'elle existe, et même quelquefois après qu'elle n'a plus lieu, la sensibilité et le mouvement paraissant bien rétablis. L'on en a noté plusieurs exemples dont la guérison s'est opérée sans que l'hydropisie soit survenue; tandis que dans d'autres intumescences des membres par la même cause on a reconnu que la pneumatie provenait autant des gaz que de l'eau, ces deux fluides étant diversement mêlés entre eux.

Il résulte donc que les trois espèces de pneumaties dont nous venons de parler en un seul article proviennent tantôt de l'excès, et tantôt du défaut de *sensibilité* et *d'irritabilité* avec ou sans somnolence.

N'y aurait-il pas encore une autre espèce de pneumatie qui serait causée par une simple dépravation de ces deux facultés? Qui ignore qu'il y a en effet dans le sens du toucher, de la vue, de l'ouïe et de l'odorat de telles affections morbides qu'on ne peut les attribuer ni à l'excès ni au défaut de sensibilité. Le temps fournira, il faut l'espérer, de nouvelles lumières sur un sujet aussi important.

On voit, d'après ce qui vient d'être dit sur les espèces de pneumatie dont on vient de parler, provenant spécialement des affections morbides du cerveau et des nerfs, par excès et par défaut de sensibilité et d'irritabilité, qu'elles ne peuvent être traitées de la même manière, tantôt devant l'être par des relâchans, rafraîchissans et anodins, et tantôt par des excitans ou toniques.

Dans le premier cas (*par excès de sensibilité et d'irritabilité*), les boissons relâchantes un peu anodines conviennent ainsi que les lavemens et les bains de même nature. *Sauvages* parle d'une tympanite qui avait résisté à beaucoup de remèdes, et qui fut guérie par le petit-lait. Je pourrais dire qu'on a aussi traité avec succès des intumescences gazeuses, par l'usage des infusions des plantes légèrement céphaliques, de tilleul, de primevère, de fleurs et de feuilles d'oranger, de sureau, de coquelicot; on a prescrit à petites doses la décoction de valériane sauvage, de quinquina, leur poudre ou leur extrait, sans cependant négliger, si l'affection spasmodique paraissait provenir de quelque éruption supprimée, de conseiller quelques diaphorétiques pour déterminer la cause morbide à se porter vers la peau, tels que la poudre de *Dover*, la rapure de Sassafras.

On pourrait conseiller les frictions légères ou de simples rubéfians, des vésicatoires volans, un cautère, l'application de quelques sangsues, surtout si la maladie était réunie à pléthore ou la suite des hémorroïdes supprimées chez les hommes, ou des règles et des lochies chez les femmes ; enfin on tâcherait de diminuer par des remèdes éprouvés l'excès de sensibilité et d'irritabilité qui causent la pneumatie, en variant les moyens curatifs, suivant la *nature de la cause morbide* qui réclamerait des remèdes divers, *sui juris ;* mais sans jamais perdre de vue l'état spasmodique du malade, pour ne pas rendre pire sa situation.

Dans le second cas, ou dans le traitement de la pneumatie *par diminution de sensibilité et d'irritabilité,* dont la paralysie peut être le dernier terme, on devrait, au contraire du précédent, insister dans l'usage des stimulans de plus en plus actifs, des frictions avec les teintures alkooliques, avec addition des cantharides ; les vésicatoires, les sétons, les moxa et les sinapismes, en même temps qu'on pourrait prescrire intérieurement l'infusion d'*arnica,* de la rapure des bois sudorifiques puissans, ou les extraits de ces végétaux, de pulsatile, de scille ; les eaux thermales de Balaruc, de Bourbonne, etc., quelques purgatifs drastiques, avec la scammonée, l'ellébore. Tous ces remèdes toniques, plus ou moins purgatifs, pourraient être utilement prescrits contre cette pneumatie, ou plutôt contre la paralysie à laquelle elle est réunie.

Quant à la saignée, par les sangsues ou par la lancette, contre la pneumatie, elle doit être toujours subordonnée à l'état de pléthore sanguine du malade. Ce n'est que lorsque celle-ci est bien prononcée qu'on a recours à la saignée par la lancette. On se borne ordinairement à conseiller d'extraire du sang par les sangsues lorsqu'il ne faut évacuer qu'un peu de ce liquide, ou lorsqu'on croit devoir pratiquer une saignée locale.

X. *Pneumatie factice.*

On ne pourrait croire, si des faits nombreux ne le prouvaient, qu'il y ait eu des personnes qui se soient enflé le corps en y introduisant de l'air. *Ambroise Paré* et *Fabrice de Hildan* ont vu des mendians qui, pour exciter la compassion publique, se faisaient gonfler la tête en introduisant de l'air sous la peau du cuir chevelu, à la faveur d'un petit tuyau, après y avoir fait une petite piqûre; l'air, en pénétrant le tissu cellulaire, soulevait la peau et augmentait ainsi monstrueusement, par l'insufflation, le volume de la partie supérieure de la tête principalement, et même de la face. *Sauvages* (1) a cité l'histoire d'un malheureux père mendiant que le parlement de Paris avait condamné à mort, en 1593, pour avoir ainsi introduit de l'air dans le corps de son fils, dans l'idée de le rendre monstrueux, et de toucher la commisération publique.

----

(1) *Nosot. meth. Article physocéphale.*, t. II, p. 497, aprez *Ambroise Paré.*

Un soldat dont parle *Sauvages* (1) fut en-
traîné par des scélérats dans un souterrain. Ils lui
firent une plaie à l'aine, dans laquelle ils intro-
duisirent un tuyau par le moyen duquel ils souf-
flèrent de l'air, et tout le corps de ce malheureux
fut tuméfié, à l'exception des mains et des pieds;
le cou s'enfla prodigieusement; une extrême difficulté de respirer survint au point que ce soldat se fit
avec un couteau une scarification au cou; il fut porté
le lendemain à l'hôpital; la peau avait sa couleur
naturelle, mais dans un état de tension et d'élasticité
crépitant sous la peau quand on la touchait. Le
malade demandait à force qu'on lui fît quelques
scarifications; en effet ce fut par ce seul moyen qu'il
recouvra la santé et la mobilité des membres.

J'ai vu à l'hôpital des *Quinze-Vingts* une
femme qui s'était gonflé le ventre de la même
manière : le chirurgien *Gouillard* crut d'abord
qu'elle était atteinte d'une vraie tympanite; ce
ne fut qu'en examinant ensuite l'extérieur du
bas-ventre, que nous découvrîmes qu'elle était le
résultat d'un *stratagème*. Cette femme portait,
dans la partie supérieure et latérale antérieure
de l'os innominé droit du bassin un très-petit
emplâtre qui bouchait une légère solution de
continuité, ou un trou à la peau, par lequel elle
s'introduisait de l'air avec l'extrémité d'un long
tuyau recourbé. C'est ainsi qu'elle faisait gonfler

---

(1) *Nosol. méth.*, class. **x**, art. **vi**, n° 2.

le tissu cellulaire sous-cutané de l'abdomen ; cet emplâtre ayant été levé, l'air s'échappa avec irruption et l'enflure disparut ; je trouvai le lendemain cette femme sans aucune intumescence gazeuse. C'était pour la seconde fois qu'elle s'était ainsi rendue à l'hôpital des Quinze-Vingts sous prétexte d'hydropisie, et elle y était admise et bien traitée en qualité de parente d'un des aveugles : la première fraude n'ayant pas été reconnue, cette femme se proposait d'y passer plusieurs semaines, comme elle l'avait fait précédemment; mais son astuce ayant été découverte, elle en fut bientôt renvoyée.

On pourrait comprendre encore parmi les *pneumaties factices* celles du bas-ventre, qui ont été produites par la déglutition, à diverses reprises, d'une telle quantité d'air atmosphérique que l'estomac et les intestins en avaient été remplis, l'abdomen ballonné et énormément amplifié, au point qu'alors l'individu avait pu, d'après ce qui m'a été dit, surnager dans l'eau. On a encore reconnu par les ouvertures du corps que le tube intestinal, par suite de son énorme dilatation, *s'était déchiré* et avoit laissé un passage à l'air élastique dans la cavité abdominale.

M. le docteur Piorry, qui a donné un très-bon article sur la pneumatie dans le Dictionnaire des Sciences médicales (tome 43, page 344) rapporte divers faits pour prouver que la pneumatie abdominale peut être déterminée par la déglutition de l'air. Il cite à ce sujet MM. *Gosse*, *Ma-*

gendie et *Girardin*, qui ont connu des personnes qui se sont ainsi produit en elles-mêmes une pareille maladie.

Nous nous dispensons de traiter ici de tous les points aussi curieux qu'intéressans auxquels ce sujet pourrait donner lieu ; de pareils détails nous conduiraient au-delà des bornes que nous devons nous prescrire. D'ailleurs nos lumières sont trop restreintes pour bien traiter un sujet aussi important.

Prognostic des pneumaties.

Toutes les pneumaties ne sont pas également dangereuses, puisque celles qui ne sont que l'effet d'une transpiration arrêtée, ainsi que d'autres excrétions, sans lésion de quelque organe important, se guérissent ordinairement plus facilement que les autres. Quant à celles qui sont causées par des maladies éruptives avec ou sans fièvre, elles s'annoncent souvent avant les éruptions, diminuent lorsque celles-ci commencent, et disparaissent lorsque les éruptions sont complètes. On a surtout observé ces changemens dans la pneumatie réunie à des maladies éruptives qui ont eu lieu à plusieurs reprises. La pneumatie n'est quelquefois qu'un symptôme de la fièvre diminuée ou augmentée selon ses degrés et ses diverses complications.

La pneumatie qui a lieu après avoir mangé des crabes ne dure ordinairement que peu de jours ou quelques heures seulement, au lieu que celle qui survient dans les fièvres se montre plus long-temps ; et elle peut être plus ou moins fâcheuse selon la nature des fièvres. Elle est de la plus grande conséquence lorsqu'il y a quelque foyer de suppuration ou une disposition dangereuse en quelque partie du corps, interne surtout. Celle qui survient à la suite des plaies de poitrine, avec blessure au poumon, peut avoir des suites très-funestes.

La pneumatie qui est réunie ou qui succède à l'affection cérébrale ou nerveuse est d'autant plus fâcheuse qu'elle peut annoncer une fièvre typhoïde, l'apoplexie, ou la paralysie des parties plus ou moins essentielles à la vie. L'emphysème qui survient après des douleurs en diverses parties, dans les os même, ou qui leur succède, annonce souvent l'inflammation des parties molles, des abcès, la carie des os.

Les plus légères intumescences gazeuses de l'abdomen, avec plus ou moins de sensibilité et de rénitence, peuvent annoncer l'inflammation de l'estomac, des intestins et d'autres organes du bas-ventre. C'est ce qu'il est essentiel de bien observer quand on traite un malade d'une affection tendant plus ou moins à l'inflammation, ou qui a quelque caractère des fièvres typhoïdes, tant pour leur pronostic que pour leur traitement.

La pneumatie est très-souvent compliquée de divers vices *sans fièvre*, le psorique, herpétique,

vénérien, scrophuleux, scorbutique ; *avec fièvre,*
érysipélateux , morbilleux , variolique , etc. ;
la pneumatie est alors d'autant plus dangereuse
qu'elle est l'effet du mauvais caractère du vice dont
elle provient presque toujours alors ; elle est
très-souvent suivie d'une hydropisie incurable.

La pneumatie qui a lieu chez les enfans est généralement moins fâcheuse , leur système absor-
bant jouissant d'une plus grande énergie. J'ai vu
plusieurs enfans atteints d'une pneumatie générale
dans le travail de la dentition , qui n'a eu aucune
suite ; elle s'est dissipée dès que la sortie de la
dent hors de l'alvéole s'est effectuée. D'autres enfans , après une pneumatie , ont été atteints d'une
anasarque fâcheuse.

Dans les adultes et les vieillards , la pneumatie
est souvent funeste , quelle qu'en soit la cause ;
cependant celle par des vers cesse lorsqu'ils sont ex-
pulsés hors du canal alimentaire par le seul travail
de la nature ou par le secours des anthelmintiques.

Le libre cours des urines, dans les pneumaties,
est très-rassurant , car si elles viennent à diminuer, comme cela a souvent lieu , l'hydropisie
ne tarde pas à survenir ; c'est ce que j'ai dit dans
mon ouvrage sur cette maladie après l'avoir observé.

La pneumatie qui revient avec défaillance des
forces générales, faiblesse et irrégularité du pouls,
finit souvent par la gangrène dans quelque partie du
corps, ou par une affection gangréneuse générale ,

quelquefois seulement apparente dans l'estomac et dans les intestins, cela n'est pas rare. On peut même croire que l'inflammation dans ces organes est le résultat le plus fréquent de ces sortes d'autopsies. Je ne parle dans cet article que de la pneumatie en général, pour renvoyer des détails ultérieurs aux articles relatifs aux espèces de pneumatie selon leur siége.

Traitement général des pneumaties.

Nous avons prouvé, dans notre ouvrage sur l'hydropisie, que nos prédécesseurs avaient généralement conseillé contre cette maladie des remèdes trop souvent semblables, quoiqu'elle fût de nature diverse. Ils sont tombés dans les mêmes erreurs à l'égard des pneumaties qui proviennent des collections gazeuses ou aériennes. Il n'est cependant aucune maladie contre laquelle on ne doive varier davantage les remèdes, d'où il est résulté que leur nombre, au lieu d'être restreint, s'est prodigieusement accru, et plutôt en obscurcissant la science qu'en l'éclairant réellement par la recherche des causes de la maladie, causes qui doivent concuremment avec d'autres circonstances servir au choix d'un bon remède.

On a cru avoir trouvé des remèdes contre cette maladie dans tous les règnes de la nature, fossiles, minéraux, végétaux, animaux, quelquefois en prescrivant leurs diverses parties; et souvent après en avoir extrait divers principes par les moyens chimiques ou pharmaceutiques, et dont on a composé beaucoup de remèdes.

Qu'on jette un coup d'œil sur les nombreux ouvrages de matière médicale, celui de *Geoffroi* particulièrement, ainsi que sur les pharmacopées de tous les pays, et l'on sera convaincu qu'il n'est aucune maladie contre laquelle on ait prescrit autant de remèdes, et avec moins de succès, que contre la pneumatie.

Cependant le danger d'une pareille méthode, qui a d'abord été générale, fut reconnu, comme je l'ai dit précédemment, par deux anciens médecins, *Modius-Asiaticus* et *Cœlius-Aurélianus* son disciple, et plus tard encore par *Pacchioni*, *Brown*, etc.

Ces médecins, persuadés que les vents ou les *gaz* provenaient de l'inertie des solides, conseillaient, pour les combattre heureusement, les remèdes toniques, plus ou moins échauffans; le nombre des remèdes tirés de cette classe qu'on admit fut très-multiplié; mais il n'y eut que trop de pneumaties encore qu'ils ne guérirent pas, ou contre lesquelles ces remèdes n'opérèrent que de fâcheux effets. C'est ce que reconnurent plus tard de véritables méthodistes grands praticiens, parmi lesquels nous devons comprendre notre célèbre *Baillou*, *Lazare Rivière*, *Sydenham*, *Mead*, *Boërrhaave*, *Stahl*, *Van-Swiéten*, *Pringle*, *Sauvages* surtout, *de Haën*, *Tissot*, *Lieutaud*, et beaucoup d'autres encore, qui, ayant observé qu'un grand nombre de pneumaties provenait d'une *irritation* tendant plus ou moins à *l'inflammation*, si elle n'existait déjà, eurent recours dans ces cas à des remèdes entièrement différens, je veux dire qu'ils conseillèrent les relâchans, les anodins, la saignée même, lorsqu'il y avait une pléthore, non-seulement générale, indiquée par la plénitude et dureté du pouls, mais encore par la pléthore partielle du cerveau, de la poitrine, du bas-ventre ou de quelques-uns de ses organes seulement. Ainsi ils conseillèrent la saignée de la veine jugulaire (1) ou celle du pied, lorsque le cerveau leur paraissait comprimé. La saignée du bras était pratiquée lorsque la poitrine et le bas-ventre étaient le siége de cette pneumatie, et que la pléthore sanguine paraissait la produire.

Ces remèdes administrés dans les cas indiqués eurent et ont encore les plus heureux effets. Cependant il ne faut pas nier qu'il ne se présente quelquefois des cas particuliers dans lesquels on prescrit de vrais toniques, comme la plupart des médecins l'ont voulu.

Voilà donc deux classes de remèdes qui ont été

---

(1) Dans ces derniers temps les insufflations dans les vaisseaux des animaux vivans ont été de nouveau répétées sur des chevaux à l'école vétérinaire d'Alfort, par MM. *Gérard* et *Dupuy*. Ils en ont conclu que dans la pratique de la saignée à la jugulaire, si l'on fait l'ouverture de la veine trop grande, et que l'air puisse entrer, il en résulte de graves accidens.

d'abord admises contre les gaz, l'air ou les vents ; mais la prescription de tous ces divers remèdes, considerés sous deux aspects différens, quoique d'une utilité réelle pour les cas qui les concernent, n'a pas encore paru suffisante, l'expérience ayant prouvé que par les deux sortes de remèdes réputés généralement toniques ou relâchans, on n'obtient pas toujours un succès aussi complètement heureux dans le traitement des pneumaties que si l'on faisait un choix plus précis des toniques ou des relâchans.

D'habiles médecins ont cru qu'il y avait des gaz qui provenaient d'une disposition particulière des solides ou des fluides tendant plus ou moins à la *pouriture* ou à la *gangrène*, qu'on ne pouvait toujours rapporter pour le traitement ni à un excès de ton, ni à celui d'une trop grande atonie, et qu'il fallait les combattre par des remèdes particuliers qu'ils ont appelés *anti-septiques*. L'expérience a en effet, dans plusieurs circonstances, fait connaître l'efficacité de ces remèdes, si souvent réelle qu'ils ont été considérés comme *spécifiques*, dans le nombre desquels le *quinquina* leur a paru, avec juste raison, tenir le premier rang, soit qu'on le prescrivît seul, sous diverses formes, extérieurement ou intérieurement, soit qu'on en augmentât l'action tonique par des spiritueux, par des teintures alkooliques, de mirrhe, de camphre, d'assa-fétida, d'aloès, etc.

Quel est aujourd'hui le médecin qui ignore les

belles observations sur l'efficacité de ces anti-septiques, consignées dans les ouvrages de *Pringle*,
d'Huxam, de *Monro* et autres savans médecins anglais; de *Quesnay*, de *Bordeu*, etc., médecins français que beaucoup d'autres habiles compatriotes
ont imités et imitent tous les jours, cependant
après les médecins italiens qui ont employé le quinquina intérieurement et extérieurement avec des
succès qui tiennent du prodige? Les anti-septiques
dont il vient d'être question sont donc très-utiles
contre les fièvres pernicieuses, souvent avec pneumatie plus ou moins prononcée, si communes près
les marais Pontins, et sur lesquelles fièvres *Ramazzini*, *Torti*, etc., ont écrit des ouvrages si
importans.

On ne peut donc se dissimuler qu'indépendamment des deux espèces de causes de pneumatie qui
ont été d'abord reconnues, il n'y en ait d'autres
qu'on ne peut y rapporter pour être heureusement
traitées, celles par trop de vacuité ou de plénitude des vaisseaux, celles par des fièvres, celles par
divers vices, vénérien, scorbutique, herpétique,
psorique, érysipélateux, variolique, morbilleux,
urticaire, etc., éruptions qui sont souvent précédées, accompagnées ou suivies de la pneumatie,
contre laquelle il faut fréquemment prendre la
cause en considération pour pouvoir la détruire.

Quant à la pneumatie fébrile, qui est si commune, dans les fièvres typhoïdes particulièrement,
elle réclame le traitement de ces mêmes fièvres

dont elle provient, le quinquina surtout, les sinapismes, les vésicatoires, les ventouses, etc., et très-souvent la saignée par la lancette ou par les sangsues.

Je suis entré dans des détails plus circonstanciés en traitant précédemment des diverses espèces de pneumatie. Ne me dissimulant cependant pas que je n'en aie rapporté quelques-unes à des espèces qui eussent pu appartenir à d'autres ; tandis qu'au contraire j'en ai peut-être distingué certaines qui eussent dû être réunies à d'autres. Mais ces défauts, que je n'ai pu éviter, ne justifient jamais ceux qui restreignent trop les méthodes de traitement.

Mille faits prouvent que ces méthodes doivent être variées selon les diverses causes, quand on les connaît ; et si malheureusement le contraire a lieu, on n'est alors que trop forcé de recourir à l'empirisme, quoique toujours plein d'incertitude et de danger.

C'est, sans doute, après avoir reconnu ces causes qu'on a compris parmi les remèdes empiriques des pneumaties externes l'usage de *l'acupuncture*, opération qui avait été aussi conseillée contre l'hydropisie et autres maladies.

Mais nous devons dire que ces piqûres n'ont pas suffi pour donner issue aux eaux contenues en diverses parties du corps , ni pour laisser sortir les gaz, vraisemblablement parce qu'après l'extraction des aiguilles, bien plus petites que le trois-quarts, dont on laisse quelquefois la canule dans la plaie pour faire couler les fluides, les parties molles qui entourent les orifices se gonflent, se rapprochent et les ferment, d'où il résulte qu'aucune évacuation n'a lieu; aussi l'usage de l'*acupuncture* a-t-il été abandonné comme remède de ces deux maladies. On y a même trouvé des inconvéniens et du danger. Je ne crois pas qu'elle soit plus efficace dans d'autres maladies contre lesquelles on n'a pas craint, à diverses époques, et tout récemment encore, de la recommander; mais est-on toujours sûr, en la pratiquant, d'éviter les nerfs dont les fibrilles sont si nombreuses et si variables dans leur situation? Or, si quelques-unes d'elles ne sont malheureusement qu'effleurées, et non coupées entièrement, n'en résultera-t-il pas un surcroît de douleur, même des convulsions ? Combien de faits ne pourrait-on pas rapporter, qui prouveraient que cette crainte n'est pas imaginaire ! Il est vrai, dira-t-on, que les piqûres, en ouvrant quelque vaisseau, donnent lieu à un dégorgement sanguin, qui peut être utile dans quelques maladies douloureuses; mais alors les saignées générales, ou même locales par les sangsues, ou les simples mouchetures, ne produiraient-elles pas les mêmes effets et sans craindre les mêmes inconvéniens ?

Il y a long-temps qu'on sait que les solutions de continuité de la peau trop petites doivent être agrandies dans beaucoup de cas, par une ou plusieurs légères incisions.

Que *Ten-Rhyne* (1), *Kaempfer* (2), et autres auteurs, célèbrent, s'ils veulent, ces piqûres, dont ils disent que les Chinois et les Japonais font un usage utile, nous ne serons pas tentés de les imiter. Nous n'avons pas voulu adopter l'acupuncture contre l'hydropisie; nous la recommanderons encore moins contre la pneumatie, quelque aiguille dont on veuille se servir pour la pratiquer, qu'elle soit d'or, d'argent, même d'acier, plus ou moins propre à énerver ou à soutirer le principe de la douleur, ou le fluide électrique, a-t-on dit. Il doit donc nous suffire de croire que les aiguilles, en irritant la pulpe des plus petits nerfs, peuvent renouveler et même augmenter les accidens de la maladie, non-seulement pour ne pas conseiller les piqûres, mais même pour les proscrire.

____

(1) *De Arthritide*, p. 145.
(2) *Amœnit.*, p. 582. V. Heister, *chirurg.*, p. 465.

Quelques observations relatives aux maladies produites par des gaz, extraites des auteurs et de ma clinique, tendant à confirmer celles que nous avons rapportées dans les articles précédens.

OBSERVATION I.—*Pneumatie externe dans une rougeole.* La fille d'une marchande de volaille, âgé d'environ quinze ans, qui habitait dans la petite rue de Nevers près le Pont-Neuf, d'une constitution assez forte et qui avait déjà été réglée plusieurs mois, excepté les deux derniers, fut atteinte d'une rougeole dans le mois d'octobre 1806. Le temps étant humide et pas très-froid, après avoir éprouvé pendant deux à trois jours un très-grand mal de tête, des éternuemens fréquens et le corysa, on la laissa courir hors de la maison et très-mal couverte ; l'éruption qui commençait à survenir disparut, le mal de tête augmenta, le pouls fut serré et fréquent, le visage était plutôt pâle que rouge, et il y avait de violentes quintes de toux, quelques mouvemens convulsifs dans l'une des paupières, et une grande difficulté de respirer. Le chirurgien Cl. Michel Martin, qui voyait cette jeune fille, avait prescrit des boissons diaphorétiques échauffantes, après avoir mis un vésicatoire à chaque cuisse. Il vint m'appeler dans la soirée. Je trouvai la jeune malade dans une extrême agitation, remuant continuellement sa tête diversement ; les pommettes étaient rouges, et il y avait aussi d'autres grandes plaques de rougeur sur le corps ; le pouls me parut inégal, plus plein et plus dur qu'il ne devait être, sans être plus fréquent : considérant de plus que les règles avaient manqué à cette fille, je prescrivis un bain de jambes, avec de l'eau chaude, d'une demi-heure, et de lui faire pratiquer ensuite une petite saignée du pied. Je remplaçai la boisson par une simple infusion de fleurs de violette et de tilleul, émulsionée avec du sirop de capillaire. Ce traitement fut heureux. Il survint de la moiteur et des éruptions morbilleuses au visage, sur la poitrine et bientôt ailleurs ; des fleurs blanches parurent, et même elles finirent par être un peu rouges ; tout se disposait pour le mieux, je cessai de voir cette petite malade. Le traitement que j'avais conseillé ne fut pas continué, on la laissa lever dans une chambre froide et pas bien close. Les éruptions morbilleuses disparurent, et la peau du visage et de la partie antérieure de la poitrine fut soulevée par un *emphysème* considérable. Le lendemain toute l'habitude du corps fut ainsi tuméfiée, le ventre particulièrement et résonnant comme un tambour ; le mal de tête redoubla, le délire survint, la respiration fut laborieuse, et il y eut des évacuations alvines séreuses un peu sanguinolentes, avec une telle diminution dans l'enflure du bas-ventre qu'il ne fut plus soulevé, et ne résonnait plus par la percussion. Cette jeune malade mourut. Je désirai qu'on en fît l'ouverture; M. Martin l'obtint, et j'y assistai. Le corps était tumefié généralement par les gaz. Quelques-incisions faites sur diverses partie de la peau en laissèrent échapper une grande partie; surtout quand on ouvrit le bas-ventre, ils en sortirent et frappèrent l'odorat des assistans comme l'eussent fait des *gaz acidules.* L'estomac et les intestins étaient très-rouges et tuméfiés encore par des gaz qui s'échappèrent dès qu'on eut fait une légère incision à l'estomac; la membrane muqueuse gastrique et intestinale était généralement très-rouge.

Il y avait aussi des gaz dans les cavités de la poitrine, dans les poumons et dans le péricarde, dans les ventricules et les oreillettes du cœur. Les veines caves en contenaient beaucoup ainsi que les jugulaires, quoique leur sang fut très-noir, ainsi que celui de la veine pulmonaire, qui contenait beaucoup de gaz et avait moins de consistance.

On s'assura par l'ouverture du crâne qu'il y avait de l'air ou des gaz dans la cavité de l'arachnoïde, dans les anfractuosités du cerveau et du cervelet, entre les lames du *septum lucidum* et dans les plexus choroïdes; les ventricules du cerveau en contenaient aussi et avec beaucoup de sérosité. Il y avait une grande quantité de gaz dans le canal vertébral, non-seulement dans l'intervalle des lames de l'arachnoïde, dont l'externe revêt la face interne

de la dure-mère, et l'interne recouvre la pie-mère
de la moelle épinière, mais encore dans l'intérieur
de la substance médullaire vertébrale, particulièrement dans la partie moyenne de sa portion
supérieure ou cervicale; on y voyait une cavité
longitudinale en forme d'un ventricule qui com-
muniquait avec le quatrième ventricule du cerveau, laquelle contenait beaucoup de gaz.

Cette observation vient à l'appui d'autres observations que j'ai rapportées ailleurs (1), sur
l'existence d'un conduit plus ou moins prolongé
du quatrième ventricule du cerveau dans la moelle
épinière, lequel conduit est quelquefois aussi
plein d'eau ou de gaz, dans le *spina bifida* particulièrement, ainsi que la cavité de la membrane
arachnoïde dont je viens de parler. Mais dans l'état
naturel cette cavité est vide, seulement est-elle hu-
mectée par de la sérosité, sans doute pour faciliter
à la moelle épinière quelques mouvemens particuliers, lorsque la colonne vertébrale est mise
par ses muscles en état d'extension, ou de flexion
en avant, ou encore lorsqu'elle exécute les mouvemens latéraux, et de demi-rotation.

Je ne crois pas que le vide qui existe, dans les
cadavres, entre la moelle épinière et le canal verté-

---

(1) *Voy.* t. I des *Mémoires* de l'Institut de l'an VII.
Voy. aussi le t. II de ces *Mémoires*, p. 18. On y fait men-
tion d'un canal longitudinal dans la moelle épinière.
Voy. de plus notre *Anat. méd.*, t. IV, p. 62.

5.   15

bral soit naturellement rempli d'eau; je pense, au contraire, qu'il n'est lubrifié que par une rosée séreuse, comme le sont les cavités du cerveau, des plèvres, du péricarde, du péritoine, etc., rosée sans doute qui est d'abord réunie à quelque gaz, et ensuite à de l'eau plus ou moins abondante.

Ce n'est que par des causes morbides, ou après la mort, que l'eau se ramasse dans la cavité vertébrale, ainsi que dans les autres cavités qui sont tapissées par la membrane séreuse, de la nature de l'arachnoïde, parce que la faculté de l'absorption est alors détruite, lors même que celle de l'exhalation des gaz ou des sérosités continue, peut-être comme une simple exsudation. Il y a plus de cinquante ans que je l'ai dit dans mes leçons, et que je l'ai depuis prouvé par le résultat de beaucoup d'observations anatomico-médicales (1).

Obs. ii. — *Pneumatie dans une petite-vérole.* J'ai été appelé, dans la rue des Boucheries, faubourg Saint-Germain, par Joly, chirurgien, pour voir un jeune garçon de onze à douze ans, atteint d'une *petite-vérole confluente;* au troisième jour de l'éruption son corps était dans un

______

(1) On peut consulter à ce sujet notre ouvrage sur l'*Hydropisie* et notre *Anat. méd.*, ouvrages dans lesquels nous avons rapporté plusieurs faits qui donnent de l'appui à notre opinion, nullement semblable à celle qu'on veut établir aujourd'hui, en confondant l'état morbide avec l'état naturel.

véritable état d'emphysème ; la peau était considérablement boursoufflée, et l'on entendait un bruit de crépitation quand on la comprimait légèrement avec les doigts. Les paupières étaient si gonflées que l'enfant n'y voyait pas ; les urines étaient rares, mais claires, le pouls fréquent, mais mou et inégal. Je conseillai des vésicatoires aux jambes et un julep légèrement diaphorétique ; pour boisson, une infusion de tilleul, de bourrache et de coquelicot, édulcorée avec du sirop de capillaire. *L'enflure gazeuse* diminua considérablement ; l'éruption finit, les boutons varioliques se gonflèrent et se remplirent de pus, mais irrégulièrement relativement à la marche de leur exsiccation, la respiration devint laborieuse, le délire survint, l'emphysème disparut, il y eut un léger crachement de sang, la difficulté de respirer fut extrême et l'assoupissement profond ; enfin le jeune malade périt le dixième jour de l'éruption. Son corps fut ouvert le lendemain de la mort, par M. Marchant, mon prévôt d'anatomie ; il remarqua que le bas-ventre contenait beaucoup de sérosité rougeâtre ; que l'estomac et les intestins étaient dans un état d'inflammation, très-rouges et très-ramollis dans leurs parois, sur lesquelles il y avait quelques petits boutons, mais qu'on ne put comparer à la petite-vérole, ainsi que *Cotugno*, célèbre médecin de Naples, l'avait observé plusieurs fois contre l'opinion d'un grand nombre d'anciens praticiens qui avaient cru qu'il se formait

intérieurement comme extérieurement des pustules varioliques (1).

La poitrine contenait aussi des sérosités comme
le bas-ventre, mais les poumons étaient très-
tuméfiés par des gaz, et il y en avait aussi surtout
dans le tissu de ses lobes, ainsi que du sang noir,
comme extravasé ; le tissu du cœur était très-ramolli, comme atteint de putréfaction. Le crâne
ayant été ouvert, on vit que les membranes étaient
soulevées par des gaz ; que les ventricules en
contenaient beaucoup, ainsi que les sinus et les
veines jugulaires qui en rapportent le sang dans
la veine-cave supérieure et au cœur. On ne peut
douter que les gaz mêlés avec le sang veineux
n'aient gêné, troublé la circulation du sang, et
concouru à l'extrême difficulté de respirer et l'assoupissement profond qui ont précédé la mort
de cet enfant.

*Obs. III. — Pneumatie dans une fièvre ty-
phoïde.* Un domestique de M. *Vassal,* receveur général des finances, fut atteint d'une fièvre maligne
typhoïde qu'il contracta à *la Fortelle,* maison de
campagne de son maître, en habitant et cou-
chant au rez-de-chaussée d'un château dont les
murs étaient entourés d'un fossé plein d'une eau

____

(1) On pourrait voir à ce sujet ce que nous avons dit,
dans le sens de *Cotugno,* dans notre petite dissertation
sur la petite-vérole, résultat de mes leçons au Collége
royal, à la suite de *l'instruction* sur l'inoculation publiée
par M. Salmade. An 7 de la rép. franç.

presque croupissante. Déjà d'autres domestiques avaient été affectés de pareilles maladies, et quelqu'un en était mort ; celui-ci, après avoir éprouvé des mouvemens spasmodiques et même convulsifs, tomba dans un assoupissement léthargique, quoique sa langue et le pouls parussent dans l'état naturel. Je fus appelé à cette campagne, où je trouvai le malade dans le plus fâcheux état, ayant le pouls très-faible, très-lent ; la respiration courte et gênée, les extrémités froides, et le visage pâle, surtout le bout du nez, les yeux ternes ; il n'y voyait plus ; enfin il périt dans la nuit que je passai dans cette campagne.

Je recommandai à M. Cosme d'Angerville, chirurgien ordinaire de M. Vassal, qu'on avait appelé deux ou trois jours auparavant, de ne pas manquer de faire l'ouverture du corps.

A mon retour à Paris je fis observer au maître du château que l'habitation qu'il donnait à ses domestiques était si mal saine, qu'il les y perdrait tous de la même manière, s'il ne les établissait dans un lieu mieux aéré, ce qu'il fit à leur grand avantage (1).

____

(1) Voyez, dans notre ouvrage sur l'apoplexie, l'histoire d'un autre malade, mort à Paris, y ayant été conduit de cette campagne au commencement d'une maladie qu'il y avait contractée. J'ai fait dans cet ouvrage diverses remarques sur le typhus et sur l'apoplexie fébrile (page 270 et suiv.) Nous considérâmes, M. Maloët et moi, cette maladie comme une fièvre typhoïde, mais le traitement que nous prescrivîmes fut sans succès.

L'ouverture du corps dont je viens de parler fut faite par M. Cosme d'Angerville vingt-quatre heures après la mort ; en voici le résultat.

L'habitude du corps était un peu tuméfiée par les gaz, particulièrement le bas-ventre , dont il s'exhalait une grande quantité d'un gaz très-fétide. Il y avait aussi dans la cavité abdominale un peu de sérosité rougeâtre et de la même odeur ; l'estomac et les intestins, ainsi que le péritoine et le mésentère paraissaient plus rouges que dans l'état naturel. La poitrine étant ouverte , on reconnut également dans cette cavité et dans le péricarde une collection de gaz qui répandirent par leur exhalation une odeur fétide. Les poumons et le cœur étaient un peu ramollis dans leurs substances ; mêmes remarques concernant les gaz et les sérosités ont été faites à l'égard de ceux contenus dans le crâne et dans les cavités cérébrales , ainsi qu'à l'égard du ramollissement des substances du cerveau. Les vaisseaux sanguins de cet organe, en y comprenant les sinus, contenaient peu de sang, quoique en général ces parties parussent à la vue être presque dans l'état naturel , sinon un peu plus blanches.

Obs. iv. — *Pneumatie qui a succédé à des éruptions dartreuses mal traitées.* Un négociant arrivé de la Martinique avec des dartres dont tout son corps était couvert, vint me consulter. Je lui prescrivis divers remèdes re-

latifs à ces éruptions sans beaucoup de succès. Il
fit ensuite le voyage aux eaux sulfureuses des Pyrénées : d'abord on lui conseilla d'aller à Cauteretz
et ensuite à Barège, et de retourner après à la mer
pour se baigner, ce qui fut fait; le malade revint à Paris dans un meilleur état. Je lui conseillai de ne pas s'obstiner à user davantage des
remèdes pour faire disparaître les éruptions de la
peau, mais de prendre quelques doux dépuratifs
intérieurement, tels que des mercuriaux avec les
antiscorbutiques amers. Ce traitement prolongé
pendant six mois lui réussit parfaitement. Cependant, ayant éprouvé quelques rougeurs à la peau
avec du prurit, dans la nuit surtout, il crut devoir
reprendre le traitement externe ; il eut particulièrement recours aux fumigations sulfureuses, lesquelles firent en effet disparaître toutes les éruptions cutanées, et le prurit même de la nuit;
mais les digestions devinrent pénibles, et bientôt
une diarrhée s'établit avec des coliques violentes;
l'évacuation alvine-séreuse devint sanguinolente.
Le sang fut plus pur, rouge, et enfin noirâtre, avec beaucoup de matières glaireuses. Le
malade maigrit, la fièvre s'alluma, devint continue en redoublant le soir et pendant la nuit,
le bas-ventre se tuméfia, il se forma une vraie
tympanite, la respiration fut laborieuse, et enfin
ce malade mourut.

Son corps fut ouvert par le chirurgien *Co-*
quart fils, qui reconnut que le bas-ventre était

plein de gaz qui répandaient une odeur très-fétide; que l'estomac et les intestins étaient très-rouges, enflammés, mais ramollis et vides d'air. Les viscères abdominaux, le foie, la rate, les reins, étaient tuméfiés et ramollis; la poitrine contenait aussi des gaz fétides et une certaine quantité de sérosité rougeâtre épanchée dans ses cavités; les ventricules du cerveau en contenaient aussi, et la substance de ce viscère, celle de la moëlle allongée et du cervelet, étaient imbibées d'une pareille sérosité.

Obs. v. — Pneumatie du poumon et hydropisie des ventricules du cerveau. Un ouvrier âgé de quarante ans, qui maniait continuellement le *chanvre*, éprouva une difficulté de respirer telle, qu'elle était laborieuse et *sibileuse;* il avait le ventre tuméfié nonobstant qu'il tenait sa tête élevée. Il éprouvait de plus de la toux et une grande chaleur dans les fosses gutturales. Il se plaignait aussi de douleurs dans les parties extérieures de la poitrine et du bas-ventre. Il était tourmenté par l'insomnie; enfin il mourut.

Le cadavre ayant été ouvert, on reconnut que les poumons étaient très-gonflés *par de l'air*, et qu'ils étaient parsemés de taches noirâtres; les vaisseaux sanguins de la pie-mère étaient entourés d'une gélatine concrétée. Les substances du cerveau étaient ramollies, et il y avait de l'eau dans les ventricules de cet organe et dans la cavité du canal vertébral. *Valsalva Lieutaud*, *hist. anat. m.*, *lib.* III, *obs.* 470.

Nul doute, comme on en est aujourd'hui généralement convaincu, que la poussière portée dans les bronches par l'air de l'inspiration ne puisse y produire des concrétions plus ou moins considérables qui les obstruent, gênent la respiration, altèrent leur tissu, et de proche en proche celui des poumons, d'où proviennent la pneumatie, l'hydropisie de poitrine, ou la phthisie pulmonaire. C'est ce qui a également lieu dans ceux qui inspirent d'autres corpuscules pulvérulens, comme les vanneurs, les cribleurs de blé, et tout ceux qui vivent dans une atmosphère chargée de poussière.

L'observation que je viens de rapporter, extraite de *Lieutaud*, en offre un exemple, mais cet auteur n'a rien dit des symptômes relatifs aux troubles des fonctions du cerveau qui ont dû nécessairement avoir lieu, puisqu'il y avait dans cet organe des altérations que l'anatomie a reconnues et signalées.

Obs. vi. — *Pneumatie de l'encéphale et des poumons.* Le fils d'un menuisier demeurant passage du Commerce Saint-André-des-Arts, âgé d'environ vingt ans, fort de constitution et d'un tempérament sanguin, fut atteint d'une pneumonie des plus violentes, avec douleur gravative à la poitrine du côté droit, et une rougeur extérieure qui se prolongeait le long de l'épaule, sur l'articulation de l'humérus avec l'omoplate du même côté; il y avait une extrême difficulté de respirer, crachement d'un sang vermeil en petite quantité à la suite de quintes de toux violentes, pouls plein, dur, fréquent, inégal, le visage rouge, les yeux animés, les vaisseaux pleins de sang, l'habitude extérieure du corps généralement bouffie, surtout la tête et la face, et le malade ne pouvant se coucher que difficilement sur le côté gauche. Le chirurgien *Rigal*, qui voyait ce malade, le fit saigner du bras, d'abord deux fois le même jour, et lui tira cinq palettes d'un sang qui était *très-couenneux*, trois à la première saignée et deux à la seconde. Il lui prescrivit des boissons rafraîchissantes, un looch blanc, etc. Je fus appelé le lendemain auprès de ce malade. Je conseillai une autre saignée, et je fus d'avis de continuer le même traitement intérieur, de lui faire donner deux lavemens émolliens, et s'il survenait un peu de rémission dans le pouls, de lui mettre un vé-sicatoire volant sur le côté droit, qui serait levé le soir et remplacé par deux vésicatoires aux jambes qui seraient conservés pendant quelque temps. Du reste, je continuai d'insister beaucoup dans l'usage des boissons adoucissantes et rafraîchissantes, légèrement diurétiques. Ce traitement fut suivi jusqu'au septième jour; l'expectoration n'était plus sanguignolente, mais salivaire, un peu muqueuse; les urines n'étaient plus rouges, mais claires, abondantes, et la respiration facile. Les vésicatoires des jambes furent maintenus trois à quatre jours encore. Le malade paraissait enfin rétabli ; le chirurgien m'en rendit compte deux ou trois fois ; il le purgea le quatorzième jour avec un doux minoratif, et me le conduisit pour me remercier.

Cependant j'appris environ trois semaines après que sa respiration n'était pas facile , qu'il avait une petite toux ; que ses urines étaient rouges , sédimenteuses et peu abondantes ; qu'il y avait de l'œdématie aux pieds, le soir surtout, et de la *bouffissure* au visage. Je conseillai au chirurgien de rétablir les vésicatoires, l'un au bras et l'autre à la cuisse de l'autre côté du corps ; je conseillai les boissons diurétiques avec de l'oxymel scillitique ; enfin de faire tout ce qui se pourrait pour prévenir l'hydropisie de poitrine qui me paraissait imminente ; tous ces moyens n'empêchèrent pas qu'une vraie anasarque s'établît. Je revis le malade , je portai le prognostic le plus fâcheux, conseillant toutefois la continuation des diurétiques qui me paraissaient les mieux appropriés ; mais ce fut inutilement ; la gangrène survint aux jambes après des scarifications, et le malade mourut.

Son corps fut ouvert par MM. Rigal et Michel Martin, mon ancien prévôt d'anatomie. Ils trouvèrent beaucoup d'eau infiltrée dans le tissu cellulaire du tronc et des extrémités, dans le bas-ventre et dans la poitrine, mais singulièrement mêlée à beaucoup d'air formant des globules plus ou moins gros et pétillans ; les lobes du poumon gauche étaient très-tuméfiés, boursoufflés d'air soulevant particulièrement le lobe supérieur. La texture de ces lobes étaient très-ramollie ; quant à ceux du poumon droit , l'inférieur était très-endurci, de couleur d'un gris rougeâtre comme l'est ordinairement la substance du foie ; le moyen lobe était tuméfié et contenait dans son tissu cellulaire une grande quantité de matière muqueuse noirâtre ; le lobe supérieur était *boursoufflé* et crépitant quand on le touchait. On remarquait à sa face externe diverses élévations rétrécies vers le poumon, comme par un pédicule , ainsi que sont quelques hydatides ; leur consistance était aussi considérable que si elles avaient été parfaitement remplies par de l'air élastique, ce qui faisait qu'étant jetées à terre elles bondissaient comme eût fait une paume. Cette cavité droite de la poitrine contenait très-peu d'eau, tandis que la gauche en contenait beaucoup. Il y avait de l'eau rougeâtre dans les ventricules du cerveau , et le tissu de ce viscère en était très-ramolli.

Tel est l'exposé de l'ouverture du corps de ce jeune homme, mort d'une pneumonie inflammatoire, qui nonobstant de nombreuses saignées a cependant été suivie d'une prompte hydropisie de poitrine avec emphysème , je veux dire non-seulement avec épanchement d'eau dans les cavités pectorales , mais aussi avec imbibition de sérosité dans les poumons, et avec une *collection d'air élastique* dans le lobe supérieur gauche. Je pourrais ajouter ici qu'on a rapporté divers exemples d'hydropneumatie dans la tête, la poitrine, le bas-ventre, après des inflammations du cerveau et de la moelle épinière, ainsi qu'après celles du cœur et de tous les viscères abdominaux, enfin qui ont fini par des pneumaties seules ou réunies à des hydropisies, les malades ayant été saignés plusieurs fois et le sang ayant paru très-couenneux.

On a aussi observé dans les cadavres des pneumatiques et des hydropiques que, bien loin d'avoir le sang totalement dissous, il contenait une abondante quantité de substance albumineuse formant des concrétions remarquables.

Obs. vii. — *Gaz pectoraux dans une phthisie pulmonaire avec ouverture du corps.* Un jeune homme de dix-sept à dix-huit ans, né à Liége, vint à Paris pour y étudier la médecine. Il me fut adressé pour que je lui donnasse quelques instructions sur le plan de ses études. Je le trouvai d'une extrême maigreur, grand, d'une structure grêle et ayant la voix un peu rauque, ce qui m'engagea à lui faire quelques questions sur sa santé. Il m'apprit qu'il avait perdu un frère de la phthisie pulmonaire. Je lui touchai le dessous du menton, et je lui reconnus un commencement de tuméfaction dans les glandes lymphatiques sous-maxillaires. Je me bornai à lui conseiller beaucoup de ménagement dans son régime et dans sa conduite pendant le cours de ses études, lui faisant observer que sa santé était bien frêle et qu'il avait besoin de la bien soigner.

Ce jeune homme suivit mes leçons publiques.

Environ un an après, il vint chez moi me consulter pour une petite toux; il avait beaucoup maigri et craché un peu de sang. Je lui conseillai de retourner dans son pays. Mais déjà trop attaché à ses études médicales, il voulut les continuer, et même il disséqua quelques cadavres; sa maladie fit des progrès rapides. *Andravi*, mon ancien prevôt, lui donnait des soins et m'appela pour voir ce jeune malade qui réclamait mes conseils; je le trouvai avec les derniers symptômes de la phthisie pulmonaire, surtout avec une œdématie des extrémités inférieures, et le reste du corps étant dans un état d'*emphysème* remarquable par son intensité, la peau étant soulevée et résonnant quand on la percutait. Depuis quelques jours il y avait du délire à divers intervalles. Je crus qu'il provenait d'un commencement de pneumatie ou d'œdématie du cerveau.

Ce jeune homme étant mort en peu de jours, *Andravi* fit l'ouverture de son corps pendant l'hiver de 1779, qui était très-froid, environ quinze heures après la mort. Il reconnut que la plupart des glandes lymphatiques, non-seulement du cou, mais des aisselles, du poumon, du mésentère, étaient tuméfiées et contenaient

une substance stéatomateuse ; le bas - ventre ,
tympanisé, était rempli de beaucoup de gaz; les
intestins et l'estomac étaient très-rouges et pas
aussi fortement tuméfiés qu'on l'eût cru d'après la
tuméfaction abdominale ; la cavité de la poitrine
contenait aussi beaucoup de *gaz* ainsi que les poumons; non-seulement il y en avait sous sa membrane
extérieure, mais encore dans son tissu. Il y avait
aussi des gaz dans le péricarde, lequel paraissait eh-
flammé par sa rougeur, non-seulement dans sa
membrane interne, mais même extérieurement ;
les poumons contenaient plusieurs abcès dont la
matière était généralement rougeâtre, mêlée avec
des substances albumineuses concrétées ; les glandes lymphatiques pulmonaires étaient plus ou
moins tuméfiées ; les petites étaient rouges et dures,
et les plus grosses étaient blanches et ramollies. Certaines ne paraissaient imbibées que de matières
purulentes ; on voyait que leurs vaisseaux lymphatiques étaient plus dilatés et contenaient d'a-
bord quelques matières plus ou moins fluides
d'une couleur grise ou blanchâtre ; ils étaient
ensuite remplis d'une sérosité très-fluide, mêlée
de gaz ou d'air. On pouvait suivre ces vaisseaux
lymphatiques très-loin, étant comme injectés et
dilatés. Les glandes lymphatiques du cou étaient
tuméfiées, mais point d'ailleurs altérées comme
celles des poumons ; celles surtout sous le menton,
et celles au-dessus des clavicules et jusqu'aux
axillaires, étaient très-grosses. On ouvrit le crâne

avec soin, et l'on découvrit *de l'air ou des gaz* entre les membranes du cerveau, dans les ventricules et même dans les veines du plexus choroïde, dans les sinus et dans les veines qui rampent sous le cerveau et la moelle allongée.

Obs. VIII. — Pneumatie avec une dyssenterie. Un jeune homme qui avait, lorsqu'il se portait le mieux, le ventre plus libre que ne l'ont les personnes de son âge, approchait de sa vingtième année, lorsqu'il éprouva de fréquentes déjections alvines, ou plutôt qu'il eut une dyssenterie, laquelle, après douze à quinze jours, fut changée en une diarrhée avec un flux jaune, sans tranchées, et fut diminuée par le moyen de quelques remèdes. Une fièvre lente survint, et elle finit dans l'espace d'un mois. L'écoulement persistant, une fièvre aiguë eut lieu subitement avec des retours manifestes. Le pouls était fréquent, accéléré, mou, petit, débile. Le malade tomba dans un état de stupeur mentale, avec une surdité assez intense et une intumescence de la partie antérieure gauche de la poitrine; c'est ainsi qu'il périt le quatorzième jour de sa maladie aiguë. L'on n'observa pas de quelle nature étaient les matières que le malade avait rendues.

Le bas-ventre ne parut nullement tuméfié, quoiqu'il contînt beaucoup de sanie ichoreuse, laquelle coulait des intestins, ayant divers trous dans un certain trajet à la fin de l'*ileum* et au

commencement du colon. Ces intestins étaient,
en ces endroits, ulcérés et même atteints de gangrène à leur face interne, de manière qu'on pouvait croire qu'ils eussent pu être très-facilement
perforés si le malade avait vécu plus long-temps ;
il y avait, près de ce trajet des intestins, plusieurs
petites glandes du mésentère qui avaient pris de
l'accroissement. Elles formaient une tumeur dans
laquelle était contenue une humeur ichoreuse, semblable à celle contenue dans la cavité même du
bas-ventre qui en était sortie (1). Quant à la substance de la tumeur elle était molle, flasque et paraissait tourner à la putréfaction. La rate avait trois
fois plus de volume que dans l'état naturel ; la
peau et les muscles du thorax perdirent de leur
intumescence, ayant été incisés, en laissant écou-
ler une grande quantité de sérosité, principalement au côté supérieur du sternum, près de l'in-
sertion du grand pectoral et du souclavier, dont il
s'écoula beaucoup de sérosité comme par de petits
ruisseaux. Du reste les poumons étaient sains. Il y
avait dans le péricarde une sérosité semblable à
l'eau avec laquelle on viendrait de laver des chairs.
On reconnaissait en touchant le cœur qu'il était
mou et d'une texture lâche, au point qu'il ne pa-

---

(1) *In quo ichor non absimilis ejus qui in ventris cavum
eruperat. Morgagni.*

On voit par cette observation et par beaucoup d'autres
que les collections des gaz, des sérosités et des fluides ichoreux et autres ne sont pas rares.

5. 16

raissait pas musculeux mais membraneux. Ses ventricules contenaient du sang fluide et si *écumeux* qu'étant agité, il ressemblait à l'eau savoneuse des barbiers. Mais toutes les veines contenaient une *si grande* quantité d'air, et si peu de sang, qu'elles étaient *très-tuméfiées*, particulièrement le tronc des veines spléniques; il était si dilaté qu'il ne pouvait l'être d'avantage *sans se rompre*, à peine y reconnaissait-on quelque vestige de sang. On trouva dans le cerveau très-peu de sérosité. On ne put reconnaître dans cet organe aucun indice de lésion. (*Morgagni épist XXXI, art.* 2.)

OBS. IX. —*Pneumatie avec leucophlegmatie.* Un homme âgé de quarante-cinq ans, qui menait une vie déréglée, et asthmatique depuis plusieurs années, tomba dans une *leucophlegmatie*, qui fut guérie en quinze jours par les remèdes ordinaires : elle reparut trois semaines après avec des attaques d'asthme très-violens. Toute l'habitude du corps était *gonflée*, et principalement la *région épigastrique*, où le malade ressentait une très-vive douleur. Le bas-ventre se tuméfia extraordinairement; on sentit une fluctuation manifeste, une très-grande difficulté de respirer survint, le malade cracha du sang; sur ces entrefaites l'enflure gagna les extrémités, des phlygtènes s'élevèrent à leur surface. On en ouvrit quelques-unes, d'où il s'écoula une grande quantité d'eau. Cette évacuation semblait soulager le malade; mais la gangrène, qui eut lieu dans ces parties ne tarda pas à être suivie de la mort.

Ce qu'il y eut d'extraordinaire à l'ouverture de ce cadavre, ce fut, de ne trouver aucune espèce d'épanchement, ni dans le bas-ventre, ni dans la cavité de la poitrine, ni dans celle du péricarde; les viscères du bas-ventre étaient en bon état, à l'exception de l'estomac, qui était *très-distendu par de l'air;* le crâne était deux fois plus grand que de coutume, mais sain dans toute l'étendue de sa substance; les poumons étaient obstrués et comme squirreux, ils avaient contracté quelque adhérence du côté gauche. Il est important d'observer qu'il n'y avait aucun obstacle aux orifices de l'estomac qui eût pu s'opposer à l'issue de l'air qu'il contenait. Il n'y avait point eu de vomissemens, les alimens ayant toujours passé facilement de l'estomac dans les intestins. On ne connaît donc pas la cause qui s'était opposée à l'issue de l'air soit par la bouche, soit par le fondement. (*Lieutaud, hist.* 1, *obs.* 15.)

Ne pourrait-on pas croire que la pneumatie de l'estomac, qui a été reconnue pendant la vie et encore dans le cadavre, provenait d'un défaut de contraction suffisante de ce viscère par quelque vice tenant plus ou moins de la paralysie, d'où il résultait que les gaz ne pouvaient parcourir le tube intestinal, contenant plus ou moins de matières stercorales et étant dans un état d'inaction telle, qu'il ne pouvait opérer l'expulsion de ces gaz, quoiqu'il n'existât en lui aucun obstacle contre nature ?

Obs. x. — Pneumatie de l'estomac, du canal intestinal et de la cavité abdominale avec ouverture du corps. M. Mesnard de Chouzi, premier commis du ministère de la maison de Louis XV, âgé d'environ soixante-dix ans, était atteint d'une tympanite très-violente, tant par l'énorme volume du bas-ventre que par la tension de ses parois charnues produite par les gaz. Je lui donnais des soins sous les yeux de MM. Vernage et Maloët. Nous remarquâmes que le colon faisait une saillie extrême sous la grande courbure de l'estomac, dont on eût pu presque compter les cellules. Il y avait une intumescence considérable du côté gauche, au-dessous des dernières fausses côtes, qui s'étendait dans le bassin par une élévation molle, *flatulente* en quelques endroits, et dure et rénitente en d'autres. Nous crûmes que cette intumescence était formée dans la partie du colon qui est contournée en forme de la lettre S; et nous pensâmes qu'elle était remplie et distendue par des gaz et par des matières fécales plus ou moins concrétées, qui leur opposaient une grande résistance de manière à les empêcher de fluer par l'anus. Les parois charnues du bas-ventre étaient soulevées par les gaz; les selles étaient supprimées depuis plus de quinze jours, malgré deux applications de sang-

sues au fondement, que l'état de pléthore sanguine
avait paru indiquer, d'autant plus que le malade
n'éprouvait point depuis quelque temps un flux
hémorroïdal auquel il avait été long-temps sujet;
enfin, malgré tous les humectans, relâchans et
adoucissans, tant en boisson qu'en lavement que
j'avais prescrits avant des purgatifs eccoprotiques,
sans presqu'aucun effet, quoique le malade prît
une nourriture médiocre, et qu'il fût sans fièvre;
cependant celle-ci survint, elle fut continue et avec
quelques redoublemens dans la soirée, ce qui fit
prescrire d'abord un bain tiède, pour boisson
de l'eau de veau légère et seulement quelque
bouillon de veau et de volaille. On conseilla aussi
des fomentations émollientes, mais sans succès;
la fièvre redoubla, surtout dans la soirée; des
nausées, des rots, survinrent avec une grande tension du bas-ventre, lorsque le malade, impa-
tienté de son état et se plaignant du traitement
long et désagréable de ses médecins, se leva un
jour de son lit, et, après avoir marché sur un
carreau froid et humide, il éprouva un redoublement de colique très-violent, suivi de plusieurs
copieuses garde-robes, après plus de trente
jours de suppression d'évacuations alvines : son
ventre se désenfla et les symptômes fâcheux cessèrent. Le malade, ses parens et amis le crurent
guéri. Il n'y eut que les médecins qui portèrent
sur cet événement le prognostic le plus fâcheux,
la fièvre étant la même, la jaunisse intense, les

urines très-rouges et sédimenteuses avec une œdématie des extrémités et de la face. Le malade
tomba dans une débilité extrême, le pouls s'affaiblit, fut plus lent et irrégulier; le relâchement et
l'affaissement des parois abdominales, qui survinrent avec des sueurs et des syncopes, annoncèrent
bientôt la gangrène, dont le quinquina et autres
remèdes anti-septiques, pris en boisson et en lavement, ne purent arrêter les progrès, ni la mort
qui survint bientôt.

J'assistai à l'ouverture du corps, qui nous apprit:

1° Que les parois charnues de l'abdomen étaient
encore soulevées par les gaz, mais moins qu'elles
ne l'avaient été pendant la maladie;

2° Que les cavités de l'estomac et des intestins,
surtout du colon, étaient excessivement amples,
contenant des matières muqueuses et d'autres
très-concrétées;

3° Que les parois de l'estomac et des intestins
étaient très-amincies, et qu'il y avait en elles des
taches de gangrène;

4° Qu'il n'y avait point d'air contenu dans le
canal alimentaire, mais qu'il y en avait dans la
cavité du péritoine, dans laquelle cet air avait
pénétré de l'estomac et des intestins lorsque la
gangrène en avait affecté les parois;

5° Que le foie était dur, comme raccorni et
que la vésicule du fiel était presque effacée et
vide de bile;

6° Que l'extrémité du colon, contournée en

forme de S, avait ses parois épaisses comme cartilagineuses en quelques endroits, et que de plus il y
avait des escarres gangrèneuses.

J'ai vu deux exemples de tympanite survenue
après de violentes contusions du bas-ventre; les
saignées et les autres remèdes anti-phlogistiques,
réunis aux doux diurétiques rafraîchissans, en ont
d'abord arrêté les progrès; on conseilla ensuite
quelques doux laxatifs en boisson et en lavement,
la tympanite disparut; tandis que d'autres tympanites, par la même cause, contre laquelle la saignée avait été négligée pour prescrire les toniques,
ont fini par des hydropisies mortelles.

Quelques anciens médecins avaient cru devoir
conseiller l'acupuncture du bas-ventre pour en faire
sortir l'air dansle cas de tympanite; mais, outre que
ce moyen parut insuffisant, on jugea qu'il pourrait
être dangereux. D'autres ont conseillé la ponction
avec le trois quart; mais je ne connais aucune observation qui prouve qu'elle ait été favorable (1).

Obs. xi. — Une fille de cinq ans se plaignait
depuis long-temps de tranchées très-violentes dans
le *bas-ventre*, qui devinrent enfin si intenses
que cette enfant y succomba. Le bas-ventre
ayant été ouvert, on vit d'abord qu'un énorme sac

---

(1) On lira avec intérêt des remarques historiques et
cliniques que M. *Bodor* et autres ont fait sur l'*acupuncture*,
dans le *Dictionnaire des sciences médicales*, articles *acupuncture*, *gaz*, *tympanite*.

formé par la partie gauche du *colon*, jusqu'à l'endroit où cet intestin se réunit au *rectum*, était si ample qu'il en couvrait les viscères qui étaient dans un état de resserrement. (*Lieutaud*, après *Ruysch*, obs. 487.)

Diemerbroëck dit que, dans plusieurs malades qui étaient morts après avoir éprouvé les plus vives douleurs dans le bas-ventre, il avait reconnu que l'intestin *duodenum* était si dilaté qu'il ressemblait à un estomac ajouté au naturel.

On trouve dans les auteurs plusieurs observations, d'après lesquelles on peut conclure que l'air ou les gaz recueillis dans le canal alimentaire, très-souvent retenus par des obstacles, l'ont dilaté outre mesure, au point que cet intestin comprimait les organes voisins, et donnait lieu au trouble plus ou moins dangereux de leurs fonctions. Ces obstacles survenus dans le canal intestinal peuvent être très-divers ; quelquefois provenant de quelque tumeur voisine du mésentère ou autre qui le comprime, ou de quelques organes de l'abdomen trop tuméfiés, ou de congestions stéatomateuses qui en rétrécissent la cavité, ou bien d'une simple rétraction des membranes internes, en forme de repli, qui faisait une espèce de cloison ; ou même quelquefois de la totalité de l'intestin qui se serait rétréci dans toutes ses parois, après s'être endurcies comme si elles eussent été tannées, quelquefois au contraire étant tuméfiées et couvertes de veines variqueuses. L'endroit du canal intestinal dans lequel ces obstacles sont le plus fréquents est celui où l'intestin colon est contourné en S du côté gauche et où cet intestin se réunit au rectum. Mais d'ailleurs il n'est presque pas de partie du canal intestinal qui n'ait aussi été reconnue en un état de rétrécissement. J'ajouterai ici que cette collection de gaz par pareille cause a été bien observée ; mais que très-souvent elle provenait d'un resserrement spasmodique de quelque portion d'intestin seulement qui se resserrait au point d'intercepter le passage des gaz et des matières alimentaires ou fécales. Ces constrictions spasmodiques cessant avec la vie, on ne trouve souvent dans les intestins aucun obstacle qui ait pu produire la pneumatie.

OBS. XII. — Pneumatie des intestins. Un homme âgé de cinquante ans se plaignait très-souvent et à des époques irrégulières d'une *colique* des plus violentes , dans l'intervalle de laquelle il continuait d'éprouver un sentiment de douleur obscure dans le bas-ventre. La maladie devenant plus intense , cet homme finit par mourir.

Le cadavre ayant été ouvert, on reconnut que l'intestin *jéjunum* était déplacé et si monstrueusement *dilaté par des gaz*, que sa partie inférieure était sphacélée et dilacérée. (*Lieutaud, lib.* i. 486.)

L'intestin jéjunum est d'autant plus exposé à l'inflammation, qu'il est naturellement pourvu de beaucoup de vaisseaux sanguins et qu'il a plus de nerfs, aussi est-il naturellement très sensible et très-irritable.

Obs. XIII. — Un homme, exposé par sa profession à respirer de la poussière et du poil des animaux, se plaignait d'éprouver un poids sur l'estomac qui le fesait *vomir fréquemment.* On reconnut après sa mort que l'intestin colon était très-gonflé par des flatuosités dans le lieu où il adhère à la grande courbure de l'estomac, et que les autres intestins étaient remplis de matières fécales. (*Dodonæus. L. lib.* i. *obs.* 276.)

Nota. Sans doute, les *gros intestins*, dans lesquels les matières fécales sont bien formées, car elles ne le sont pas seulement dans les intestins grêles, ce qui fait que les vraies matières fécales ne sont jamais rendues par le vomissement, par rapport à la valvule du colon qui s'y oppose, si elle jouit de son état naturel.

Obs. XIV. — *Tympanite et ascite.* Un jeune enfant meurt d'une *ascite* et d'une *tympanite.* On remarqua qu'indépendamment d'une très-grande quantité d'air ou de gaz qui s'exhala à la première incision du bas-ventre, il y avait dans cette cavité une eau fétide, l'épiploon était totalement en putréfaction. Le pancréas était tellement détruit qu'on n'en trouva pas de vestige ; la rate était énorme par son volume et très-endurcie avec trois espèces de prolongemens, le péricarde était

plein d'une eau fétide et le cœur était vide de sang.
(*Bonet. l.* i. 1060.)

OBS. **XV.**—Un quinquagénaire habitué à rester
assis et incliné vers une table sur laquelle il s'ap-
puyait, sans doute pour se livrer à la lecture
et à l'écriture, était atteint depuis deux ans de
diverses incommodités et particulièrement de *fla-*
tuosités ; une *tympanite* se déclare avec des vomissemens et une constipation opiniâtre. Les remèdes
qu'on lui prescrit ne lui sont d'aucune utilité ; ses
forces s'épuisent, le pouls devient convulsif ;
cependant le malade conserva sa connaissance,
mais il finit par mourir.

A la première incision du bas-ventre, il en
sortit avec irruption, une grande quantité d'air
qui était contenu entre ses parois et ses viscères,
on vit en outre que les *intestins* étaient *très-*
gonflés par des flatuosités, le *cœcum* avait le
volume de la tête d'un homme, et il y avait en
lui des marques de gangrène. L'estomac, le foie
et la rate, étaient d'ailleurs sains, seulement un
peu diminués de volume. (*Lieutaud*, i. 270.)

On pourrait croire avec assez de vraisemblance,
que les gaz contenus d'abord dans les intestins,
la gangrène étant survenue, s'étaient propagés
entre les parties molles de l'abdomen.

Obs. xvi.— Pneumatie intestinale après un iléon. Une femme meurt de la *passion iliaque ;* on ouvre son corps après sa mort, et l'on reconnaît que les intestins sont très-amplifiés; le colon était plus gros que le bras. (*Bonet, Lieutaud*, 1. 282.)

Le colon est d'autant plus susceptible d'ampliation que ses grandes cellules peuvent ainsi s'effacer, soit qu'il soit rempli par des gaz, par de l'eau ou par des matières fécales, matières qui sont très-souvent réunies. Cependant quelque fois, il n'y a que des gaz, surtout dans les coliques venteuses par des vices du foie et de la bile.

Je pourrais rapporter des exemples qui prouveraient qu'il y a à cet égard de grandes variations.

Obs. xvii. — Pneumatie de l'estomac et des intestins avec déchirure de leurs parois. P. A. Gendron a rapporté une observation de tympanite avec déchirure du tube intestinal, terminée par la mort. (*Jour. de Méd.* n° 80 p. 481.)

Les auteurs ont exposé dans leurs ouvrages plusieurs autres observations de rupture des intestins uniquement occasionée par les gaz, mais très-souvent aussi par suite de suppuration ou même d'ulcération des parois intestinales ainsi que de l'estomac ; sans parler ici des maladies des intestins provenant de divers *vices* qui ont donné lieu aux plaies, déchirures, ou ulcérations des intestins avec éruption de gaz dans la cavité abdominale.

Obs. XVIII.—Intestins déchirés par des gaz. Une femme d'une grande corpulence est atteinte d'une *colique flatulente* si atroce qu'aucune éruption de flatuosité ne se faisait, et qu'elle en périt bientôt.

Le corps ayant été ouvert, on vit que les parois de l'intestin *avaient été déchirés*. (*Benivenius*, *l.* 1, 287.)

Obs. XIX.—Autre observation de cet auteur d'où il résulte qu'un homme, qui avait mangé beaucoup de raisins, était mort d'une colique si atroce que le tube intestinal en avait été déchiré, et que quelques grains de raisin, au rapport de cet auteur, si on peut l'en croire, étaient passés par la plaie (*ibid*). N'y avait-il pas dans cet homme quelques fâcheuses dispositions à la maladie dont il est mort, ou les raisins avaient-ils le degré de maturité, ou la qualité convenable?

Obs. XX. — Un homme était atteint d'une *tympanite* depuis trois ans. Il éprouva un *iléon* avec un vomissement de matière *stercoreuses* (1)

---

(1) J'ai dit *stercoreuses* et non *stercorales*, parce que je ne crois pas que ces matières soient réellement telles, ne devenant fécales que dans les gros intestins dans l'état na-

et un sanglot très-opiniâtre. Les forces défaillent dans peu et le malade meurt.

On reconnut par l'ouverture du corps, que l'intestin colon était rétréci au-dessus du rectum, dans un espace de sept pouces, et que ce dernier intestin était calleux et très-rétréci, comme s'il avait été resserré avec un fil. Le colon était énormément dilaté au dessus de l'obstacle ainsi que les intestins grêles, l'estomac même, d'où résultait une masse énorme qui refoulait le diaphragme jusqu'à la quatrième côte supérieure. (*De Haën. l. i. 494.*)

Obs. xxi.—On reconnut dans un enfant nouvellement né, qui n'avait rendu ni urine, ni matières fécales, que les intestins étaient *gonflés par de l'air*, et que l'intestin rectum était tellement obstrué, qu'on n'y pouvait découvrir aucune cavité. (*Saltzman, l. I. 498.*)

Ce genre de rétrécissement du rectum est très-commun. Il n'y a cependant quelquefois que des replis valvuleux de la membrane interne, d'autres fois ce sont des excroissances carniformes qui l'obstruent ; on pourrait voir sur ce sujet les *Mémoires de l'Acad. de Chir.* ainsi que mon Mémoire sur les excroissances fongueuses qui se forment

---

turel, et ne pouvant être expulsées par le vomissement, par rapport à la valvule du colon qui s'y oppose. (Voyez à cet égard notre *Instruc. sur les noyés,* etc.)

dans le canal alimentaire. (Mémoires de l'Institut,
29 novembre 1806.)

Obs. XXII.—Une femme avait le *bas-ventre si
tuméfié* qu'elle passait pour être grosse ; *l'estomac*
semblait distendu par une énorme quantité de
flatuosité. On vit par l'ouverture du corps que
l'estomac était si ample qu'il recouvrait les intestins et paraissait occuper toute la région abdominale. Il en sortit, dès qu'on l'ouvrit, une
sérosité très-fétide avec une humeur assez copieuse très-noire. (*Mét. cur. nat.*, *l.* I, obs. 18.)

Obs. XXIII. —On trouve dans le même ouvrage
de *Lieutaud* une observation sur un enfant à
peine âgé de deux ans, mort de cruelles douleurs
du bas-ventre, dont l'estomac et les intestins étaient
distendus par des flatuosités. (*Ibid.*, *obs.* 18.)

L'auteur ne dit pas s'il y avait plus ou moins
d'inflammation, ce qui est cependant probable,
l'inflammation étant ordinairement plus ou moins
prononcée dans la membranne interne du tube
intestinal lorsqu'il est plein de gaz.

Obs. XXIV. — Un homme, après avoir
éprouvé fréquemment pendant neuf mois des
coliques flatulentes, fut atteint d'une *tympanite*
avec des douleurs très-violentes auxquelles il ne
put survivre.

Le cadavre ayant été ouvert, on trouva l'é-
piploon atteint d'une légère *phlogose* et l'es-

tomac et les intestins très-gonflés par des flatuosités ;
la vésicule du fiel contenait une bile très-noire,
et ses parois étaient tellement distendues qu'on
eût pu être étonné qu'elles ne fussent pas rompues;
le pancréas et le mésentère étaient durs et obstrués. (*Journ. de méd.*)

On a fréquemment observé que les altérations
dans la structure *du pancréas* avaient influé sur les
fonctions de cet organe, particulièrement sur la
sécrétion et l'excrétion, ainsi que sur la qualité de
sa liqueur qui est si utile à la bonne digestion, altérations d'après lesquelles la nature de la bile
peut être singulièrement viciée, d'où peuvent
provenir des coliques violentes, quelquefois l'inflammation ou l'ulcération des parois de l'estomac
et des intestins.

OBS. XXV. — Un homme de lettres, âgé d'environ cinquante ans, sujet depuis long-temps à
des flatuosités et à des constipations opiniâtres,
fut atteint d'une *vraie tympanite* accompagnée
d'anxiétés très-fâcheuses et de grandes faiblesses.
C'est en vain qu'on administra divers secours : les
syncopes augmentèrent, les extrémités se refroidirent, et le malade périt environ le douzième jour
de sa maladie.

On trouva, à l'ouverture du corps, *l'estomac*
et les intestins extraordinairement distendus par
de l'air, enflammés et même gangrenés en divers
endroits. (*Lieutaud, lib.* 1, obs. 17.)

L'auteur de l'observation ne parle pas du traitement qui fut administré ; il paraîtrait, d'après le résultat de l'ouverture du corps, que les saignées eussent été indiquées ainsi que les boissons émollientes, rafraîchissantes et les lavemens lénitifs.

Résultats des observations précédentes.

Il résulte des observations que nous venons de rapporter, qu'on a reconnu, par l'ouverture des cadavres, des gaz ou de l'air dans toutes les parties du corps, soit qu'ils y existassent naturellement, soit qu'ils s'y fussent formés par état de maladie, ou après la mort, dans la tête, la poitrine, le bas-ventre, le tronc et les extrémités.

Nul doute que l'hydropisie ou la collection d'eau ne soit très-fréquemment réunie à la collection d'air ou des gaz, et qu'il n'y ait une espèce de pneumatie séro-gazeuse, les gaz étant alors mêlés avec des sérosités, sans y être dissous, ou formant des collections particulières plus ou moins distinctes.

Quelquefois ces gaz sont enveloppés d'une couche mucilagineuse en forme de poche, ou d'autres espèces d'enveloppes membraneuses ou cartilagineuses, plus ou moins amples, en quelque manière des kystes qui contiennent des globules de divers volume et hydatidiformes, dont

5.   17

quelques-uns sont pleins d'air ou de gaz plus ou moins élastiques, sautillant quand ils tombent d'une certaine hauteur.

Des cavités du corps ont été trouvées pleines d'eau tandis que d'autres dans le même individu ne contenaient que des gaz ou de l'air. On a reconnu des pneumaties externes sans qu'on en découvrît aucune dans l'intérieur du corps, ainsi qu'on en a observé d'internes sans qu'il y en eût aucune d'externe; tout cela est variable.

En général il y a dans les parties externes, aux lieux qui répondent au siége de la pneumatie interne, une tuméfaction flatueuse plus ou moins considérable, quelquefois sans aucun changement de couleur à la peau; cependant souvent elle est plus ou moins blanchâtre, ou tirant sur le terne.

Nous ferons observer que les corps des pneumatiques et des hydropiques ayant resté dans leur lit pendant les derniers temps de leur maladie, et après leur mort quelque temps encore, avaient les extrémités inférieures beaucoup moins tuméfiées par des gaz, ou par de l'eau, qu'elles ne l'étaient avant la mort; tandis que d'autres cadavres, sans doute par la seule putréfaction du bas-ventre après la mort, ont l'habitude extérieure de l'abdomen et le reste du corps tuméfiés par les gaz.

Il est rare qu'on ne découvre des traces d'inflammation dans les parties qui ont été le siége de la pneumatie, leurs vaisseaux sanguins contenant plus ou moins de sang, et ceux de la lymphe en étant aussi quelquefois pleins ; les parties membraneuses sont aussi ordinairement plus ou moins rouges ; c'est ce que nous avons observé dans les cavités, formées par des membranes contenant des gaz, l'arachnoïde, les plèvres, le péricarde, etc., ainsi que dans leur propre tissu particulier ; la même disposition inflammatoire a été reconnue dans les intestins de ceux qui sont morts de tympanite. Je pourrais confirmer cette assertion sur la disposition inflammatoire des parties qui sont le siége des pneumaties par une infinité de résultats anatomiques que j'ai recueillis dans ma clinique, ou que les auteurs eussent pu me fournir ; l'histoire même des maladies auxquelles ces pneumaties ont succédé le prouverait très-souvent.

On remarquera que, si l'on reconnaît quelquefois du ramollissement dans les parties intérieures du corps affectées de pneumatie, il existe bien plus souvent et d'une manière plus intense après des fièvres, plus ou moins d'inflammation, surtout lorsqu'elles ont terminé par la suppuration des parties. On a même plusieurs fois remarqué que la pneumatie survenait, non-seulement dans les parties de nature abcédée, mais encore en d'autres parties qui ne l'étaient nullement ; sans doute par leur disposition générale à la putréfaction.

Les autopsies ont encore appris que l'on reconnaissait souvent dans les personnes qui avaient péri

de la pneumatie, ou du moins qui sont mortes en
étant atteintes, qu'il y avait dans la partie qui en
était le siége principal, ou dans celles qui en étaient
plus ou moins éloignées, des tumeurs ou des indurations remarquables, qui avaient fini par se
ramollir ou presque se liquéfier, quelquefois avec
des dilatations des vaisseaux sanguins, anévrisma-
tiques ou variqueux des parties, en elles-mêmes
ou dans les plus voisines; sans doute parce que les
vaisseaux sanguins étaient plus ou moins comprimés
et rétrécis, soit dans les organes mêmes qui étaient
le siége des collections, soit en des parties stéatomateuses plus ou moins éloignées.

Je ne répéterai pas ici ce que j'ai dit dans
mon ouvrage sur l'hydropisie (2 vol. in-8°, 1824.),
où j'ai traité de celle qui est la suite des tumeurs
contre nature, avec ou sans intumescence de divers
gaz dans le crâne et le canal vertébral, dans la poitrine, le bas-ventre, la formation ou collection de
gaz pouvant en être également la suite.

Obs. XX*iv*. — Monseigneur le cardinal de
Beausset, ancien évêque d'Alais, très-connu par
ses beaux ouvrages ainsi que par les additions et remarques importantes qu'il a faites sur ceux de
Bossuet et de Fénélon, était né à Pondichéri, d'un
père qui y occupait une place importante pour le
gouvernement français.

Ses parens étaient affectés d'un vice arthritique.

Quoique d'une constitution frêle et délicate, il résista aux maux de sa première enfance, et vint en France avec sa famille où il fit de très-bonnes études, montrant beaucoup de conception et sur-tout une mémoire dont on a dans le reste de sa vie cité des faits étonnans. Il était grand-vicaire de l'archevêque d'Aix, lorsqu'il fut nommé à l'évêché d'Alais; je l'ai connu alors en qualité de son médecin, lorsque je débutais à peine dans la clinique, et par conséquent étant très-jeune. Je le traitai d'une fièvre bilieuse réunie à quelques accidens arthritiques; cette fièvre dura près de trois mois.

Plusieurs fois dans le cours de cette fièvre M. de Beausset éprouva des douleurs dans les articulations avec tuméfaction et rougeur, tantôt sur les unes tantôt sur les autres. Il y eut plusieurs fois du trouble dans le cours des urines, étant diminuées ou aug-mentées en quantité, plus claires ou troubles, et déposant une substance limoneuse phosphatique.

Cette maladie finit cependant très-heureusement; ce prélat, plein de reconnaissance pour les soins que je lui avais donnés, ne cessait de m'en faire des re-merciemens, et de me promettre, d'après l'estime qu'il avait conçue pour moi, la plus grande con-fiance en mes avis. Voulez-vous bien, lui dis-je, m'en donner une preuve? C'est de vous garantir des remèdes des empiriques qui inondent la ca-pitale et qui font des dupes, lesquelles finissent par périr de leurs remèdes. Sa promesse à cet égard fut des plus affirmatives, et en effet dans la longue suite des années que je lui ai donné des soins, M. de Beausset a vu périr successivement plusieurs malades goutteux, très-connus, parmi lesquels il comptait quelques-uns de ses amis intimes qui étaient aussi morts entre les mains des empiriques. M. l'évêque d'Alais ne manquait pas alors de me renouveler sa promesse d'éviter leurs conseils et leurs remèdes ; cependant il était, en divers temps, atteint de très-violens accès de goutte, qui duraient plus ou moins, et avec des accidens plus ou moins graves qui exigeaient une diversité de traitemens momentanés, relatifs à sa situation, dont on ne pouvait absolument se dispenser. La goutte s'est fait ressentir dans la plupart des articulations, et cela pendant plusieurs années ; elle affectait particulièrement les doigts de la main et les poignets à la fois, tantôt d'un côté et tantôt de l'autre, quelquefois en même temps ; les extrémités inférieures en étaient alors presque exemptes, tandis que d'autres fois au contraire, elles en étaient le principal siége, les genoux et les pieds surtout.

J'ai remarqué dans cet illustre malade que la fin des accès arthritiques était annoncée par des urines plus ou moins épaisses, d'une couleur foncée et chargée d'un sédiment phosphatique très-abondant, souvent sans avoir éprouvé la moindre douleur dans l'excrétion de ce liquide ; mais d'autres fois, même lors du temps des accès

arthritiques, il y avait de la douleur et de la difficulté d'uriner, mais sans excrétion d'aucuns
graviers remarquables.

Pendant l'intervalle des accès, divers traitemens
plus ou moins faciles à suivre étaient prescrits ; tels
que des sucs dépurés des plantes borraginées, chicoracées, anti-scorbutiques avec un peu de terre
foliée de tartre ; pendant les chaleurs de l'été,
la boisson des eaux de Seltz, de Bussang, de
Contrexeville ; habituellement, dans l'intervalle
de ces remèdes, quelque tasse le matin à jeun
d'une infusion légère de *chamœdris*, de la petite
centaurée, édulcorée avec du sirop des cinq racines apéritives, boisson qui maintenait l'écoulement des urines. J'insistais d'autant plus dans
l'usage de ces légers apéritifs, que le malade avait
souvent le teint jaune et les urines de couleur
foncée, et laissant un dépôt briqueté, en même
temps quelquefois, qu'il y avait de fréquens *rapports* et même des *hocquets*, avec de la tension
dans la région épigastrique et des borborygmes,
pendant lesquels je me bornais à prescrire quelques bains ou cataplasmes sinapisés aux pieds,
et quelques cuillerées d'un julep avec les eaux de
tilleul, de feuilles d'oranger, édulcoré par le sirop
de menthe ou d'écorce d'oranges amères, quand
l'état d'irritation n'était pas même trop violent.
Souvent après les accès de goutte prolongés et
douloureux, la faiblesse survenant, le quinquina
en extrait ou en vin était particulièrement pres-

crit, pendant plus ou moins de temps, auquel on substituait ensuite quelques tasses de l'infusion habituelle de *chamœdris* ou de germandrée, de saponaire, sans ou avec addition de quelques têtes de camomille.

C'est ainsi que le malade a été à peu près traité durant plus de quarante-cinq ans, en continuant de se livrer aux travaux du cabinet, et allant presque tous les ans à la campagne chez ses amis qui se disputaient le plaisir de le recevoir.

Cependant une pareille maladie ne pouvait manquer d'amener des dégats plus ou moins funestes. Depuis long-temps Mgr. le cardinal éprouvait de la faiblesse dans les extrémités infé-rieures, et il restait après des accès de goutte avec un teint jaune; il ne pouvait marcher qu'avec une extrême difficulté, et de plus, il était presque toujours affecté de douleurs dans les articulations; ses genoux étaient très-gonflés et durs par l'aug-mentation de volume des condyles du fémur et du tibia, les os du carpe et du métacarpe étaient aussi plus gros, et il s'était formé dans les deux mains, sur la face dorsale et un peu interne de l'articulation de la première phalange du pouce avec la seconde, une tumeur qui avait pro-gressivement acquis le volume d'un œuf de pigeon et très-dure dans son contour : elle paraissait ad-hérente aux os ou à leur périoste; après des années elle s'est progressivement ramollie surtout à sa partie la plus élevée; la peau, en cet endroit, était brunâtre ordinairement, mais très-rouge pendant les accès de goutte, non-seulement dans l'endroit de l'élévation, mais dans la totalité de la tumeur.

Cependant l'usage des jambes devenait de plus en plus difficile et douloureux ; le malade ne pouvait plus se soutenir debout, il se faisait porter dans sa voiture pour la promenade, ou pour aller chez ses amis, et même dans son intérieur pour satisfaire à ses besoins, enfin dans son lit. Ces déplacemens se faisaient avec d'autant plus de facilité que le malade était petit, grêle, et que son corps était non-seulement très-maigre, mais que, par cela même il n'avait pas un grand poids ; les os des extrémités inférieures surtout ont paru d'abord diminués de volume et de dureté, étant le siége d'une douleur continue, redoublant pendant la nuit. Très-souvent le malade éprouvait dans les articulations des douleurs plus ou moins vives, ainsi que dans d'autres parties, souvent précédées d'*intumescences gazeuses*, quelquefois avec crépitation dont des sérosités rougeâtres se sont écoulées ; les urines diminuaient aussi en quantité, et elles étaient troubles et noirâtres.

C'est de cette manière que se sont à peu près passées les deux ou trois dernières années de la vie de Mgr. le cardinal, les accès de goutte étant beaucoup moins violens, plus éloignés, et finissant presque toujours d'une manière irrégulière, quelquefois très-promptement ; le malade, ne se rétablissant pas aussi efficacement et aussi vite que précédemment lorsqu'il avait éprouvé des accès arthritiques bien réguliers, et plus ou moins prolongés par leur marche, leur période et leur intensité. L'hiver de 1823 ayant été plus humide et moins froid qu'il n'est ordinairement, la santé du cardinal ne se rétablit pas ; dans l'intervalle des accès, il éprouvait des intumescences flatueuses sur une ou plusieurs articulations ; de plus, le mauvais temps continuant d'avoir lieu, il ne pouvait sortir pour se promener dans sa voiture, comme il le faisait habituellement. Ses digestions sont devenues difficiles, pénibles, avec dégoût pour les alimens ; des nausées s'y sont réunies, quelquefois des vomissemens ; une fébricule s'est établie ; elle s'est maintenue, et a fini par redoubler tous les soirs avec beaucoup d'agitation pendant la nuit.

L'intumescence phosphatique du poignet, dont j'ai déjà parlé, se gonflait avec plus ou moins de tension, et rougissait progressivement tandis qu'au contraire elle blanchissait et se ramollissait lorsque la fièvre déclinait. Cette tumeur arthritique était, pendant la rémission de la goutte, très-molle, surtout à sa sommité, et elle laissait suinter une humeur visqueuse rougeâtre.

Ce n'était que dans la matinée qu'une légère moiteur survenait dans le reste du corps, et qu'il y avait du calme et du repos. Tous les remèdes chauds que je prescrivais pour activer la goutte étaient nuisibles ; cependant la nature de la fièvre avec des redoublemens me força de conseiller l'infusion du quinquina en une dose progressivement plus forte, et dont le malade parut se bien trouver. Il éprouva une rémission dans la fièvre, au point que la faiblesse en était la suite. Je conseillai le vin de quinquina, et j'appelai en consultation trois médecins recommandables par leurs lumières, MM. de *Montaigu*, *Landré-Beauvais* et *Salmade*, qui adoptèrent à peu près la continuation du même traitement. Cependant après quelque temps, le hoquet étant revenu, les boissons adoucissantes furent de nouveau prescrites dans une seconde consultation ainsi que les sinapismes aux pieds, et quelques anodins légèrement hypnotiques pour la nuit.

Ce traitement fut suivi pendant quelque temps ; cependant le ventre se météorisa avec redoublement de fréquence et de force dans le pouls ; des fomentations anodines furent prescrites ainsi que trois à quatre sangsues au fondement, le malade éprouvant une disposition hémorroïdale : des lavemens émolliens furent administrés ; on établit quelques sinapismes aux pieds, et à la faveur de ce traitement, le bas-ventre parut en un moins fâcheux état.

Cependant la maladie de Mgr. le cardinal se prolongeait, et si long-temps qu'elle fit le sujet de conversation du grand monde : de quelle nature est-elle ? Pourquoi dans une goutte, faire des traitemens si divers, des boissons émollientes, adoucissantes, au lieu de donner des toniques et d'excitans qu'il faudrait multiplier? Pourquoi prescrire l'application des sangsues? Mille *propos* enfin furent tenus. Quel est donc le nom de cette nouvelle maladie qui succède à la goutte, me demandait-on de toutes parts? Je répondais : C'est une goutte dégénérée qui n'a plus de nom, et que je ne puis plus traiter comme je l'ai fait pendant de longues années; les forces du malade étant très-épuisées, je les affaiblirais encore davantage par des toniques prolongés qui ne feraient que les relever quelques instans, et qui les énerveraient après encore plus vite ; le siége de la goutte n'est plus dans les seules articulations, mais il est disséminé dans l'habitude générale du corps ; il existe une *diathése arthritique* qui affecte particulièrement l'estomac, le foie, les reins et la vessie.

On voit que l'estomac est affecté par les nausées et par le vomissement qui surviennent souvent ;

Que le foie est malade puisque la jaunisse a lieu, et qu'il y a une intumescence remarquable dans la région de la vésicule du fiel ;

Que les reins ne sont pas dans leur état naturel, puisqu'ils sont affectés de douleurs vives qui existent dans leur région, et encore parce que les urines sont sanguinolentes, graveleuses, d'une excrétion difficile et entre-coupée, et quelquefois très-glaireuses ; symptômes qui peuvent indiquer des lésions particulières dans la membrane muqueuse de la vessie et des urétères.

Pendant les longues angoisses qui tourmentaient M. de Beausset, la fièvre lente continuait, et il pouvait à peine prendre quelque bouillon. Il dépérissait de plus en plus, en même temps qu'il expectorait des matières jaunâtres et sanguinolentes, et qu'il en rendait aussi par les selles à peu près de la même nature ; les urines rares étaient aussi sanguinolentes ; enfin, le pouls s'éteignit, et ce vénérable prélat cessa de vivre le 21 juin 1824, en laissant après lui une réputation impérissable de savoir et de magnanimité (1).

Voici le résultat de l'ouverture du corps.

Nous soussignés, docteurs en médecine et en chirurgie, nous sommes réunis le 23 juin 1824 à six heures du matin, pour procéder ou assister à l'ouverture du corps de Mgr. le cardinal de Beausset, décédé le 21 juin à l'âge de 76 ans.

L'habitude du corps était réduite à un grand degré de maigreur.

Ouverture du crâne. — Nous avons trouvé entre les méninges et le cerveau un épanchement

______

(1) Je ne puis taire que la confiance de cet illustre malade à mon égard, en qualité de son médecin, s'est toujours également soutenue au milieu de ses vives et longues souffrances, et qu'il m'a donné, par son testament, une marque très-honorable de son souvenir ou plutôt de sa reconnaissance et de son estime particulière son portrait à jamais vénérable, avec les remercîmens les plus affectueux pour les soins que mon attachement lui avait constamment prodigués pendant une très-longue suite d'années.

séreux ; la substance cérébrale était durcie, et les ventricules contenaient trois à quatre cuillerées de sérosité.

Ouverture de la poitrine. — Cette cavité nous a présenté les poumons très-petits, violacés et flasques. Le côté gauche contenait environ six onces de liquide séreux.

Le péricarde contenait un peu plus d'eau que dans l'état naturel.

Le cœur était chargé de graisse et plus volumineux qu'à l'ordinaire.

Ouverture de l'abdomen. — L'épiploon était extrêmement diminué de volume et entièrement dépourvu de graisse.

L'estomac et les intestins étaient sains.

Le tissu du foie paraissait sain.

La vésicule du fiel contenait un calcul de sa dimension (de la grosseur d'un petit œuf de poule), ayant sa forme, et auquel elle adhérait ; nous avons remarqué un suintement *puriforme* entre les parois de cette vésicule et la pierre.

Le canal cystique et le cholédoque étaient très-grêles et rétrécis dans leur cavité.

La rate était dans l'état naturel ; le pancréas squirreux.

La vessie n'offrait aucune altération, mais contenait quelques petits calculs.

Les deux reins étaient très-lésés ; le droit offrait un ulcère large de plus d'un pouce et d'une nature cancéreuse dans sa substance, le reste de l'organe était tout-à-fait ramolli et altéré. Le rein gauche portait à sa partie externe un kyste qui s'était formé entre sa membrane et la portion du péritoine qui le recouvre ; il contenait une once d'un liquide jaunâtre qui jaillit avec force quand on l'ouvrit, et plusieurs graviers.

Les articulations des pieds et des mains étaient plus ou moins tophacées et d'un aspect lipô-mateux. Les os des pieds, surtout, étaient géné-néralement diminués de volume, plus légers, et si ramollis que plusieurs étaient très-mous et atteints d'érosion dans leur substance, particulièrement dans leurs faces articulaires.

Signé, *Beauchène, Salmade, Fiévée, Toussaint-Leroy*.

Remarques. On a vu par l'exposé des accès arth-ritiques auxquels le malade a été sujet pendant une si longue suite d'années, qu'ils avaient eu long-temps une sorte de régularité ; qu'ils étaient plus ou moins violens et courts ; que c'est par la suite du temps que leur régularité a été troublée ; qu'ils n'ont plus eu une terminaison franche ; qu'il s'est fait des congestions arthritiques autour des arti-culations, entre les membranes et leurs ligamens, et qu'on a observé un mouvement de progres-sion dans l'intensité et la rapidité des accidens ; d'abord plus inflammatoires avec des douleurs vives, enfin par un laps de temps plus ou moins long, avec débilité du travail arthritique.

On a pu observer que c'est lorsqu'une sorte

d'adynamie est survenue, que les *intumescences gazeuses* se sont formées et que la débilité dans les fonctions a eu lieu, ce qui a forcé de prescrire les toniques, qui jusqu'ici avaient été plus nuisibles qu'utiles, la nature se suffisant presque elle-même pour les accès arthritiques, quelquefois même devant être modérée dans son activité. Mais, pour ne pas laisser défaillir la nature, il a fallu l'exciter, soit par des topiques synapisés, soit par l'usage des amers, du quinquina particulièrement, ainsi que par des boissons sulfureuses; le cautère que le malade portait depuis long-temps était d'autant plus en activité que les forces l'étaient elles-mêmes.

On a vu que chez le cardinal de Beausset, le vice arthritique a fini par altérer les os; non-seulement ceux des articulations, mais d'autres os encore en les ramollissant et en diminuant leur volume, non cependant toujours si uniformément qu'il n'y eût des portions des mêmes os ou d'autres qui prissent un excès de dureté qui les rendait plus cassans.

Nous ne répéterons pas ici nos remarques concernant les effets de la goutte et du rhumatisme sur le système osseux; nous les avons exposées dans notre ouvrage *sur le Rachitisme* (année 1797). où l'on trouvera de nombreux exemples de décompositions et autres altérations des os, non-seulement observées par de grands médecins, mais aussi par nous et sur nos propres malades dont le corps de quelques-uns ont été ouverts. J'ai relu cet article de mon ouvrage trente ans après l'avoir publié, et je l'ai reconnu de la plus grande fidélité; et n'est-ce pas toujours ainsi des ouvrages qui ont les observations pour base?

Depuis cette époque, combien de faits de ce genre n'ai-je pas recueillis, et chez des malades auxquels je devais tous mes soins. J'ai vu en eux, qu'après avoir long-temps résisté à des accès de goutte réguliers et violens, ils avaient fini, plus ou moins vite, quelquefois cependant après beaucoup d'années, par perdre de leurs forces; que leurs accès étaient désordonnés, leur terminaison n'étant plus bien complète, et que la goutte, de très-vive qu'elle avait été autrefois, était devenue molle, sans rougeur, avec peu de fièvre ou même sans fièvre.

On a remarqué que les articulations se couvraient de quelques éruptions dartreuses, quelquefois d'*intumescences gazeuses*, après lesquelles des infiltrations séreuses se formaient; que les urines étaient moins abondantes et très-souvent plus sédimenteuses; en même temps qu'il y avait des collections stéatomateuses, non-seulement dans les articulations, mais aussi en d'autres parties du corps plus ou moins essentielles à la vie, pourvues de glandes lymphatiques, lesquelles se tuméfiaient en durcissant inégalement et en perdant leur forme naturelle, le bas-ventre en étant le siége prédominant dans quelques malades infectés

5.   18

du vice arthritique plus ou moins compliqué quoiqu'ayant perdu du volume et de la dureté dans leurs os, en général ou en particulier. Quelquefois ce sont les pieds qui deviennent monstrueux au point de ressembler à ceux de l'éléphant. Nous avons vu et long-temps soigné de pareils malades.

Les éruptions dartreuses et les intumescences gazeuses qui surviennent quelquefois de la manière la plus irrégulière ne réunissent pas toujours les avantages que les accidens aigus ordinaires de la goutte peuvent opérer au profit de la dépuration et de l'évacuation du vice dominant. L'action curative de la nature s'affaiblit, la diathèse morbide s'établit et devient générale; les forces défaillent, des infiltrations générales se forment, et l'homme succombe malgré l'action de tous les toniques et stimulans les plus actifs. C'est ainsi que j'ai vu plusieurs malades terminer leur carrière. J'ai consigné en grande partie leur nécrologie dans mon ouvrage *sur le Rachitisme*.

Mais ce dernier terme de la vie, causé par des altérations, quoiqu'en apparence les mêmes, provient de diverses causes qui ont pu être signalées au commencement ou au moins dans la suite de la maladie, et par conséquent qu'elles ont pu être heureusement détruites par un bon traitement indiqué. Qu'on jette les yeux sur les divers articles de mon ouvrage *sur le Rachitisme*, et l'on y verra que si les os peuvent être affectés

d'une manière à peu près semblable par divers
vices, le vénérien, le stéatomateux, le scorbutique; après des éruptions à la peau très-diverses
par leur nature, par des engorgemens dans les
viscères abdominaux, par la goutte, par le rhumatisme, etc., etc., on a pu, dès qu'on a reconnu
l'un de ces vices, en arrêter les progrès en variant
toutefois les moyens de les combattre, et que
l'on en a obtenu des succès étonnans. J'ai rapporté, dans cet ouvrage, avec la même sincérité et
mes succès et mes revers, après les avoir toujours
appuyés de ceux des médecins qui les ont observés, et l'on a pu en conclure que les guérisons
n'eussent pas eu lieu si les malades n'avaient été
bien traités à leur commencement, ou du moins
pendant leurs cours, avant que les diverses parties plus ou moins importantes à la vie eussent été
désorganisées; et n'en est-il pas ainsi de la plupart
des maladies dont on n'entreprend la guérison que
lorsqu'elle est impossible?

Obs. xxv. — Un malade, qui avait l'apparence d'une forte constitution, ayant beaucoup
d'esprit et doué d'un jugement profond, était
né d'une mère qui était morte d'une *phthisie
pulmonaire.* L'enfance de ce malade fut pénible
et orageuse, il vacillait souvent sur ses jambes.
Les os et les parties charnues des extrémités inférieures ne paraissaient pas être en proportion
avec ceux des supérieures. La taille parut pen-

dant long-temps naturelle, mais dans la suite il y eut une prédominence générale des substances graisseuses qui la grossirent outre mesure ainsi que le bas-ventre ; cet accroissement lymphatique et adipeux était encore peu apparent, lorsque le jeune malade fut inoculé vers l'âge de puberté, avec d'autres jeunes personnes dont les inoculations furent très-heureuses ainsi que leurs suites ; mais dans celui qui fait l'objet de cette observation, l'inoculation ne fut pas suivie d'un aussi prompt rétablissement. De légers engorgemens dans les glandes lymphatiques des parties externes du cou, des aisselles, etc., se manifestèrent ; on prescrivit divers remèdes, et l'on pratiqua un cautère au bras gauche. La santé se rétablit, à l'exception cependant de quelques éruptions dartreuses qui se montrèrent sur diverses parties du corps à divers intervalles de temps ; il y eut des douleurs dans les membres, ou dans les articulations qui simulaient le rhumatisme ou la goutte.

Telle était la situation du malade lorsque, après quelques années, il fit un voyage très-long et très-pénible en divers pays de très-différente température ; de retour en France, sa corpulence était extrême, et surtout remarquable par une *physconie* ou intumescence énorme de l'abdomen et des cuisses, ce qui prouve qu'il y avait une irrégularité vicieuse dans la nutrition des parties tant externes qu'internes. Ce malade, comme il l'avait déjà été dans les pays étrangers, était parfois couvert d'éruptions dartreuses et sujet à des accès de goutte plus ou moins longs , en général peu douloureux. La fin de ces accès était presque toujours annoncée par des urines sédimenteuses rougeâtres.

Le malade ne portait plus son cautère du bras, on conseilla de le rétablir, ce qui fut fait. On donna en boisson les eaux sulfureuses d'Enghien , et l'on y réunit quelquefois l'usage du vin de quinquina. Le malade passa à peu près trois ans dans le même état, et il s'y serait vraisemblablement maintenu plus long-temps s'il avait pu suivre un bon régime ; mais à cet égard toutes les observations n'étaient pas toujours prises en considération.

Cependant les accès arthritiques, quoique moins violens , se multipliaient et se prolongeaient , les urines étaient plus claires lorsque les douleurs des articulations avaient lieu , quoique celles-ci fussent rares , quelquefois même étaient-elles remplacées par de simples éruptions érysipélateuses ou herpétiques, d'où l'on augura que les accès de goutte n'étaient pas bien complets; d'ailleurs le malade ne reprenait pas son état ordinaire après leur déclinaison, pour ne pas dire terminaison. Le cautère, à ces époques, fournissait moins de suppuration , et des éruptions cutanées survenaient davantage.

Plusieurs accès semblables et incomplets eurent lieu, se prolongeant bien plus de temps que les précédens , et ne paraissant pas aussi bien ter—

minés qu'ils l'avaient été les années antérieures.

De nouvelles éruptions, quelquefois avec des croûtes dartreuses, survinrent aux extrémités inférieures particulièrement; et les accès de goutte étaient d'autant plus faibles, mais ils étaient plus longs, et n'avaient plus une terminaison aussi franche que précédemment. Cependant les articulations, et par suite les extrémités inférieures déjà enflées, se tuméfièrent encore davantage, et parurent plusieurs fois œdémateuses, laissant couler une énorme quantité d'eau, par les plis ou les gerçures de la peau, ou par les interstices des croûtes ou celles-ci encore en se détachant. Cependant les pieds restaient tuméfiés, le droit surtout, et peu à peu cette intumescence devint plus ferme; la peau, qui était très-blanche, se couvrit de petites éminences granuleuses, ternes, comme des graines de moutarde, de couleur d'abord blanche comme la peau, et finissant par être plus rouges même brunâtres; quelques unes ayant acquis le volume d'un gros pois et plus encore, laissant suinter une grande quantité d'eau jaunâtre plus ou moins âcre, laquelle causait une forte impression sur les mains et les doigts des chirurgiens et des serviteurs zélés qui avaient pansé ce malade.

Il y avait aussi sur la peau plusieurs ulcérations superficielles d'abord, et elles la pénétraient ensuite au point de la détruire, ainsi que le tissu cellulaire sousacent, qui était ramolli par cette ichorosité. Le malade, à la suite de pareilles ulcérations, a commencé par perdre la troisième phalange du petit orteil droit, ensuite les deux suivantes du même orteil.

Enfin le pied gauche, d'abord infiltré et œdémateux, avait acquis un grand volume quoiqu'il laissât transsuder une grande quantité d'eau, de sorte qu'il paraissait disposé à subir la même désorganisation que le pied droit, si le malade avait vécu plus long-temps. On avait remarqué qu'indépendamment de la destruction des os par la carie, quelques autres os du pied avaient perdu de leur volume et de leur solidité.

Cependant l'amaigrissement général de ce malade, si énormément gras, s'opéra peu à peu, quoique son appétit n'éprouvât aucune diminution, et qu'il continuât à manger beaucoup; il n'y eut pendant long-temps aucune apparence de fièvre ; mais celle-ci s'étant déclarée d'abord dans la soirée seulement, le corps tomba bientôt dans un état de consomption, et la fièvre redoubla tous les jours; toutefois, on voulut recourir à un vésicatoire pour seconder l'effet des éruptions, mais il n'eut aucun succès.

Cependant les facultés morales se maintinrent dans leur parfaite intégrité, ce n'est que dix ou douze heures avant la mort qu'elles s'affaiblirent, et enfin qu'elles s'éteignirent, malgré tous les secours de la médecine, notamment l'usage fréquent du vin de quinquina, dont le malade a pris une énorme quantité pendant long-temps, surtout les derniers mois de sa maladie, en boisson dans du vin de Madère ; on en a employé aussi une énorme quantité en poudre dans les pansemens les plus méthodiques et les plus fréquens, sans l'être trop, pour ménager les forces.

Le malade a aussi fait un usage presque continu des pastilles de soufre, des doux diurétiques et autres moyens que les circonstances ont réclamés. C'est ainsi qu'il a prolongé son existence beaucoup plus de temps qu'on n'eût osé l'espérer.

Voici le résultat de l'ouverture du corps qui a été faite par un très-habile homme, et à laquelle des confrères très-instruits en anatomie médicale ont assisté.

Ouverture du corps. 1°. Le corps quoique encore volumineux par un reste de son volume primitif, parut considérablement amaigri, principalement le bas-ventre et les extrémités supérieures et inférieures particulièrement les jambes, les cuisses paraissant par leur volume hors de proportion avec les jambes qui étaient plus grêles et un peu moins longues que dans l'état naturel. On voyait au bas de la cuisse gauche l'impression du vésicatoire qui avait été mis peu de jours avant la mort. Le pied droit était détruit par la carie et le sphacèle dans un tiers de son étendue ; les trois derniers orteils manquaient, et les extrémités articulaires des os du métatarse qui leur correspondent étaient atteints de carie ; le pied droit était beaucoup plus volumineux que le gauche , et sa peau beaucoup plus ferme , plus dure que dans l'état naturel.

2°. La *tête* était d'un volume considérable provenant particulièrement du développement des os du crâne et de ceux de la face. Le côté gauche de la tête a paru plus prononcé que le droit. On a remarqué que les os du crâne étaient d'une couleur plus jaune qu'à l'ordinaire ; ils avaient en avant plus d'épaisseur qu'en arrière ; beaucoup d'eau s'écoula lorsqu'on enleva le crâne. Il y avait une ossification saillante de quelques lignes dans à peu près la moitié antérieure de la faulx ; les circonvolutions du cerveau étaient proëminentes , les anfractuosités très-profondes , et la consistance de cet organe très-augmentée ; la substance médullaire était aussi plus terne , moins blanche que dans l'état naturel , il semblait que le sang y dominait. Il y avait très-peu de sérosité dans les ventricules , cependant les plexus choroïdes en étaient infiltrés et pâles ; la substance médullaire du cervelet était moins blanche encore que celle du cerveau , au point qu'elle paraissait injectée ; la glande pinéale était un peu plus grosse et avec quelques intumescences granuleuses ; le reste de la tête était dans l'état naturel.

3°. La *poitrine* était recouverte d'une couche de graisse très-jaune et concrétée , encore assez épaisse malgré l'amaigrissement qui avait précédé la mort. On observa du côté droit qu'il y avait une infiltration sanguine; que les côtes étaient très-minces et très-friables, quoique leurs cartilages fussent en partie ossifiés ; la cavité de la poitrine était considérablement diminuée dans son diamètre vertical par le refoulement du diaphragme dans cette cavité.

Il y avait derrière le sternum, entre les lames du médiastin antérieur, et entre le péricarde, une grande collection de substance graisseuse ou autre analogue, contenue dans du tissu cellulaire, le lobe inférieur du poumon droit était adhérent avec le diaphragme. Il y avait dans cette cavité pectorale environ quatre onces de sérosité rougeâtre; les poumons étaient sains ; seulement y observait-on une légère infiltration sanguine à leur face postérieure , effet ordinaire du simple *décubitus* des cadavres sur le dos.

Le cœur, qui avait un grand volume, était couvert d'une enveloppe graisseuse considérable , jaune et d'une grande consistance ; ses cavités étaient amples et leurs parois minces ; il n'y avait que très-peu de sang dans l'oreillette droite, dont la face interne était très-rouge ainsi que la partie voisine de son ventricule. On a observé qu'il y avait, dans le cercle ligamenteux qui réunit l'oreillette gauche avec son ventricule , quelques points d'ossification ainsi que dans deux des trois valvules sigmoïdes de l'aorte.

4°. Le *bas-ventre* avait un très-grand déve-loppement, il y avait encore sous la peau beaucoup de graisse jaune et endurcie, les muscles abdominaux étaient très-minces, le diaphragme très-distendu et mince aussi ; l'épiploon ne contenait qu'une très-petite quantité de graisse ; le foie, d'un gris foncé, n'avait qu'un médiocre volume ; le lobe moyen paraissait plus petit, et celui de spigel plus gros ; la vésicule, très-volumineuse, était pleine d'une bile noire et d'une trentaine de calculs *polyèdres* noirs à l'extérieur et d'un jaune foncé à l'intérieur ; ils avaient une transparence crystalline, et leur volume était très - différent. Les parois de la vésicule elle-même étaient très - épaisses, mais les canaux hépatique, cystique et cholédoque étaient très-libres et même amples (1) ; la rate était petite, mais dure et contenait une petite tumeur formée d'un tissu vasculaire ; l'estomac avait un très-grand volume, il était plein de gaz, parmi lesquels il y avait une petite quantité de matière noire muqueuse, au - dessous de laquelle les vaisseaux sanguins paraissaient injectés. Il y avait dans

(1) Ce qui fait sans doute que le malade ne s'est jamais plaint d'aucune espèce de colique, ni d'aucune autre incommodité, qui pût indiquer l'existence de quelque obstacle qui s'opposât à la libre excrétion de la bile du foie dans le duodenum, ce qui n'a pas été de même dans le cardinal de Beausset. (*Observ. XXIV.*)

l'orifice du pylore ou duodénal une tumeur de nature graisseuse et de la grosseur d'un pois.

A la base du mesentère, le long du bord supérieur du pancréas, il existait une tumeur formée par l'agglomération des parties intestinales et mésentériques, elle était irrégulière, de deux à trois pouces de diamètre ; elle contenait intérieurement dans son centre une matière concrétée qu'on n'a pu comparer qu'à un *kyste stéatomateux* (1); les intestins grêles contenaient une humeur pareille à celle que l'on avait reconnue dans l'estomac, la membrane interne de la partie supérieure de l'ileum était rouge comme si elle avait été injectée, tandis que celle du colon paraissait généralement d'un rouge plus intense ; les reins étaient couverts d'une couche considérable de graisse, et la vessie était vide et contractée, offrant quelques prolongemens celluleux, du reste, son col était sain ainsi que toutes les autres parties du bas-ventre.

La peau des pieds, du droit surtout, était ru-

______

(1) Tel qu'on en trouve souvent de semblables dans les corps des personnes atteintes du vice stéatomateux, au point que les anciens médecins avaient établi dans le mésentère le siége de ce vice, ce qui n'est pas exact, ainsi que nous l'avons bien prouvé dans notre ouvrage sur le *Rachitisme*; mais toujours est-il bien certain que l'abdomen, le mésentère particulièrement, est très-souvent affecté par le vice stéatomateux.

gueuse, épaisse et comme tuberculée ; le tissu cellulaire sous-cutané était épais, dense, les muscles
avaient l'aspect d'un corps adipeux jaunâtre ; les os
du pied étaient tellement ramollis, qu'on pouvait
les couper avec l'instrument tranchant. Le pied et
la jambe gauches éprouvaient les commencemens
de ces altérations et les auraient vraisemblablement subies si le malade avait pu vivre plus long-
temps ; on conçoit même qu'elles eussent pu
devenir plus générales, en affectant les systèmes
lymphatique et osseux.

Les *remarques* que nous avons faites sur la
goutte dégénérée et sur ses résultats, à l'égard de
la lymphe et des os, pourraient être rappelées ici
d'abord comme une suite de nos observations sur
les diverses espèces du *rachitisme* que nous avons
admises dans notre ouvrage (1), ensuite comme
ayant été reconnues dans les deux derniers malades dont nous venons de parler ; seulement pourrait-on observer que dans l'un d'eux les pieds ont
diminué de volume au lieu de se tuméfier extérieurement comme cela est arrivé dans l'autre, par
des engorgemens stéatomateux de la peau, le tissu

---

(1) Voyez particulièrement les observations sur le rachitisme scrophuleux et arthritique, et l'on y trouvera, je
crois, des remarques importantes pour la connaissance de
la nature de ce vice autant qu'il a été possible de la donner,
ainsi que celle des traitemens dont plusieurs ont été heureux, du moins comme préservatifs.

cellulaire et les. matières graisseuses ou autres , tandis que dans tous les deux les os étaient également altérés , et qu'ils décroissaient et se décomposaient successivement ; mais une modification dans le vice délétère par quelque cause connue ou inconnue ne suffirait-elle pas pour produire ces différens effets ? On ne peut se dissimuler que cela ne puisse être ainsi , quand on réfléchit à toutes les différences que j'ai établies sur les diverses espèces de rachitisme , d'après le résultat de mes observations et de mes lectures (1).

Le *principe rhumatismal* produit quelquefois les mêmes ravages que l'*arthritique* , si on a pu les distinguer, sur les systèmes lymphatiques, sur les os, et autres parties encore. J'en ai vu des effets étonnans dont j'ai aussi parlé dans mon ouvrage *Sur le Rachitisme* (2), d'après plusieurs

----

(1) Le célèbre *Caldani*, qui a bien voulu faire traduire cet ouvrage en italien m'en envoya un exemplaire en cette langue (Venise, in-8°, 1802), avec quelques remarques, et j'en ai également reçu une autre traduction en allemand par le savant professeur *Henri Bruhl*, qui y a réuni quelques utiles observations (grand in-8°, Main, 1807.)

J'espère que ceux qui liront mon petit ouvrage sur cette matière verront que les nouvelles observations que je rapporte dans celui-ci ne sont presque que confirmatives de celles que j'ai composées dans l'autre.

(2) Art. VI: *Rachitisme arthritique et rhumatismal,* p. 201.

observations cliniques que j'avais recueillies ; j'en ajouterai ici une autre que j'ai eu également sous les yeux.

Je donnais des soins à M. de *Septeuil*, qui était très-souvent tourmenté par des douleurs rhumatismales vagues en différentes parties musculaires du corps, d'abord seulement après qu'il s'était exposé aux intempéries d'un air froid et humide, mais qui devinrent ensuite presque habituelles et durèrent plusieurs années, lors surtout qu'il se livrait à un exercice extraordinaire ou qu'il éprouvait quelque affection morale, et il était, à cet égard, d'une susceptibilité ou sensibilité incroyables. De temps en temps survenaient des coliques, de légères jaunisses et enfin les douleurs des extrémités inférieures qui devinrent comme constantes, seulement suceptibles d'augmentation ou de diminution. Elles augmentaient cependant plus souvent la nuit que le jour. Le malade éprouvait un dépérissement réel, il maigrissait beaucoup et perdait de ses forces. Je lui avais cependant prescrit, avec M. *Salmade*, divers remèdes, mais sans succès. On appela en consultation MM. Bourdois Delamote, Jean Roi et Boyer, qui donnèrent leurs avis, mais sans que le malade pût recouvrer sa santé. Les extrémités inférieures continuèrent de maigrir, et de s'atrophier, les douleurs des pieds étaient extrêmes ; la peau se couvrit plusieurs fois d'éruptions érysipélateuses et même dartreuses, avec une légère pneumatie,

qui finit par laisser suinter une humeur ichoreuse et fut ulcérée ; les phalanges parurent à
découvert, s'exfolièrent progressivement, et quelques-unes se détachèrent ; les os du métatarse
même furent atteints d'érosion : c'est au milieu des
souffrances et à la suite d'une fièvre lente que ce
respectable malade finit de vivre.

On voit par cet exemple que le *vice rhuma-*
tismal peut produire la plus grande désorganisation, non-seulement sur les parties molles, mais
encore sur les os les plus durs. Je ne répéterai pas
ici ce que j'ai dit ailleurs à ce sujet (1).

------

(1) *Ibid.* p. 211 , 12 , 13.

ARTICLE II.

Des pneumaties particulières (1).

Nous avons déjà dit que les pneumaties con-
sistaient en une ou plusieurs intumescences externes
ou internes plus ou moins étendues en surface et
en profondeur ; elles sont légères et élastiques, et
se rétablissent plus ou moins vite après quelque
compression, en rendant un son de crépitation.

Elles peuvent être bornées dans une seule partie
du corps interne ou externe, ou exister dans les
deux à la fois. Ainsi il y a des pneumaties ou
emphysèmes de la tête, de la face, du cou, de la
poitrine, du bas-ventre en général, ou de la région ombilicale, internes ou externes ainsi que de
celle du scrotum chez les hommes, ou dans la
vulve chez les femmes.

Il y a aussi des pneumaties des extrémités supérieures et inférieures, totalement ou de quelqu'une
de leurs parties seulement, comme dans les articulations ou autour d'elles dans leurs parties
externes.

Le tissu cellulaire de toutes les parties atteintes de pneumaties en est toujours le siége,
excepté lorsque les gaz existent dans les cavités
du corps.

C'est d'après les communications plus ou moins

---

(1) Nous n'en donnerons qu'un simple précis dans
ce second article pour éviter les répétitions, déjà trop
multipliées dans le premier.

5.

libres de diverses parties entre elles par le moyen du tissu cellulaire que les pneumaties se font et se propagent (1).

La pneumatie externe se manifeste ordinairement d'abord dans les lieux qui contiennent le plus de tissu cellulaire, dont la texture est plus lâche et dans lesquels les vaisseaux sont les plus grêles et flexueux, comme aux paupières, aux lèvres, aux mamelles, au scrotum, aux poignets, aux malléoles et en d'autres endroits. Le gonflement emphysémateux est ordinairement d'abord mou, sans crépitation, mais la tuméfaction augmente plus ou moins vite avec tension à la peau, et le bruit de crépitation survient progressivement à proportion que la tension de la peau est plus considérable, du moins dans les vraies pneumaties sans complications : car il en est dans lesquelles la crépitation n'a pas lieu comme dans certaines fièvres typhoïdes, peut-être par l'inertie des solides.

Les membranes, quelque ténues qu'elles soient, sont susceptibles de pneumatie, étant formées par du tissu cellulaire ; c'est ce qui a fait que des gaz ont été reconnus dans chacune d'elles dans toutes

____

(1) Voyez notre *Anat. méd.*, t. ii , art. tissu cellulaire ; on y verra qu'il existe une cloison longitudinale complète, qui divise extérieurement le corps en deux parties latérales, et qu'il y a en outre, des espèces de cloisons internes incomplètes soutenant ou contenant les divers organes.

les parties du corps, dans les méninges, les plèvres, le péritoine, etc. Les gaz sont quelquefois renfermés dans de petites poches globuleuses très-dures et élastiques, auxquelles on a donné le nom d'hydatides, au point qu'étant jetées à terre elles sautillent comme ferait une paume par l'effet de son élasticité (1). J'ai quelquefois reconnu une semblable intumescence gazeuse dans les appendices épiploïdes de quelques cadavres. Ces gaz sont aussi quelquefois mêlés avec des matières séreuses, glutineuses ou muqueuses, ayant plus ou moins de consistance, et d'élasticité.

Diagnostic. Le diagnostic de la pneumatie externe est ordinairement facile ; mais celui des pneumaties internes ne l'est pas également ; ce n'est que d'après les symptômes qui surviennent qu'on peut l'établir ou plutôt le conjecturer : par exemple, si dans un malade qui serait atteint d'une pneumatie externe de la tête il survenait des convulsions, de l'assoupissement, etc., on pourrait craindre avec raison que d'externe qu'elle était d'abord elle ne fût devenue interne, ou qu'elle se fût étendue dans le crâne ; on pourrait également craindre que l'emphysème, qui aurait eu d'abord son siége hors de la poitrine ou hors du bas-ventre, se fût prolongé dans l'une ou l'autre de ces deux cavités, si des symptômes divers provenant

---

(1) Voyez l'observation de *Lieutaud*, rapportée dans les *Mémoires de l'acad.* des sc., 1752, que j'ai aussi citée parmi mes *observations sur l'hydropisie* par des hydatides.

de l'affection des organes pectoraux ou abdominaux survenaient, surtout s'il y avait encore quelque apparence extérieure d'une intumescence gazeuse, on pourrait alors craindre qu'il n'existat, quelques hydatides gazeuses. Nous n'en dirons pas davantage à cet égard pour être moins prolixes sur des points si obscurs de notre art.

Quant au *traitement* particulier des pneumaties internes, il doit être toujours, comme celui des externes, relatif à leurs causes les mieux connues ou à leurs diverses complications. Il convient surtout dans la prescription des remèdes, de favoriser ou de déterminer les excrétions; mais toutefois en remarquant que ce ne sont pas seulement les irritans, les stimulans, les échauffans qu'il faut prescrire, mais quelquefois les rafraîchissans, les relâchans et même les anodins, comme nous l'avons surtout fait observer à l'égard des diurétiques relativement à l'hydropisie. Nous devons encore le faire mieux observer à l'égard des carminatifs, la plupart étant très-chauds et nuisant d'autant plus généralement que la pneumatie est presque toujours l'effet de quelque inflammation prononcée par ses symptômes obscurs (latens), au point qu'il est très-aisé de la méconnaître, et de négliger la saignée alors préférable à tous les autres remèdes, etc. Nous renvoyons, à cet égard, à ce qui a été dit dans les articles précédens.

De la pneumatie de la tête (1).

La pneumatie de la tête, ou la *pneumocéphalie*, peut être externe ou interne séparément, ou l'une et l'autre exister à la fois, par rapport à la communication du tissu cellulaire extérieur avec celui qui entre dans la structure des membranes du cerveau et dans celle de cet organe lui-même.

La pneumatie externe du crâne peut exister sans celle des deux tiers inférieurs de la face, et alors il y a une différence contre nature dans le volume et la forme de ces deux parties de la tête ; l'enflure soulevant plus ou moins le cuir chevelu, seul ou avec la membrane du péricrâne ; ce qui fait qu'alors la partie supérieure de la tête est considérablement tuméfiée, et que l'inférieure ne l'est pas.

L'intumescence se borne aux adhérences de cette membrane, aux arcades surcilières et zigomatiques, aux apophyses mastoïdes, au tubercule externe, et aux arcades supérieures de l'os occipital, de sorte qu'alors la partie inférieure de la tête, en y comprenant à peu près la moitié inférieure de la face, n'est pas enflée, ou l'est peu.

Nous ne répéterons pas ce que nous avons dit précédemment, que la pneumatie externe de

____

(1) *Physocephalus,* Sauvages, nosol. , Method. *Cathexiæ* XII.

la tête avait été artificiellement faite par des insufflations sous la peau (1).

La collection d'air ou de gaz peut n'être pas
bornée à l'extérieur de la tête ; elle peut aussi
exister dans l'intérieur du crâne, seule ou conjointement avec de l'eau ou du sang (2) , dans
le tissu des membranes du cerveau (3); dans la
cavité même de l'arachnoïde, membrane séreuse;
dans le *septum lucidum*, entre ses deux membranes ; dans les ventricules, au point de les dila-
ter considérablement, au rapport de Harder,
comme l'urine dilate la vessie urinaire ; elle peut
aussi exister dans les vaisseaux du cerveau (4);
dans les plexus choroïdes particulièrement (5);
dans des hydatides adhérentes ou flottentes ; enfin

---

(1) Voyez plus haut l'article *Pneumatie factice*, pag. 208.

(2) Voyez les observations rapportées par *Morgagni* et
Lieutaud, sur de pareilles réunions observées dans des
sujets qui avaient péri après diverses maladies dont le
siége principal était dans le cerveau, les poumons, le
cœur et autres organes. Nous sommes entrés dans quelques détails sur l'apoplexie gazeuse dans nos observations
sur *l'apoplexie*. In-8° 1811.

(3) *Morgagni*, sur les apoplexies qui ne sont produites
ni par du sang, ni par de l'eau, mais par de l'air. (*De
Sed. et Caus. morb.*, epist. v.) On peut trouver aussi
dans nos observations sur la rage et sur l'apoplexie,
quelques remarques sur des gaz reconnus dans la tête.
P. 286, 287, 289.

(4) *Anat. med.*, ibid. 17. *Flatulentia*.

(5) *Ibid.*, t. iii, p. 356 ; t. iv, p. 70.

en d'autres parties encore de cet organe, ou de la moelle épinière.

On a souvent reconnu cette collection d'air ou de gaz par l'ouverture des corps à la suite de diverses maladies soporeuses (1), convulsives (2), fiévreuses, etc. Morgagni, Lieutaud et autres auteurs en ont cité des exemples (3) auxquels nous en pourrions réunir d'autres recueillis par l'ouverture des corps.

Je dirai cependant que j'ai plusieurs fois reconnu des gaz entre les membranes du cerveau ou dans ses ventricules dans des sujets qui n'avaient eu aucune maladie de la tête bien prononcée avec ou sans aliénation mentale, ni symptômes de fièvre cérébrale, ce qui eût pu me faire croire qu'ils s'étaient formés après la mort par un commencement de putréfaction, plutôt dans quelques malades que dans d'autres, ainsi que par rapport à la saison, dans l'été plus souvent que dans l'hiver, et toujours en un temps égal de la mort et l'ouverture du corps. Selon Morgagni (4), l'insufflation

----

(1) *Morgagni*, epist. v, citée. *Manget*, extrait de *Lieutaud*, pars. iii, obs. 264.

(2) *Ibid.*, et nos observations sur l'apoplexie.

(3) *Anat. med.*, t. iv, *air dans le cerveau.*

(4) *Houlier* assure (*Comment. sur Hipp.*), que des apoplexies peuvent être produites par de l'air dans les artères carotides, mêlé avec le sang au point qu'alors étant trop dilatées, elles compriment la substance céré-

de l'air dans les veines, est plus ou moins vite funeste, dans les chiens, par exemple, plutôt que dans les brebis; elle est aussi plus fâcheuse si elle est plus promptement faite que lorsqu'on la fait lentement; quoique les animaux aient visiblement plus ou moins d'air dans le sang, il en est chez lesquels il est plus abondant, selon Védi (1).

Mais communément cette collection d'air est réunie à celle de l'eau (2), ou elle la précède, ou lui succède.

On a plusieurs fois trouvé, dans les personnes qui avaient éprouvé des *douleurs de tête* violentes et pendant long-temps, les vaisseaux du cerveau pleins d'air, et la pie-mère pellucide et soulevée comme si elle l'était par de l'eau, quoique cependant on ait reconnu que cette membrane l'était seulement par le souffle; car, ayant été ouverte, elle s'est affaissée sans écoulement d'aucuns liquides visibles (3).

Quant aux *causes* et au *traitement* de la pneumatie de la tête, il faut revenir sur ce qui a été exposé précédemment sur la pneumatie en géné-

---

brale. C'était aussi l'opinion de *P. C. Fabricius*, citée par *Morgagni*, épist. v., 25, 26. *Lieutaud*, t. III, obs. 56, 57, 264. *Mangel*, et notre ouvrage sur *l'Hydropisie.*

(1) *Morgagni, Epist.* v, n.° 21.

(2) Ibid, et n.° 22.

(3) Voyez *Lieutaud*, lib. III, obs. 57.

ral et sur chacune de ses causes, du moins celles qui sont les mieux connues.

La collection d'air dans le crâne et dans le cerveau est souvent réunie à celle de pareille nature du canal vertébral et de la moelle épinière, qu'on a appelée *pneumo* ou *physo-rachis*. Elle peut être suivie des mêmes accidens que la *pneumo-céphalie*, ou seulement de quelques-uns d'eux, tels que les engourdissemens ou la stupeur, les paralysies du tronc et des extrémités, les convulsions, la tête conservant quelquefois ses diverses fonctions. On peut voir à cet égard ce qui a été dit sur l'hydropisie de la moelle épinière.

J'ai assisté à l'ouverture du corps de trois ou quatre malades de divers âges dont la mort avait été causée par une *fièvre typhoïde* avec des redoublemens périodiques pendant lesquels les malades tombaient dans des assoupissemens plus ou moins profonds après avoir éprouvé le rire sardonien et des soubresauts dans les tendons des poignets, sans aucune altération apparente dans la structure des viscères, de la tête, de la poitrine, du bas-ventre ; seulement ai-je reconnu, dans deux cadavres de personnes mortes après des fièvres réputées malignes, que les ventricules et les enfractuosités du cerveau étaient pleins de gaz, et qu'il y en avait aussi d'une manière remarquable dans les sinus et les veines du cerveau, ainsi que dans les jugulaires du cou.

Le traitement de la pneumatie en général est

applicable à la *pneumocéphalie* et au *pneumorachis*, particulièrement ce qui concerne les vésicatoires, les ventouses, les sétons, les cautères, les moxa, etc.

De la pneumatie de la poitrine (1).

Divers faits prouvent qu'il se ramasse de l'air ou des gaz non-seulement dans les cavités pectorales (2), mais encore entre les plèvres, les muscles intercostaux et le diaphragme; entre les lames du médiastin, dans le tissu des poumons, dans la cavité du péricarde et dans celles du cœur (3). Cet air ou ces gaz sont très-souvent reconnus après la mort quoique leur existence n'ait pas été soupçonnée pendant la vie.

Les symptômes d'après lesquels on les a admis, sont : la difficulté de respirer, les intermittences dans le pouls, les palpitations du cœur, etc., etc.; mais, comme ils peuvent provenir de toute autre cause que par les gaz, il en résulte que les signes pathognomoniques de ces collections aériformes nous manquent pleinement, non-seulement ceux qui pourraient faire distinguer leur

---

(1) *Pneumothorax*, *Physothorax*. Morgagni, *de Sed. et Caus.; Lieutaud*, hist. anat. méd.; *Sauvages*, Nosol. méth.; *Anhelat.*, class. v.

(2) *Riolan*, Man. anat.

(3) Anat. méd., t. III, p. 26; *Sénac*, Traité du cœur, t. I, p. 351, 355.

vrai siége en telle ou telle partie de la poitrine ,
mais encore ceux qui pourraient nous faire distinguer l'existence de l'air ou des gaz de celle de
l'eau, pour ne pas les confondre tant pour le pronostic que pour le traitement.

Cependant, comme on ne peut révoquer en
doute que la *tympanite* ne soit produite par de
l'air dans le bas-ventre, et qu'elle ne puisse exister sans hydropisie dans cette cavité ; de même,
nous pouvons croire qu'une pareille collection
d'air peut avoir lieu dans la poitrine et former
une pneumatie, ou comme le dit *van Swieten :*
Flatuum collectio intra thoracem, *est thoracis
tympanites ; Hydrops pectoris sicca* (Ballonius).
Th. Bonet a reconnu une pneumatie des poumons (1). Une femme âgée de 3o ans, au rapport
de *Storck* (2), éprouvait une très-grande difficulté
de respirer, une toux suffoquante survenait de
temps en temps, tandis que d'autres symptômes
indiquaient une affection hystérique ; le pouls était
inégal, petit, la respiration élevée et courte ; les
poumons dans l'expiration paraissaient être refoulés vers le haut de la poitrine, et la malade
disait qu'il lui semblait qu'ils nageaient dans l'eau ;
la respiration était gênée, et le moindre changement dans la saison augmentait l'intensité des

____

(1) *Pneumatia pulmonum*, Hipp. *Sauvages*, Nosol.
méthod. , Anhelat., class. v.

(2) *Sauvages* , d'après *Storck*, class. v.

symptômes. Cette femme étant morte, on reconnut par l'ouverture du corps qu'il y avait beaucoup d'air dans le tissu cellulaire des poumons, et que ces organes contenaient des vésicules élastiques très-grosses, dont quelques-unes, étant tombées par terre, se relevèrent plusieurs fois par leur élasticité. *Storck* a donné à cette maladie le nom de *phthisie aérienne ;* il conseille la saignée, les anodins, les émolliens, les béchiques, le lait coupé avec une décoction de graine de carvi, ou de fenouil.

Un homme âgé de cinquante-huit ans était atteint d'une très-forte *toux* et de la *gangrène aux doigts* du pied ; celle-ci disparut à la suite d'un traitement, et la toux diminua ; mais, quinze jours après, la toux fut plus violente et la respiration très-laborieuse. Le malade mourut bientôt. Le poumon était dur, enflé et très-élastique ; l'air contenu sous la membrane qui revêt ce viscère y formait des ampoules de diverses grosseurs. On ne pouvait faire sortir cet air par les bronches, quelque compression que l'on fît sur les bulles qu'il formait ; le péricarde était très-plein d'une eau limpide, et le ventricule droit du cœur était rempli d'un sang noir ; les veines du cerveau étaient variqueuses et pleines d'un sang noir et grumeleux. (*Lieutaud après Storck, l,* II, 35).

J'ai souvent cité dans mes leçons l'histoire d'un malade très-maigre et très-irritable, sujet à des hémoptysies, et menacé de la phthisie pulmonaire, par la difficulté de respirer et les douleurs à la poitrine qu'il éprouvait presque continuellement et qui étaient extrêmes dans quelques circonstances. On croyait entendre dans sa poitrine, quand il la remuait avec agitation, un bruit pareil à celui qu'on ferait en agitant une bouteille à demi pleine d'eau. Ce bruit cessa après une nouvelle hémoptysie qui fut suivie d'une expectoration purulente. Le malade vécut encore quelque temps, et finit par mourir de la phthisie pulmonaire.

Traitement. Quant au traitement de l'orthopnée et des palpitations du cœur par des gaz ou de l'air, je ne puis rien dire d'après moi-même, ne l'ayant jamais distinguée de celle par simple infiltration de sérosité, ou hydropisie commençante des poumons ; encore ai-je plutôt dit que je présumais qu'un tel état existait, mais que je ne pouvais l'affirmer. J'ai alors cru pouvoir prescrire les diurétiques les plus doux, la dureté et la fréquence des pouls empêchant d'en conseiller de plus actifs. La saignée par les sangsues ou par la lancette, lorsque l'orthopnée était violente, avec plénitude du pouls, a paru alors utile, surtout s'il n'y avait qu'une légère œdématie aux mains ou aux pieds. J'eusse peut-être plus insisté dans l'usage des saignées si j'eusse cru que la difficulté de respirer ne provenait que de l'existence des gaz ou de l'air dans la poitrine, parce que presque toujours alors l'inflammation domine ; le pouls ayant été ralenti après la fréquence des pulsations, et celles-ci étant moins dures, on a recouru aux vésicatoires, aux synapismes, et enfin aux remèdes internes indiqués.

Au lieu de l'eau dont le péricarde contient souvent une grande quantité dans ceux qui sont morts de la phthisie pulmonaire, il n'y a quelquefois que de l'air ou des gaz qui dilatent outre mesure ce sac membraneux, lors même que les poumons sont gonflés d'air.

Baillou, au rapport de *Lieutaud*, a observé qu'un homme très-disposé aux palpitations du cœur avait le *péricarde* très-distendu par de l'air. (*Lieutaud*, *l.* II, *obs.* 691.)

Un homme dont parle *Houlier* avait pendant le cours de sa vie éprouvé des palpitations du cœur ; on reconnut après la mort que le péricarde était énormément gonflé par de l'air. (*Ibid.*, *obs.* 692.)

J'ai vu dans plusieurs sujets qui avaient éprouvé des palpitations du cœur et des orthopnées violentes, non-seulement une collection de gaz dans le tissu pulmonaire, mais encore dans le péricarde. J'ai aussi remarqué que la face interne de ce sac membraneux était alors d'un rouge foncé comme si elle était phlogosée.

J'ai fait la même observation sur des cœurs plus ou moins affectés d'inflammation, les oreillettes et les ventricules étant quelquefois si pleins de gaz qu'ils en étaient très-dilatés. *Ib.*, *obs.* 691, 692. *Voyez* aussi notre *Anat. méd.*, *t.* III, *p.* 27.)

Baillou, *Houlier*, *Morgagni*, *Senac*, *Lieu-taud*, *Storck*, et presque tous les médecins qui se sont livrés à l'ouverture des corps ou qui ont assisté à cette sorte de recherches anatomiques, ont reconnu qu'il y avait plus ou moins d'air ou de gaz avec ou sans sérosité dans le péricarde et dans les cavités du cœur de quelques sujets dont la mort avait été causée par diverses maladies, comme les fièvres inflammatoires, éruptives, typhoïdes, et autres maladies aiguës, ainsi qu'après d'autres maladies *chroniques*, souvent avec une fièvre tellement *latente* qu'on l'avait à peine reconnue.

Les *signes* d'après lesquels on peut croire qu'il existe de l'air ou des gaz dans le péricarde sont encore moins connus que ceux de l'hydropisie de cet organe, lesquels nous sont presque toujours cachés, attendu que les palpitations du cœur et les troubles dans la circulation du sang dans leurs vaisseaux, en apparence les mêmes, peuvent provenir de causes très-diverses. Cependant, selon *Morgagni*, *Senac*, *Lieutaud* et autres savans médecins, des palpitations du cœur et des syncopes ont été occasionées par de l'air dans les cavités de cet organe ou dans ses vaisseaux sanguins; on les a même excitées, ainsi que l'apoplexie et l'orthopnée, en poussant de l'air, soit avec un soufflet, soit avec un chalumeau, dans quelqu'un des vaisseaux sanguins extérieurs du cou ou autres. *Wepfer*, au rapport de *Ruysch*, faisait périr subitement un bœuf en soufflant de l'air dans l'une des veines jugulaires, par le moyen d'un tuyau et par le seul souffle de sa bouche.

Selon *Littre* (Acad. des Sc., 1774), l'air reste intimement mêlé avec toutes les humeurs de notre corps tant qu'elles conservent leur mouvement naturel ainsi que leur liquidité; mais si elles perdent ces deux qualités, ou l'une d'elles seulement, aussitôt l'air s'en sépare. Cette opinion a eu des partisans. Toutefois *Morgagni* ne l'a pas également adoptée.

Méry ne croyait pas que l'air introduit dans les vaisseaux des animaux vivans, même en petite quantité, s'incorporât intimement avec le sang, ce qui fait, dit-il, que la nature ne peut alors suffire à cet *amalgame*, et qu'il arrive que lorsqu'on a introduit de l'air dans les vaisseaux des animaux vivans, divers maux surviennent, tels que des mouvemens convulsifs, l'assoupissement, les palpitations du cœur, enfin la mort si l'on a introduit dans les vaisseaux une quantité d'air considérable.

Morgagni dit, d'après *Hippocrate*, que l'air introduit dans les petits vaisseaux en suspend les mouvemens et en éteint les fonctions. (*Epist.* v, *art.* 18.)

Les animaux auxquels on a introduit de l'air dans les vaisseaux sanguins finissent souvent par périr de convulsions, d'assoupissement ou de paralysie, à la vérité plus ou moins vite, comme on l'a dit, selon la quantité d'air qu'on a introduit dans ces vaisseaux.

Cependant j'ai remarqué que les insufflations dans les artères carotides des animaux vivans produisaient promptement une apoplexie mortelle lorsque l'air insufflé était en quantité notable ; tandis que celles qu'on faisait dans les veines jugulaires, fortes aussi, occasionaient bientôt des palpitations du cœur très-violentes, et souvent suivies de la mort de ces animaux. Mais si l'air ainsi insufflé dans les vaisseaux n'était pas très-considérable dans l'une et dans l'autre de ces deux expériences, il n'y avait souvent d'abord que des accidens consécutifs et relatifs au cerveau ou au cœur. Après l'insufflation dans les carotides, l'assoupissement qui survint primitivement fut suivi de palpitations et de syncopes effrayantes; tandis que lorsque l'air était introduit dans les veines jugulaires, les palpitations plus ou moins mêlées de syncopes étaient *primitives*, et l'assoupissement *secondaire*. Tel a été du moins le résultat des expériences sur les animaux vivans dont les premières ont été faites, il y a long-temps, au Collège royal de France.

Une femme de quarante-sept ans est frappée d'apoplexie avec paralysie du côté droit, dont elle guérit par les secours de l'art, parmi lesquels la saignée tenait le premier rang. Peu de temps

5.   20

après elle fait une chute et meurt de ses suites. Le cerveau ayant été examiné, on vit que ses vaisseaux étaient gonflés et pleins d'air, tandis que les ventricules de cet organe étaient remplis et dilatés par de la sérosité sanguinolente. (*Mél. cur. nat.*, *Lieut.*, *III*, *obs.* 281.)

Morgagni parle, d'après *Henri Groetz*, d'une femme morte de lipothymie, dont le cœur était rempli d'air et ne contenait pas une seule goutte de sang. *Ruysch* a rapporté une observation à peu près semblable (1).

Une femme que j'ai soignée était d'une constitution très-sensible et irritable; elle n'avait pas d'enfans, était âgée de trente-six ans et mariée depuis long-temps: elle était sujette à des accès d'hystérie avec des mouvemens convulsifs, surtout au moment où ses règles allaient paraître; survenaient-elles, les accidens morbides diminuaient pendant la durée de cet écoulement, mais ils ne cessaient pas. Les saignées du bras et des sangsues fréquentes à l'anus furent pratiquées dans les intervalles des époques menstruelles, la malade prit des bains tièdes, des boissons relâchantes, réunies aux antispasmodiques divers et aux *opiacés*; mais tous ces derniers remèdes furent prescrits sans succès.

---

(1) Voyez *Morgagni*, qui a cité et examiné ces observations ainsi que celles de *Valsalva*, qui assure avoir trouvé toutes les veines d'un cadavre ainsi que le cœur pleins d'air. *Épist.* v., n° 2 et suiv.

Les accès hystériques devinrent plus fréquens et plus violens; enfin cette femme mourut. On reconnut par l'ouverture du corps que les vaisseaux sanguins étaient pleins de sang, surtout ceux des membranes cérébrales, de l'arachnoïde particulièrement. Sa lame externe était soulevée par une grande quantité de gaz; les ventricules en contenaient au point d'être aussi maintenus dans un état de dilatation; les vaisseaux du cerveau étaient remplis de beaucoup de sang, mais il n'y avait aucun épanchement de ce liquide ni dans les ventricules du cerveau ni dans la cavité du crâne. La poitrine ayant été ouverte, on reconnut que la membrane qui revêt les poumons en était détachée et soulevée en divers endroits par des gaz, et que de plus le tissu cellulaire des lobes et lobules pulmonaires en contenait beaucoup. Mêmes remarques furent faites à l'égard des gaz abdominaux, qui étaient très-abondans, sortant avec bruit de leurs poches dès qu'on y faisait la plus petite ouverture.

Ces résultats de l'autopsie me confirmèrent dans l'opinion qui m'avait porté à conseiller la saignée; peut-être n'avait-elle pas été faite assez vite, ou était-elle encore insuffisante, puisque les vaisseaux cérébraux furent trouvés dans l'état de pléthore, et peut-être que des vésicatoires aux jambes eussent été très-utiles en produisant une diversion au principe de l'irritation cérébrale vers les parties où ils auraient été apposés. Je me reprochai d'avoir trop insisté dans la prescription des opiacés, qui déter-

minent trop souvent la pléthore sanguine du cerveau. J'ai cru dans deux autres circonstances avoir
évité l'inconvénient de l'opium dont je viens de
parler, en le remplaçant par l'extrait de jusquiame
à dose un peu plus forte que je n'eusse prescrit
l'extrait d'opium.

De la pneumatie du bas-ventre.

Nous y comprendrons : 1° la *flatulence*, 2° les *borborygmes* et le *météorisme*, 3° la tympanite.

1°. De la flatulence.

Dans la flatulence *de l'estomac et des intestins*, il y a fréquemment une émission de vents
plus ou moins fréquente par la bouche et par le
fondement, ce qui n'a pas lieu lorsqu'il n'y a que
des gaz ou de l'air dans la grande cavité de l'abdomen ou dans celles d'autres organes.

Causes. Les *flatuosités* qui ont lieu dans cette
affection morbide peuvent provenir de causes peu
graves ; la plus commune est l'abus des alimens
de difficile digestion ou de mauvaise nature,
chez les personnes les mieux constituées ; l'autre
provient des dispositions du corps, particulièrement de celles des organes digestifs, plus ou
moins intenses, et ces causes sont très-nombreuses.

Les ouvertures des corps ont prouvé que les
personnes qui avaient été atteintes de la flatulence
avaient le canal alimentaire, l'estomac et les intestins, généralement ou partiellement, très-amples,
leurs parois ayant pris une extension plus ou moins

considérable, rarement y a-t-on observé quelque
rupture, et même souvent par cause interne ; quoi
qu'il en soit, lorsque cela est arrivé, le tube alimentaire a laissé échapper des vents ou des gaz
dans la cavité abdominale ou dans celle de l'épiploon, comme on l'a quelquefois observé après des
coliques venteuses ; mais hors de ces cas l'estomac et
les intestins peuvent être énormément gonflés, les
grêles quelquefois plus amples que les gros, et
ceux-ci ayant dans quelques sujets le volume du
bras ou même de la cuisse. Bien plus, on les a
trouvés, les uns et les autres, déchirés, rompus
dans une plus ou moins grande étendue. On
trouvera dans *Morgagni*, *Lieutaud* et notre *Anatomie médicale*, de nombreux exemples de toutes
ces extensions et ruptures. On observe, de plus, fréquemment, dans le corps de ceux qui ont éprouvé
de pareilles flatulences, des altérations diverses,
dans le foie, soit indurations ou ramollissemens,
tuméfactions et rappetissemens, des congestions biliaires dans cet organe même ou dans les canaux
hépatiques, cystiques, enfin dans la vésicule du fiel,
qui contient plus ou moins de ce liquide diversement décoloré ou formant des calculs de divers
volumes. (*Voy.* notre *Anat. méd.*, t. *V*, p. 313
et suiv.)

Personne n'ignore que les alimens contiennent
plus ou moins d'air ou de gaz, surtout les végétaux qui n'ont pas éprouvé de fermentation. En
outre, comme Sauvages l'a bien remarqué, l'air

de l'atmosphère pénètre les voies alimentaires
avec les alimens que l'on avale. Cet air, jouissant
de son expansibilité, en acquiert un surcroît par
la chaleur du corps, d'où il résulte que les voies
alimentaires, l'estomac, et les intestins surtout,
sont dans un état de dilatation plus ou moins grande,
et pendant plus ou moins de temps, suivant la
nature de ces alimens et la disposition du corps;
car il est des personnes qui jouissent d'une bonne
santé, qui sont bien moins affectées de pareilles
flatuosités que d'autres en faisant usage des mêmes
alimens. Cependant il n'est personne qui n'en
éprouve quelquefois, ce qui fait croire qu'il
existe naturellement en nous un agent destructeur
de ces flatuosités, lequel prévient ou empêche
cette expansion de l'air ou des gaz d'avoir lieu et
de troubler la digestion des alimens.

Je suis depuis long-temps persuadé, et je l'ai
dit bien des fois dans mes leçons et même dans
cet ouvrage, que c'est dans la bile même qu'il faut
reconnaître cet agent préservatif de la *flatulence*.
Ce qui le prouve, c'est que la plupart des sujets
qui ont des maladies du foie ou des altérations
dans la bile reconnues, y sont beaucoup plus
sujets que d'autres, ainsi que ceux qui ont d'autres
altérations abdominales qui influent sur la quantité
ou la qualité de ce liquide.

Je ne suis donc pas étonné que les médecins
aient trouvé le remède de la flatulence dans l'usage
de la bile des animaux. Je l'ai prescrite moi-même

avec succès dans plusieurs circonstances ; au reste j'eusse pu lire dans la Nosologie de Sauvages, comme je l'ai fait ensuite, que *Stewart* ayant ouvert par une légère blessure la vésicule du fiel d'un chien vivant, et ayant ainsi empêché l'écoulement de la bile dans l'intestin duodénum, cet animal avait ensuite éprouvé des borborygmes et enfin une tympanite. *Sauvages* ajoute que les bulles d'air que contiennent les urines, et les eaux qu'on extrait du ventre des *ascitiques*, crépitent, et que ces bulles se déchirent par le simple contact du *cerumen* des oreilles. Or, pourquoi la bile, conduite dans le duodénum pendant la digestion des alimens, n'y produirait-elle pas un effet semblable ou ne détruirait-elle pas l'élasticité de l'air ou des gaz ? Ce qu'il y a de certain, c'est que les maladies du foie qui nuisent à la qualité de la bile ou à son excrétion dans les voies alimentaires sont remarquables par des borborygmes et autres flatuosités (1).

Je n'exclus pas, des causes qui peuvent y concourir, le défaut d'élaboration des alimens dans la bouche par l'absence des dents ou par des vices dans la mastication, seuls ou réunis aux altérations de la bile. Parmi ces causes on peut

______

(1) Le docteur Saiffert, médecin du duc d'Orléans, a fait à Paris même un grand nombre de cette sorte de guérisons, moyennant des pilules qui contenaient plus ou moins de bile de tel ou tel animal.

comprendre tout ce qui peut changer le mode de fermentation ou autre élaboration des alimens dans l'estomac et dans les intestins, qui doit avoir lieu pour une bonne digestion; sans négliger de parler des boissons et autres mélanges d'alimens solides ou liquides qui peuvent concourir à la formation des flatuosités, ainsi que le défaut d'exercice après le repas, ou même aussi trop de mouvement, et de trop fortes affections morales qui peuvent troubler les digestions; elles doivent donc être prises en grande considération, pouvant donner lieu à la flatulence.

Tel est le résultat général des causes des flatuosités. On n'est pas surpris, quand on les considère, que les mélancoliques (1), les hystériques, et ceux dont les voies alimentaires sont dans un excès de sensibilité et d'irritabilité excédente, quelquefois avec des convulsions (2), soient sujets à des coliques venteuses. On ne doit pas l'être non plus si quelquefois celles-ci proviennent de la pléthore sanguine des vaisseaux du foie (3), ou de la trop grande réplétion du système sanguin en général.

Nous ne doutons pas qu'on ne doive encore compter parmi les causes de la flatulence toutes celles qui peuvent immédiatement débiliter la sen-

---

(1) *Flatulentia hypochondriaca, hysterica* Junckeri.

(2) *Convulsiva, infantilis.*

(3) *Plethorica, amenorrhœa, lochialis,* etc.

sibilité et le ton des organes de la digestion, ainsi que celles qui ont leur siége dans le cerveau, la moelle épinière et les nerfs, indiquées souvent par la somnolence, ou par la paralysie, etc. Quoi qu'il en soit, dans toutes ces diverses espèces de flatulence et autres encore, qu'on pourrait admettre, les alimens mal digérés acquièrent des altérations très-diverses, d'où résultent des *rapports*, des *rots fades, acides, amers, nidoreux* (1). Enfin des flatuosités très-opiniâtres.

Traitement. On voit par ce qui vient d'être dit que la *flatulence* qui a son siége dans le tube alimentaire provient d'une multitude de causes, et qu'elle ne peut être guérie que par des remèdes très-divers, le plus souvent relâchans, adoucissans, anodins, et d'autres fois, surtout dans les vieilles personnes, par des toniques, des amers, des stimulans, lorsqu'il existe quelque inertie ou paralysie dans les organes de la digestion, quelque âge qu'aient les malades. Hélas! plus on étudie la médecine, plus on découvre de causes de maladies, et plus on est convaincu que pour les guérir il faut en savoir varier le traitement. Un jour viendra peut-être qu'après avoir bien reconnu ces causes, on pourra en rapprocher plusieurs de même nature pour les soumettre à l'action du même remède, et qu'après avoir été

____

(4) *Nidorosa, acida. Nosol. méth.* Sauvages, class. IX, art. XXXIV, *Flatulentia.*

très-compliquée la médecine clinique se simpli-
fiera. N'en avons-nous pas déjà quelques exemples?
Mais il faut être bien assuré de l'identité de ces
causes pour oser les combattre par le même remède.

Nous dirons que les vomitifs sont les premiers moyens qu'il faut prescrire soit avec l'ipécacuanha, soit avec le tartre stibié lorsqu'il n'y a
ni tension, ni douleurs dans la région épigastrique, surtout s'il y a des nausées. Il faut cependant ne prendre un parti à cet égard qu'après
y avoir sérieusement réfléchi ; car très-souvent
les gaz abdominaux proviennent uniquement de
l'irritation du canal alimentaire ou même d'une
inflammation *latente*, qui exclut l'usage de tous
les toniques ou autres remèdes plus ou moins *stimulans*. On se borne alors à prescrire quelques
tasses de thé léger, d'eau de poulet, de tilleul
avec quelques têtes de camomille, etc. ; des lavemens émolliens, un changement de régime ;
ensuite, si l'irritation est diminuée, quelques doux
stomachiques peuvent suffire pour dissiper cette
espèce de pneumatie. Mais si elle était ancienne,
pour ainsi dire habituelle, provenant d'une espèce
de cachexie par défaut d'énergie de l'estomac,
d'un engorgement de sa tunique muqueuse, de
l'inertie enfin des organes digestifs, il faudrait recourir à un long usage des remèdes propres à
détruire l'espèce de vice dominant, tels que les
dépuratifs énoncés précédemment en traitant de
diverses pneumaties, et enfin permettre l'usage

des remèdes vulgairement connus sous le nom de *carminatifs* (1), en observant toujours, pour la prescription du traitement, de préférer générale- ment les remèdes les moins actifs à ceux qui le sont davantage. J'ai plusieurs fois conseillé contre ces flatulences l'eau seconde de chaux, seule ou mêlée avec l'infusion légère de feuilles d'oranger, de camomille, de tilleul, etc. Ensuite les légers to- niques lorsqu'il n'y avait que très-peu d'inertie dans les organes digestifs, et j'en ai ordonné de plus actifs lorsque cette inertie me paraissait plus forte.

On compte parmi les *doux carminatifs* les in- fusions de thé, de sommités de camomille ro- maine, de feuilles de sauge, de romarin, etc. ; les eaux distillées de fleur d'oranger, de menthe et autres plantes plus ou moins odorantes. On y réunit, lorsqu'on veut donner plus d'action à l'estomac, la petite centaurée, la tanaisie, le cha moedrys, l'absinthe, les racines d'angélique, d'aulnée, de gentiane, la rhubarbe en petite quantité, étant autrement purgative, le quinquina, la canelle, le quassia, les bains de genièvre, la noix muscade, les clous de girofle, le café, la va- nille, et plus fréquemment encore les semences d'anis, de cumin, de coriandre, de fenouil, et même de moutarde en petite quantité. J'ai appris

---

(1) Voyez dans le *Dictionn. des sciences médic.*, des remarques historiques sur l'origine de cette singulière dénomination.

de M. Geoffroi, ancien médecin de Paris, à la prescrire avec succès dans le cas de pneumatie par défaut d'action, surtout chez des vieillards cachectiques, enfin dans ceux qui étaient atteints de quelque paralysie.

On ordonne aussi de temps en temps quelques gouttes de diverses eaux spiritueuses, de canelle orgée, de mélisse, de l'eau de la reine d'Hongrie, de l'eau-de-vie, de l'esprit de genièvre, de clous de girofle, de l'essence d'écorce de citron; des élixirs de Garus, de *Stoughton*, de *propriété*, quelquefois des gouttes anodines minérales d'*Hoffmann;* les vins de Chypre, d'Espagne ou de France, peuvent être prescrits aux repas.

Quelques praticiens ont retiré de l'avantage de purger de temps en temps les malades sujets au développement de divers gaz, avec des purgatifs plus ou moins actifs selon leur constitution plus ou moins irritable. La magnésie blanche en une certaine quantité a pu produire quelques selles.

Enfin, si la pneumatie résiste au traitement interne, on conseille l'usage des frictions sur le bas-ventre, matin et soir, avec une flanelle sèche ou imbibée de quelque eau aromatique, comme celle de Cologne, l'huile de camomille camphrée ou autres fomentations toniques quand elles sont indiquées; mais d'autres fois on emploie les fomentations anodines avec les teintures opiacées de jusquiame, de digitale etc.; quelques fumigations comme celle de karabé; l'exercice de la prome-

nade ou autres doux et agréables ; l'usage de quelques eaux minérales au domicile du malade, ou le
voyage à la source même des eaux de *Seltz*, de
Bussang, de *Spa*, de *Passy*, ou autres selon
les circonstances.

II°. *Des borborygmes et du météorisme.*

On donne le nom de borborygmes aux bruits
ou *grouillemens* dans le bas-ventre, que les malades entendent ainsi que ceux qui les entourent,
et que l'on attribue à l'air ou aux gaz dans l'estomac et les intestins (1).

Les personnes qui sont d'une constitution sensible et irritable, disposées aux maladies inflammatoires, d'un tempérament sanguin, dans l'âge
de puberté, sujettes à des saignemens de nez, ou
les filles à l'époque de leurs premières menstrues
et même encore les femmes qui ont cessé d'être
réglées par rapport à leur âge, sont très-sujettes aux
borborygmes. J'en ai vu qui ont été rapportés à
toutes ces causes, que les malades éprouvaient fréquemment, et depuis plus ou moins de temps; ces
borborygmes extrêmement bruyans guérissaient
quelquefois par l'apparition des règles.

Très-souvent les borborygmes sont causés par
un excès d'irritation que détruisent les boissons
adoucissantes et relâchantes, les lavemens émol-

---

(1) *Borborygmus, est sonus, vel murmur, in crassis intestinis factum à flatu. Castell., lex.*

liens légèrement anodins, les bains de même nature, quelquefois même la saignée, s'il y a une
disposition inflammatoire avec plus ou moins de
pléthore, comme cela a lieu chez les filles qui ne
sont pas encore réglées ou qui le sont mal; ainsi que
chez les hommes mélancoliques. Cependant on ne
doit pas méconnaître l'espèce de borborygmes qui
est produite par l'inertie de l'estomac et des intestins, du foie même, dans les personnes âgées
le plus souvent, d'un tempérament flegmatique,
pituiteux, qui usent d'alimens difficiles à digérer,
incrassans, huileux, butireux, et qui ne boivent
pas de vin, mais de l'eau ou des liqueurs mal
fermentées.

Le traitement des borborygmes doit alors consister en des nourritures de plus facile digestion,
que l'on facilitera encore par de doux toniques, par
du bon vin, du café; pour boisson, des eaux minérales de Seltz avec du vin au repas ; quelques pilules le matin avec des martiaux, des amers, parmi
lesquels les extraits de centaurée, de gentiane;
de rhubarbe, ou par quelques poudres du même
genre avant le repas ; par de douces frictions sur le
bas-ventre, ou par des onctions avec les linimens un
peu toniques; l'exercice à pied ou à cheval, etc.

On voit par ce que je viens de dire que cette
maladie, qui peut être le prélude d'autres plus
graves avec trop d'irritation ou trop d'inertie,
doit être traitée, suivant sa nature, de deux manières différentes, ou par des toniques ou par des

anodins, ce qu'elle a de commun avec plusieurs autres maladies.

Selon le docteur *Nacquart* (1), il est au moins douteux que les carminatifs agissent autrement que comme stimulans, stomachiques et aromatiques. Nous sommes de son avis et nous croyons aussi, comme cet habile médecin, que tout ce qu'on a écrit sur l'efficacité des lavemens d'eau de chaux et de glace est plutôt une supposition qu'un résultat confirmé par l'expérience. Je pourrais du moins rapporter des faits qui ne prouveraient pas en sa faveur.

Le *météorisme* est une élévation par de l'air ou par des gaz avec plus de rénittence ou de tension dans les parois charnues des parties antérieures et latérales du bas-ventre ; il est une suite fréquente des borborygmes, et fréquemment aussi l'avant-coureur de l'inflammation abdominale en général, ou seulement de quelques-uns des organes situés dans le bas-ventre ; la douleur et la tension l'annoncent, et souvent y a-t-il un commencement de fièvre, ou même est-elle alors bien prononcée. La colique venteuse survient souvent, quelquefois ayant un siége étendu, et d'autres fois la douleur étant circonscrite dans les régions abdominale, épigastrique, ombilicale, hypogastrique, rénale, iliaque, selon l'organe du bas-

---

(1) *Dictionn. des sciences méd.*, t. III, p. 25.

ventre qui est le plus affecté d'irritation ou d'inflammation souvent concomittente ou successive.

J'ai vu des personnes qui avaient la région épigastrique tuméfiée, tendue et douloureuse, et qui éprouvaient des hoquets plus ou moins fréquens, très-sonores, ainsi que des rots. Il suffisait quelquefois, quand il y avait un relâchement dans la douleur, de faire la plus légère compression sur la partie de l'abdomen soulevée par les gaz pour leur faire rendre des rots sonores par la bouche, par le fondement, quelquefois chez les femmes par la vulve; sans doute qu'alors les gaz n'occupaient que l'estomac et les intestins grêles; car s'ils eussent été contenus dans les gros intestins ils auraient été retenus par la grande valvule du colon (1), et n'auraient pu refluer dans les intestins grêles.

Le météorisme qui n'est que spasmodique, cède ordinairement à l'usage des boissons relâchantes, adoucissantes, légèrement anodynes, aux bains tièdes, ou même quelquefois froids selon la méthode de *Pomme*. Mais si le météorisme compliqué ou non compliqué de borborygmes provenait d'un engorgement dans l'abdomen, du foie particulièrement qui est le plus commun, et dans lequel viscère la nature, la sécrétion et l'excré-

---

(1) Voyez l'*Anat. médic.*, et ma *Dissertation sur les asphyxiés et noyés.*

tion de la bile seraient alors troublées, il faudrait prescrire, s'il n'y avait pas de fièvre ni de très-fortes douleurs, les apéritifs savonneux, les sucs des plantes borraginées et chicoracées, les apozèmes apéritifs les moins irritans, les eaux minérales de *Vichy*, de *Spa*, de *Seltz*, etc. S'il y avait de la fièvre et une très-vive douleur, la saignée devrait être pratiquée ; cependant si cette fièvre n'était pas *continue*, mais rémittente ou intermittente avec périodicité dans les accès, sans apparence de pléthore sanguine, le quinquina pourrait être utilement prescrit comme de bons praticiens l'ont très-heureusement fait ; les douleurs avec des borborygmes et du météorisme, symptômes d'une cause fébrile, peuvent céder par l'usage de ce remède. Aussi est-il de la plus grande importance de savoir varier le traitement du météorisme selon sa nature par excès de ton ou de relâchement d'après ses symptômes, tant qu'on peut, pour ne pas se livrer aux conjectures ; quoiqu'on sache très-bien que les gaz peuvent être de diverse nature, étant tantôt formés par de l'air avalé avec les alimens, ou par les alimens eux-mêmes mal digérés, tantôt par la mauvaise disposition du corps, quelquefois par la seule affection morbide des organes trop sensibles et irritables, ou même en état d'inflammation, ou au contraire, disposés à l'inertie, à la paralysie, même à la gangrène; tous ces états sont indiqués par des symptômes d'après lesquels on doit diriger ses prescriptions. On pourra , si l'on veut avoir d'autres instructions sur cet objet, consulter les ouvrages de Pringle, Monro, Macbride, Quesnay, Bordeu, et un article du docteur *Mérat*, dans le *Diction-naire des sc. méd.*, *t.* 33, *p.* 113, article qui contient plusieurs remarques et observations utiles.

III°. *De la tympanite.*

On donne le *nom* de tympanite à une maladie du bas-ventre dans laquelle cette cavité est considérablement agrandie et tuméfiée par des gaz avec une telle tension dans ses parois, qu'elle résonne quand on la frappe , comme un tambour ou comme un ballon rempli d'air ; c'est de là que son *nom* a été tiré (2). On a quelquefois appelé improprement cette maladie en français hydropisie sèche.

Cette espèce d'intumescence est *légère ;* je veux dire que le malade ne se plaint d'éprouver aucun poids dans le bas-ventre, au lieu que celui qui est atteint d'une ascite se plaint d'en éprouver un dans l'abdomen plus ou moins considérable. Souvent la

---

(1) *Tympanites , tympania , hydrops siccus , flatulentus.* Nosol. Sauvages , class. xx.

(2) *Galien* est le premier qui l'ait ainsi appelée. *Hip-pocrate*, l'a nommée *colique flatulente* par rapport à la douleur de l'intestin colon qui a lieu souvent par suite de l'extension de ses parois , par l'air ou par les gaz.

tympanite précède l'ascite, d'autresfois elle lui succède (1). Il n'est pas rare que ces deux maladies soient réunies, les gaz étant mêlés à de l'eau, plus ou moins abondante selon leurs quantités respectives et aussi selon la situation du corps, puisque quelquefois les gaz occupent la partie supérieure de la collection aqueuse, quand la personne est debout ou assise, et non quand elle a été couchée pendant quelque temps ; ces deux fluides se mêlent souvent alors entre eux.

On doit rapporter la tympanite aux maladies *venteuses* ou *gazeuses*, non – seulement parce qu'elle survient souvent à ceux qui sont sujets à rendre beaucoup d'air ou de gaz par la bouche, et non par le fondement, tandis qu'ils sont atteints de la constipation la plus opiniâtre, quoiqu'ils aient souvent de fréquens borborygmes, des météorismes et des coliques venteuses plus ou moins douloureuses, mais encore parce qu'on s'est réellement convaincu par l'ouverture des corps, que l'intumescence aérienne abdominale était alors formée par de l'air ou par des gaz.

Le *siége* de cette intumescence dans l'abdomen n'est pas toujours le même ; l'air ou les gaz peuvent résider dans la cavité du péritoine en général, dans les cavités épiploïques, soit du grand,

---

(1) *Ascites ex tympaniâ gignitur. Areœus capp.* I. *de morb. diutur.* p. 49.

soit du petit épiploon, ou seulement dans quelques-uns de leurs appendices. Elle peut résider dans la cavité de l'estomac, des intestins, entre les lames du mésentère, dans les cavités de la vésicule du fiel, de la matrice, de la vessie urinaire, et même entre les organes et la membrane péritonéale qui les revêt, et encore en d'autres parties de l'abdomen, entre le péritoine, les muscles et les membranes des parois charnues.

Une vieille femme étant morte d'une *tympanite* chronique, on reconnut que le bas-ventre était très-tuméfié à la première incision de l'abdomen; les flatuosités en sortirent avec irruption, et le bas-ventre s'affaissa; les intestins non-seulement ne contenaient aucune flatuosité, mais même étaient sains de manière que cette *masse d'air* était renfermée dans la cavité du péritoine. (*Lieutaud*, 1, *obs.* 1775.)

Haller rapporte l'histoire d'une femme atteinte d'une *tympanite* et d'une *anasarque,* dont la cavité du bas-ventre était vide d'air, mais les *intestins* en étaient tellement *pleins* qu'ils en étaient *très-gonflés* surtout ses cellules. Il y avait aussi de l'air entre la tunique musculaire et la membrane interne des intestins qui la revêt, lequel air y formait des bulles, et était très-fétide. *Haller, Lieutaud*, obs. 271.

On a quelquefois trouvé des kystes pleins de gaz seulement, ou mêlés à des sérosités plus ou moins chargées de mucosités, etc., dans le tissu cellulaire du péritoine, de l'épiploon, du canal alimentaire, du mesentère, des reins, des ovaires, des trompes, etc.; ces kystes sont quelquefois flottans, sans aucune adhérence avec les parties voisines.

Dans les maladies venteuses ou gazeuses qui ont leur siége dans les voies alimentaires, urinaires, génitales, si l'air ou les gaz se développent abondamment, ils peuvent se frayer un passage et sortir du bas-ventre par la bouche ou par le fondement s'ils ont leur siége dans les voies alimentaires (1). Quant aux gaz développés dans les voies urinaires, ils se fraient quelquefois une issue par les voies expultrices des urines; et quant à ceux formés dans les voies génitales, divers faits ont prouvé qu'ils pouvaient être évacués par la verge chez l'homme, et par la matrice ou la vulve chez la femme; mais cet heureux effet n'a pas lieu dans les autres tympanites; aussi les gaz ramassés pro-

---

(1) Les gaz qui s'exhalent du bas-ventre à l'ouverture des corps ne sont souvent nullement aperçus à la vue. ils en sortent avec plus ou moins d'irruption et si promptement que les parois de cette cavité, qui étaient plus ou moins soulevées, s'affaissent subitement sans laisser apercevoir aucun fluide qui s'en dégage; et ce qu'il y a quelquefois de plus remarquable, c'est que les exhalations des gaz ont affecté les assistans d'une manière si fâcheuse que des faiblesses syncopales sont survenues.

duisent-ils quelquefois un gonflement si considérable de l'abdomen qu'il est tendu comme un
tambour, ainsi que le disent les auteurs.

Cependant *Lieutaud*, qui avait eu souvent sous
ses yeux des *pneumaties* abdominales de diverses
espèces, blâme les auteurs d'avoir toujours comparé
le bruit qui résulte de la percussion des parois de
l'abdomen que l'on comprime, à celui d'un tambour
que l'on percuterait, attendu qu'il n'est quelquefois tel que lorsque l'air est contenu dans sa cavité
même, ou dans celle du sac du péritoine et non
lorsqu'il est renfermé dans le canal alimentaire, ce
qui est très-différent. Ainsi le bruit par la percussion n'est pas alors pareillement sonore.

L'intumescence de l'abdomen dans une vraie
tympanite n'est pas moins variable, les parois abdominales, musculeuses et membraneuses, étant
parfois dans une tension extrême et tantôt dans un
relâchement marqué, ce qui ne peut provenir que
d'une augmentation ou d'une diminution dans la

Morgagni rapporte un fait de ce genre bien frappant:
On allait, dit cet immortel anatomiste, procéder à l'exposition anatomique des organes abdominaux : le démonstrateur plonge le bistouri dans le bas-ventre; et dans
l'instant les spectateurs éprouvent une faiblesse presque
syncopale. On ouvre les portes et les fenêtres, et un
nouvel air détruit le méphitisme. M. Morgagni dit que,
quoiqu'il fût éloigné du cadavre, il en avait été très-
affecté.

quantité des gaz, ou de leur plus grande expansion ou contraction, et encore de ce qui se passe dans le canal alimentaire, pouvant être lui-même plein de gaz ou non, car ces deux pneumaties peuvent exister à la fois, ou l'une d'elles seulement sans l'autre.

On comprend aussi que, sans qu'il y ait dans l'estomac et dans les intestins plus de gaz que dans l'état naturel, il y a des temps où les alimens et les matières fécales sont plus mêlées à des gaz que dans d'autres, et par là qu'ils sont plus gonflés et concourent ainsi à augmenter la tension et le volume de l'abdomen.

Or toutes ces variations provenant de diverses causes doivent être prises en considération tant pour le diagnostic que pour le traitement.

L'espèce de tympanite formée par des gaz dans l'estomac et dans les intestins est encore susceptible de variations dans le volume et la tension de l'abdomen, le malade pouvant rendre les flatuosités par haut et par bas ; ce qui n'a pas lieu lorsque la tympanite est formée par la collection des gaz dans la cavité même du bas-ventre et autres parties.

Dans la tympanite intestinale, l'air ramassé dans un canal, comme son nom l'indique, le distend considérablement au point qu'on peut reconnaître cette maladie quelquefois à la simple vue et plus souvent au toucher, surtout dans les endroits qui correspondent à l'intestin colon, ce qui ne doit pas étonner ceux qui savent que cet

intestin est quelquefois aussi ample que l'estomac, et que malgré cette extrême augmentation
de capacité les cellules de cet intestin peuvent
en acquérir une si grande qu'elles contiendraient
un œuf de poule et au-delà.

Les intestins grêles sont aussi quelquefois,
dans la tympanite, beaucoup plus amples que
dans l'état naturel surtout le duodénum, et en
général la cavité de tout le canal intestinal est
très-amplifiée sans souvent qu'il y ait des rétrécissemens particuliers : on a appelé cette tympanite *intestinale* quoique l'estomac ne concoure
pas moins à la former ainsi que nous l'avons observé. Mais cela n'est pas aussi fréquent qu'on le
croirait ; sans doute qu'alors il y a quelque obstacle qui empêche l'air ou les gaz de passer par le
pylore, des intestins dans l'estomac, ou que s'il
n'y existe pas par défaut d'organisation, le pylore est resserré par l'action de quelques causes
irritantes.

Symptômes.

Les malades éprouvent des grouillemens ou
borborygmes dans le bas-ventre, et des douleurs
plus ou moins vives, surtout dans la région
ombilicale, non-seulement au commencement
de la maladie, comme Sauvages l'a dit, mais
pendant presque toute sa durée, ainsi que je
l'ai plusieurs fois observé dans des malades que
ces *bruits* contrariaient beaucoup et faisaient même

souffrir en excitant en eux des coliques plus ou moins violentes (1).

Ceux qui sont atteints de tympanite n'éprouvent presque point d'appétit, généralement même ils ont du dégoût pour les alimens, et se plaignent d'avoir une soif plus ou moins intense; les urines de quelques-uns sont rares et d'une couleur foncée, avec un dépôt rougeâtre, enfin la fièvre lente a souvent lieu et ces malades meurent de consomption ou d'hydropisie, à moins qu'ils ne périssent de quelque orthopnée par le soulèvement du diaphragme dans la poitrine, si d'ailleurs il n'y a des gaz dans les poumons, dans le péricarde ou dans les cavités pectorales, qui gênent la respiration, et qui produisent des palpitations du cœur ou des troubles funestes dans la circulation du sang. On peut encore ajouter au nombre des accidens qui peuvent faire périr les personnes atteintes de tympanite, que les gaz ne se trouvent pas seulement dans le bas-ventre, et dans la poitrine, mais dans le cerveau ou dans ses vaisseaux. Plusieurs de ces malades sont en effet

---

(1) J'ai plusieurs fois prescrit contre ces espèces de coliques quelques cuillerées d'un julep composé d'eau de camomille, de cerises noires, deux onces de chaque; acide nitrique, vingt-cinq à trente gouttes; sirop de *Stœchas*, une once. *Geoffroi* a célébré, dans sa Matière médicale, (t. I. p. 204), l'usage d'un élixir qu'il a appelé *anti-colique*, dont l'acide nitrique est le principal ingrédient.

morts de maladies convulsives, d'apoplexie, ou même encore de quelques affections paralytiques.

On prévoit déjà ce que nous dirons à l'égard du *résultat* des *ouvertures des corps;* elles ont appris qu'il y avait dans ceux qui étaient morts de la tympanite de l'air ou des gaz dans les intestins, souvent dans l'estomac; que le cœcum et le colon en étaient aussi quelquefois considérablement dilatés ; que cependant l'air n'était pas seulement contenu dans l'estomac et dans les intestins, mais dans la cavité même du bas-ventre immédiatement ou dans celles du péritoine, d'autres fois dans les épiploons, entre les lames du mesentère, des intestins ou du péritoine, dans leur tissu même. Nous en avons cité des exemples. Des anatomistes ont assuré avoir trouvé les intestins des sujets morts de tympanite , non-seulement très-dilatés mais même rompus, d'où il est résulté quelquefois qu'ils contenaient très-peu de gaz ou qu'ils n'en contenaient pas.

Très-souvent on reconnaît, dans l'estomac et dans les intestins des personnes mortes de tympanite, des indurations squirreuses ou autres, des rétrécissemens considérables avec induration des parois comme si elles avaient été *tannées,* des engorgemens et des suppurations ; ou bien quelquesunes de ces altérations ont lieu dans le bas-ventre, le plus souvent dans le foie, la rate, l'épiploon, les reins, etc. La vésicule du fiel est quelquefois pleine de bile noire, verdâtre. Enfin très-souvent il y a de l'eau dans la cavité abdominale de sorte qu'alors il existe dans le même sujet une tympanite et une hydropisie ascite idiopathique ou d'autres pneumaties ou hydropisies.

On trouvera dans notre *Anatomie médicale* (t. V p. 235.) un résultat des dilatations et resserremens des intestins grêles et gros, qui me paraît utile à consulter : je le dois à beaucoup de travail pour recueillir cette sorte d'observations anatomico-pathologiques.

Causes.

Elles sont générales à toutes les pneumaties du corps ou relatives à la tympanite seulement, et parmi celles-ci il en est encore de générales qui concernent toutes les tympanites du bas-ventre ou seulement celle des intestins.

On a vu, d'après ce qui vient d'être dit, qu'il y a plusieurs espèces de tympanite, non-seulement par rapport à leur siége partiel ou général, mais encore par rapport à leurs complications avec des maladies des viscères abdominaux ou autres. On a aussi observé que la tympanite pouvait comme les autres pneumaties provenir de suppression des excrétions, des excès d'évacuations, de trop d'irritation, des inflammations et autres diverses causes altérant les solides ou les fluides, des alimens même pris en trop grande quantité ou de mauvaise qualité, des émétiques, des purgatifs drastiques, ou de l'abus des purgatifs violens, ou peu forts ; mais trop souvent réitérés ; qu'elle pouvait aussi provenir des corps étrangers avalés ou introduits par le fondement, des hernies, des matières fécales endurcies, etc. Nous ne répéterons pas ici ce qui a été dit précédemment en parlant de la pneumatie en général.

Quant aux tympanites qui proviennent de la collection des gaz dans l'estomac ou dans les intestins seulement, ou dans l'étendue générale de ce tube alimentaire, il est certain que les gaz peuvent y être arrêtés, et que par cette cause ils s'accumulent et se raréfient au point qu'il en résulte des tumeurs élastiques qui soulèvent les parties molles du bas-ventre, et leur font faire une saillie extérieure qui résonne par la percussion ; des rétrécissemens dans les parois des voies alimentaires qui se sont faits intérieurement plus ou moins profondément, au point de former des cloisons qui interceptent ou ralentissent le cours des matières alimentaires ou fécales, d'où résulte une exhalation plus ou moins grande des gaz par la bouche et les narines. Plus ces rétrécissemens sont inférieurs ou près de l'anus, plus les intestins sont tuméfiés dans une grande longueur. Le contraire a lieu si ces obstacles sont rapprochés du pylore ; et combien de causes ne peuvent-elles produire ces sortes de digues ! Voyez ce que nous en avons dit dans notre *Anatomie médicale* (1), nous ne le répéterons pas ici. Nous dirons seulement que

______

(1) Tom. V., p. 235 et suivantes.

nous y avons fait observer que ces sortes d'intumescences avaient le plus fréquemment lieu dans le cœcum, dans la courbure du colon en forme de la lettre S, dans les cellules du colon même, et dans l'intestin du odénum. Nous avons observé que ces excessives dilatations des intestins sont aussi souvent une suite de la désorganisation de ce canal alimentaire, le passage des matières fécales ayant été interdit, ainsi qu'on va le voir par le résultat principal d'une autopsie cadavérique faite en présence de MM. les docteurs *Vassal, Chailli, Payen :* « Les extrémités inférieures n'étaient point amaigries, mais un peu œdémateuses ; le ventre très-tendu, rénitent, sonore comme un tambour ; le péritoine lisse, même transparent, sans aucune trace de rougeur ; les intestins considérablement tuméfiés ; le cœcum plus amplement dilaté par des gaz et des matières demi-solides que contiendrait l'estomac d'un individu sain que l'on aurait soufflé ; l'arc transverse du colon engagé en arrière des fausses côtes droites à la place du foie, qui était rejeté en dedans, se trouvant placé immédiatement sur la ligne médiane. Le colon avait repoussé le diaphragme vers la poitrine et diminué sa cavité ; les épiploons et le mésentère surchargés de graisse ; les intestins grisâtres ; le pylore libre ; l'estomac un peu volumineux et vide ; la muqueuse de l'estomac rosée ; celle du duodénum plus rouge sans injection ; elle est couverte d'une mucosité d'un rouge brun, qui paraît être produit par la bile ;

celle de l'ileum, du cœcum et du colon, est à peu près également colorée, d'un rétrécissement plus ou moins considérable, et la paroi vers l'axe de l'estomac ou de l'intestin avec un endurcissement dans leurs tuniques, tel qu'elle paraît *ténue* par son endurcissement. »

Les collections des gaz dans la portion inférieure du colon vers sa région gauche avoisinant plus ou moins le rectum sont sans doute très-fréquentes ; c'est ce qui a fait que M. *Vassal*, docteur en médecine de la Faculté de Paris, observateur très-judicieux, en a vu et cité des exemples, particulièrement celui dont M. *Muller* a été la triste victime, à qui ce médecin donna des soins assidus et éclairés pendant le cours de sa maladie, conjointement avec notre respectable confrère M. le docteur *Andry* et d'autres médecins qui n'ont pas été nommés par M. *Vassal*. Le traitement qui fut administré était sans doute bien motivé, entre autres l'eau seconde de chaux, qui a plusieurs fois réussi contre ces sortes de gaz dans le canal alimentaire ; nous pouvons l'assurer, parce que nous l'avons prescrite de diverses manières à quelques malades. Mais elle fut donnée trop tard dans ce dernier cas ; et comment eût-elle pu réussir dans une maladie qui avait déjà produit une altération incurable dans le cœcum ? Cet intestin était extrêmement dilaté, et cette dilatation cessait subitement à l'endroit où il s'enfonce dans le petit bassin ; la portion au-dessous du rétrécissement était étroite et vide dans l'espace de deux pouces. L'intestin était épaissi à l'extérieur, et peu résistant à l'intérieur ; on put à peine introduire le petit doigt dans sa cavité ; ses parois étaient épaisses, d'un gris jaunâtre, lardacées, faciles à rompre ; la membrane muqueuse du rectum présentait des végétations dont un bord était adhérent à l'intestin ; elles étaient faciles à déchirer, et dans leur intervalle la muqueuse était endurcie. Il paraît, dit M. *Vassal*, que ces végétations étaient du genre encéphaloïde (1).

Après l'exposé de cette intéressante observation, l'auteur en rapporte une autre de MM. *Payen*, *Dupuytren* et *Récamier*, et qu'on ne lira pas sans utilité.

Traitement.

Le traitement de la tympanite, autant qu'il est possible, doit être relatif à la cause de la maladie. Est-elle seulement spasmodique, il faut prescrire les boissons adoucissantes, relâchantes, anodines, les bains tièdes. Est-elle inflammatoire, la saignée ne peut être évitée sans de fortes contre-indications. Il faut alors craindre l'usage des plus doux vomitifs, purgatifs et autres stimulans ; quelque légers qu'ils soient, ils pourraient être nuisibles.

J'ai une fois conseillé à une fille âgée de vingt-

(*Voyez* observation et réflexions sur une tympanite dépendante d'une altération organique ; par le docteur *Vassal*, Paris, 1824.)

cinq ans, réputée hystérique, et qui éprouvait après ses règles une espèce de tympanite, de boire tous les matins une ou deux tasses d'une infusion de fleurs de tilleul, de feuilles de menthe avec une bonne cuillerée d'eau seconde de chaux, et une cuillerée de sirop de capillaire ; ce remède lui réussit : mais j'ajouterai que j'ai vu des pneumaties abdominales ou autres se dissiper par la seule boisson de l'oxicrat simple.

Toutefois, si la tympanite était réunie aux affections spasmodiques d'une manière remarquable, les sédatifs de diverse nature et quelquefois les opiacés pourraient être utiles. On éviterait ces remèdes, au contraire, s'il y avait une vraie affection comateuse; car dans ces derniers cas les stimulans internes appropriés seraient les seuls indiqués. On pourrait ensuite recourir efficacement aux vésicatoires aux cuisses, aux jambes, aux sinapismes, aux purgatifs drastiques, aux lavemens avec la térébenthine, le tabac, le vin émétique trouble, surtout si cette tympanite était, comme cela a été observé, réunie ou avait succédé à la colique des peintres. Toutefois il faudrait considérer, avant de prescrire ces remèdes, s'il n'y aurait pas des signes de pléthore qui forceraient de recourir à l'usage de la saignée par la lancette, ou par les sangsues, s'il y avait moins d'urgence ou de disposition prononcée à l'inflammation.

Les vermifuges donnés par la déglutition et en lavement sont très-utiles dans les cas de tympanite occasionée par les vers. On a plusieurs exemples d'une prompte guérison de cette maladie par pareille cause, surtout chez les enfans qui sont sujets aux vers. Ces remèdes furent inutiles dans une femme traitée par *Lieutaud*. Elle avait éprouvé plusieurs symptômes qui annonçaient la présence des vers, et elle en avait même rendu par les selles; il lui survint subitement une tympanite dans laquelle l'air paraissait contenu dans les intestins lorsqu'on touchait le bas-ventre. La malade mourut; on l'ouvrit et l'on reconnut qu'il y avait beaucoup d'air dans la cavité abdominale et un gros ver lombric. Le colon en contenait deux autres, et l'on remarqua dans cet intestin une ouverture par laquelle on crut que le ver s'était frayé une route dans la cavité du bas-ventre.

Nous avons parlé précédemment d'une tympanite intermittente provenant d'une fièvre de cette nature, qui fut guérie par l'usage du quinquina; mais, si elle provenait des vers, il faudrait prescrire les vermifuges, etc.

Les fondans et les apéritifs divers ainsi que les amers, la bile naturelle ou concentrée sous forme d'extrait, pris à l'intérieur, sont utiles lorsque la tympanite provient du défaut de sécrétion ou d'excrétion de la bile; cause en effet très-commune de cette maladie. Dans tous les cas, il faut employer tous les moyens propres à tenir le ventre libre par des boissons humectantes et relâchantes qui puissent devenir apéritives sans irritation, comme seraient les huiles récemment extraites des amandes ; on prescrirait aussi, pour tenir le ventre libre, des lavemens émolliens, ou des suppositoires un peu stimulans, etc.

Du pneumatomphale et du pneumatocèle.

Ce sont deux tumeurs élastiques, souvent pellucides, formées par de l'air ou des gaz dont l'une a son siége à l'ombilic, et l'autre dans le scrotum ; tumeurs qu'on a comprises parmi les fausses hernies ; mais, comme il n'y a aucun déplacement des parties, cette dénomination pourrait induire en erreur.

Le *pneumatomphale* est ainsi nommé parce qu'il est formé par de l'air, et qu'il occupe la région ombilicale ; il est élastique, quelquefois transparent, il est souvent réuni à l'hydromphale ou le précède, ou lui succède.

Le *pneumatocèle* est également produit par le boursoufflement du tissu cellulaire du scrotum que l'air ou les gaz causent. Il peut être formé par l'air qui réside dans le tissu cellulaire des tégumens, ou dans la tunique vaginale elle-même. On ne peut guère distinguer celui-ci de l'hydropisie de la même tunique.

L'une et l'autre de ces pneumaties sont ordinairement réunies aux hydropisies ou à quelque hernie des viscères abdominaux, et alors le trai-

tement est principalement subordonné à celui de
ces hernies disparaissant avec elles.

Quant aux remèdes locaux, ils se réduisent à
quelque fomentation avec du vin dans lequel on
aurait fait bouillir des roses de *Provins ;* quelques
chirurgiens ont recommandé d'y ajouter des
graines de cumin, de coriandre et autres prétendus carminatifs ; on y réunit aussi quelquefois
des sommités de camomille, du thym, de la sauge,
du romarin, etc. On fait encore prendre au malade quelques boissons relâchantes et des lavemens
émolliens pour tenir le ventre libre, ce qui suffit
en effet quelquefois pour faire disparaître ces
pneumaties. Cependant on a été quelquefois obligé
de faire quelques piqûres et même de légères incisions aux parties tuméfiées par de l'air ou par
les gaz, ainsi qu'on le fait lorsqu'elles le sont par
de l'eau.

Nous pourrions ajouter à l'histoire de toutes ces
intumescences *gazeuses* ou *aériennes* dont nous
venons de parler, celle de la vésicule du fiel que
l'on a reconnue d'une amplitude extrême par des
gaz qu'on faisait souvent couler par la compression de la tumeur dans le duodénum et dans les
intestins grêles ; on a plus souvent encore trouvé
ces sortes de collections gazeuses dans des cadavres ; celles qu'on a observées dans d'autres maladies, même dans celles qui avaient lieu dans les
articulations affectées d'une intumescence élastique gazeuse, avant, pendant, après des gouttes

ou après d'autres maladies par cause interne ou externe comme après des contusions ou après des applications emplastiques qui avaient donné lieu, non toujours au *physarthron*, mais même à l'hydropisie de l'articulation.

La cause de ce gonflement a été quelquefois tellement méconnue, qu'au lieu de l'eau ou du pus qu'on croyait retirer par l'incision ou la simple ponction, il n'est sorti que de l'air. On trouvera des exemples de ces méprises dans les ouvrages d'*Amatus Lusitanus*, de *Lazare Rivière* ; dans celui de *Combalusier* (*Pneumatologie*) ; dans les opuscules de chirurgie de *Morand* ; dans le traité des fièvres de *Senac* ; dans la nosologie de *Sauvages* particulièrement (1); enfin dans plusieurs auteurs qui assurent qu'on a donné issue à des gaz croyant évacuer de l'eau.

Nous renvoyons à nos *Observations sur l'hydropisie*, dont cet article sur la *pneumatie* n'est en quelque sorte qu'une extension.

De la pneumatie de la matrice (2).

Cette maladie consiste dans une intumescence par des gaz dans la région hypogastrique; elle

---

(1) *Hydarthrus flatulentus*, class. 1ᵉ *vitia* XXXVIII, où Sauvages a rapporté plusieurs faits tirés des auteurs.

(2) *Physometra* de *Sauvages*; Tympanite de la matrice d'*Astruc* et de la plupart des auteurs.

a son siége dans la matrice, immédiatement dans
sa cavité, qui est alors plus ou moins agrandie : ou
bien elle réside dans ses propres parois, entre sa
face externe et la membrane qui la revêt en grande
partie, ou dans le tissu cellulaire intermédiaire,
quelquefois dans des hydatides ou des kystes plus
ou moins amples.

Dans l'état de grossesse, le siége de cette pneumatie peut exister entre les enveloppes membraneuses du fœtus, en y comprenant le placenta et
la matrice ; comme il peut résider dans le placenta
même ou entre les membranes *decidua* et *reflexa*
de *Hunter*, que le célèbre anatomiste Ruysch
avait confondues et désignées sous le nom de *mem-
brana succosa* (1). La pneumatie peut aussi occuper la cavité même de l'amnios, ou consister en
une collection de gaz dans le tissu cellulaire de
sa substance. Enfin des pneumaties peuvent avoir
leur siége dans les fœtus même, et être générales
ou partielles.

Les filles et les femmes hystériques, après ou
avant leurs règles ainsi qu'après des pertes utérines,
suite des couches ou autres causes, sont sujettes
à cette intumescence gazeuse ou aérienne (2). La
tumeur que la matrice forme étant un peu com-

---

(1) Voyez notre *Histoire de l'anatomie*, etc., et
l'*Anat. méd.*

(2) Voyez l'article *OEdosophie*, série des évacuations
morbides, *Sauvages, Nosol. méth.*

primée, les gaz s'échappent quelquefois par la vulve et avec quelque bruit.

Le docteur Pomme a cité plusieurs exemples de cette espèce de pneumatie dans son ouvrage *sur les maladies nerveuses.* On en trouve encore d'autres dans les auteurs, et nous-même avons été consulté pour de pareils cas.

L'intumescence de la matrice peut provenir de l'air ou des gaz que ce viscère contient sans mélange d'autres fluides, ou qui sont mêlés avec eux. Ces fluides sont séreux, albumineux, gélatineux, muqueux, purulens, ou avec des substances sanguinolentes, sanieuses, des caillots de sang, des concrétions polypeuses, etc.

Ce sont sans doute ces différences qui ont déterminé *Astruc* à diviser la pneumatie de la matrice en *sèche* et en *humide* ; division que Sauvages a adoptée (1).

Dans la *pneumatie sèche* de la matrice, la tumeur hypogastrique est élastique, et résonne quand on la pércute ; elle augmente de volume lorsque la femme est dans son lit, par un effet de la chaleur ou autre cause telle que la saillie extérieure que fait la matrice. C'est dans une espèce de *pneumatie* que les émissions de gaz par la vulve ont été *sonores,* et sans doute que l'*uterus garrulus* dont parle *Martial* était en un semblable état.

---

(1) *Sauvages*, Nosol class. x. *Cachexiæ,* hydrops. particul. xvi. *Physometra*, t. ii, p. 513.

Dans la *pneumatie humide* de la matrice, l'intumescence de cet organe est moins susceptible de compression, et le malade y éprouve plus de pesanteur, surtout si la matrice est atteinte de quelques engorgemens scrophuleux, squirreux, cancéreux, etc., comme je l'ai vu exister chez quelques femmes.

La nature des espèces de pneumaties utérines doit en faire varier le prognostic.

Celle qui n'est seulement que nerveuse, spasmodique, hystérique, est peu grave, et peut céder facilement aux remèdes ou guérir d'elle-même, surtout par la régularité et la quantité convenable du flux menstruel.

Il n'en est pas ainsi de celles dans lesquelles il y a quelque lésion organique; elles sont ordinairement mortelles.

On doit aussi craindre que la pneumatie de la matrice qui est compliquée des pertes sanguines ne soit incurable par la prostration des forces qui en est une suite fréquente. Enfin, si cette maladie provenait de l'engorgement des ovaires ou d'autres parties voisines de la matrice, de l'intestin rectum, de la vessie, etc., elle pourrait avoir les résultats les plus fâcheux.

Le traitement doit être relatif à tous ces cas; des boissons rafraîchissantes et relâchantes, anodines, les bains tièdes lorsqu'il y a une disposition spasmodique dans les organes en général, et dans la matrice en particulier. Il faut disposer les jeunes

filles à la menstruation s'il y a des signes de pléthore sanguine, et de la manière qui paraîtra la
mieux indiquée ; quelquefois on recourt d'abord
aux plus doux emménagogues qui peuvent être
de nature très-diverse, et parmi lesquels nous
comprenons la saignée du pied ou les sangsues
aux grandes lèvres.

Si la pneumatie utérine était une suite de quelque vice acrimonieux, ce qui arrive quelquefois,
il faudrait la combattre par les remèdes appropriés
ou variés selon la nature du vice reconnu.

J'ai vu une jeune personne d'une assez bonne
constitution, mais très-irritable et très-sensible,
qui éprouvait une intumescence considérable dans
la région utérine pendant sept à huit jours avant
d'avoir ses règles; la matrice acquérait un très-grand
volume qui paraissait diminuer lorsque l'on comprimait médiocrement la région hypogastrique,
sans que la malade y éprouvât beaucoup de douleur. Cette intumescence, qui me paraissait tenir
de celles formées par les gaz, disparaissait dès
que les règles étaient établies, quoiqu'elles fussent
en très-petite quantité.

J'attribuai cette maladie à l'affection spasmodique, et je conseillai des bains tièdes, des boissons adoucissantes, anodines, etc.; et comme la
jeune personne était maigre et d'une extrême sensibilité, je la mis à l'usage du lait d'ânesse qu'elle
prit au printemps et à l'automne. Elle recouvra
un peu d'embonpoint; elle dormit, son extrême

sensibilité diminua, ses règles furent plus abondantes, et eurent un cours régulier sans intumescence remarquable de la région hypogastrique,
On comprend que si j'eusse prescrit les emménagogues ordinaires plus ou moins échauffans, j'eusse,
au lieu de faciliter le cours des règles, produit plus
d'érétisme, et peut-être même l'inflammation sans
déterminer le flux menstruel.

Dans combien de détails sur le traitement de
cette maladie ne devrait-on pas entrer si l'on
voulait considérer tous les cas qui pourraient com-
mander des prescriptions différentes pour réussir
sans aucun inconvénient ?

Précis des remèdes anti-venteux (carminatifs), *ou contre les gaz, qui ont été prescrits généralement par les auteurs de matière médicale , pour la plupart rapportés par* Geoffroi, Lieutaud , *etc. , et dans les dispensaires, dont plusieurs ont été mentionnés dans ce travail sur la pneumatie, et indiqués selon les circonstances.*

On ne saurait croire combien cette sorte de remè desa été multipliée, chacune trouvant son garant dans quelques traitemens favorables, d'où il est résulté que pour un succès obtenu très-souvent par hasard ou dans une circonstance particulière, heureusement reconnue, on l'a ensuite généralisé et conseillé dans toute espèce de pneumatie de quelque différence qu'elle fût.

Je vais donner une idée générale de ces remèdes, en prévenant toutefois, d'après ce qui a été dit précédemment en traitant des diverses espèces de pneumatie, qu'on n'en peut prescrire les remèdes qu'autant qu'on est éclairé sur leur nature, et sur l'espèce de la maladie pour laquelle on les donne ; du moins autant qu'il est possible de l'être.

Médicamens simples.

Fleurs de violette, de tilleul, de rosier, d'oranger, de sauge , de menthe , de romarin, de matricaire, de sureau , de *stœchas*, d'œillet, sommités de camomille romaine.

Feuilles d'aurone, de cerfeuil, d'estragon, de sauge, d'ambroisie, de mauve , de mélisse , de civette , de botrys, de pouillot, de marrhube, d'aigremoine, de

sariette, de tanaisie, de rhue, d'absinthe, de petite
centaurée, de cassia, de thé, d'hysope, d'origan.

On voit d'après cette énumération de plantes, *fleurs*
ou *feuilles*, ayant divers degrés d'activité, qu'il faut savoir les approprier aux circonstances.

*Racines, écorces, bois, bulbes, sucs épaissis, gom-
mes, résines.* Racines d'impératoire, d'angélique, de
bénoite, d'iris, de valériane sauvage ou des jardins,
d'acorus, la rhubarbe, le bois de lentisque, de zédoaire,
de cannelle, l'ail, l'oignon, le quinquina, le gingembre,
la serpentaire de Virginie, le contrayerva, la cascarille,
le cassia-lignea, etc. ; l'écorce de Winter, le sima-
rouba ; parmi les sucs épaissis et les gommes-résines on
a compris : l'ambre gris, l'assa-fœtida, le galbanum, la
gomme ammoniaque, etc., etc.

Fruits. La casse, les tamarins, les oranges, les li-
mons, les citrons, les pommes, les poires, les pêches,
les figues, les raisins, les fruits d'églantier ou de cynorrhodon, les baies de laurier, de genièvre, la noix muscade,
le poivre, les clous de gérofle, les cubèbes, le carda-
mome, le café, la vanille, les noix, les noisettes, les
amandes.

De ces fruits, les uns sont toniques et plus ou moins
échauffans ; d'autres sont rafraîchissans, astringens,
laxatifs, diurétiques, sudorifiques. Il faut donc ne pas
les prescrire indifféremment, ni les réunir sans un choix
relatif aux circonstances.

Graines d'anis, de coriandre, de cumin, de carvi,
de fénugrec, d'agnus-castus, du daucus de Crète, de
moutarde, de fenouil, de roquette, de persil, de
barbotine, la mousse de Corse, de fraisier, etc.

Ces graines ont des propriétés fort analogues comme carminatives. Cependant les anciens avaient cru devoir les distinguer en *majeures* et en *mineures*. Ils en avaient admis quatre dans chacune des deux classes. Ils comprenaient parmi les semences carminatives *majeures*, l'anis, le fenouil, le cumin, le carvi, et parmi les semences chaudes carminatives *mineures*, l'ammi, l'amome, le daucus et l'ache.

Les mêmes observations que nous venons de faire sur la nature des fruits contre la pneumatie pouvant être rappelées ici, il est aisé de comprendre que dans le cas d'un simple relâchement présumé dans les solides, on pourrait préférer les graines majeures aux mineures. Mais cet oubli ne serait pas de grande conséquence.

Gommes-résines. Le galbanum, l'assa-fœtida, le sagapénum, les gommes, pourraient être préférablement prescrits dans les pneumaties qui proviennent des engorgemens des organes par divers vices, scrophuleux ou autres, réunis à différens remèdes.

Vins de Chypre, d'Espagne, de France, comme ceux de Malaga, de Lunel; leur usage convient dans tous les cas où l'on reconnaît quelque sorte d'inertie, et il doit être réputé nuisible lorsqu'il règne quelque disposition à l'érétisme ou à l'irritation.

Eaux minérales de Forges, de Passy, de Cransac, de Vichy, de Balaruc, de Barèges, de Bourbonne-les-Bains, de Bourbon-l'Archambault, d'Aix-la-Chapelle, de Cauteretz, de Bonnes, de Digne, du Mont-d'Or, de Plombières, etc.

Les *eaux gazeuses*, des diverses parties de l'Europe, dont la France possède un grand nombre, telles que celles de Spa, Seltz, Bussang, etc.

Il s'en faut de beaucoup que toutes ces eaux jouissent

des mêmes propriétés : contenant diverses substances, elles produisent divers effets ; celles de Forges, de Passy, de Cransac, plus ou moins ferrugineuses, conviennent dans les pneumaties par atonie, aux femmes mal réglées, aux mélancoliques qui éprouvent des engorgemens bilieux du foie, et chez lesquels il ne règne pas trop d'érétisme. S'il faut, au contraire, fortement stimuler comme dans le cas de pneumatie, qui provient d'une disposition paralytique, apoplectique, etc. les eaux de Balaruc, de Bourbonne-les-Bains, d'Aix-en-Savoie, sont convenables. Mais s'il existe quelque vice herpétique, psorique, dartreux, etc., on préfère les eaux sulfureuses d'Aix-la-Chapelle, de Bonnes, de Cauteretz, de Barèges.

Enfin les eaux gazeuses de Spa, de Seltz, de Bussang, peuvent être conseillées lorsqu'on veut susciter quelques légères contractions de l'estomac et du canal intestinal, pour favoriser les digestions ou pour déterminer quelque surcroît dans la transpiration ou dans l'écoulement des urines. On ajoute aussi quelquefois à ces mêmes eaux des remèdes divers pour augmenter, atténuer ou modifier leur action ; par des sels, pour les rendre purgatives, et d'autres fois on les réunit à divers remèdes pour leur communiquer telle ou telle autre propriété.

C'est avec tous ces remèdes simples qu'un grand nombre de médicamens pharmaceutiques ont été composés et conservés dans les pharmacies. On les a nommés *officinaux*, et leur nombre est très-grand. On y a compris diverses eaux odorantes ou non, mais la plupart stimulantes ; les différens vins médicamenteux, les baumes, les sirops amers ou purgatifs, les extraits divers, les conserves de fleurs, de fruits, les électuaires.

On y a aussi compris les remèdes que les médecins ordonn… pour être promptement composés, et qu'on nomme *magistraux*. On en forme ainsi des boissons ou des *verrées*, des potions, des infusions, des émulsions, des décoctions ou des apozèmes, des bouillons, des vins, des teintures, des poudres, des pilules, des bols, des trochisques, etc.

Toutes ces substances réputées anti-venteuses ou carminatives ont été prescrites, souvent sans en connaître le motif, seules ou plusieurs réunies ensemble, sous forme liquide ou solide, sans doute plusieurs fois pour être plus facilement prises par les malades, et en effet cela n'est pas toujours indifférent à observer, et d'autres fois pour en diminuer ou augmenter l'activité.

Nous avons donné dans nos prescriptions quelques exemples de ces médicamens pharmaceutiques, en laissant aux médecins le soin ou plutôt le devoir d'en faire un choix relatif à la nature, à la période de la maladie ainsi qu'à la constitution du malade ; nous ne nous dissimulons pas que le choix de tel ou tel remède est plein de difficultés dans le traitement d'une maladie dont les causes sont si multipliées et pas toujours bien connues.

Infusions. Prenez : fleurs d'oranger, de camomille, d'œillet, de tilleul ; feuilles de menthe et sommités de camomille, une pincée de chaque ; faites infuser dans six onces d'eau ; coulez et ajoutez une once de sirop de nymphœa pour donner, par petites cuillerées, aux enfans qui ont des tranchées. On pourrait, au lieu de sirop de nymphœa, y ajouter deux gros à demi-once de sirop de diacode, s'il y avait des tranchées ou des coliques violentes.

Prenez : racines de gentiane coupées par petits morceaux, deux gros ; écorces fraîches d'oranges, demi-once ; versez par-dessus douze onces d'eau bouillante ; laissez infuser pendant une heure ; passez. On donne de

cette infusion une ou deux cuillerées à bouche de temps
en temps pour apaiser les tranchées.

Infusion de cannelle depuis un jusqu'à deux gros ;
j'ai plusieurs fois conseillé avec succès contre les affections spasmodiques réunies à des pneumaties, l'élixir
fœtide de *Fulde* (formul. de Cadet, p. 8o), à la dose d'un
gros, dans un petit verre à liqueur d'infusion de
marrhube.

Infusion de séné, comme purgation, depuis demi-gros
jusqu'à demi-once ; (Geoffroi, t. III, p. 18.)

Prenez : racines d'acorus coupées par tranches ʒ ij ;
faites infuser dans du bon vin ℥ vj, ou d'eau tiède que
le malade boira pour apaiser les douleurs de coliques
venteuses. On peut aussi conseiller les racines d'acorus
confites. (Geoffroi, t. II, p. 7.)

Prenez : vanille, depuis xii gr. jusqu'à ʒ v, en infusion ou en décoction jusqu'à ℥ ij, dans du lait, du vin,
de l'eau, ou quelqu'autre liqueur convenable. (Geoff.,
t. III, p. 183, 184.)

Eau carminative de Vienne en Autriche.

Prenez : fleurs de camomille romaine, ℥ iij.

<pre>
écorce d'orange . . . . . . ⎫
 — de citron. . • . . .   ⎬ ãã vi gr.
absinthe. . . . .   ⎪
menthe crépue . . . . . . ⎭
graines de coriandre. . .   ⎫
de carvi, de fenouil.. . .   ⎬ ãã vi gr.
</pre>

Contondez et faites macérer pendant 24 heures dans
huit livres d'eau de fontaine. (Quarin, *de Morb. acut.*
p. 284.) On donne cette eau de temps en temps par
cuillerées.

Emulsions. Prenez des quatre semences froides *majeures*, ou celles de melon, de courge, de citrouille, de concombre, demi-once ; versez par-dessus douze onces d'eau bouillante ; laissez infuser une heure et passez. On donne cette boisson en deux ou trois fois pour en réitérer encore l'usage s'il est nécessaire.

Prenez des semences de melon et d'amandes douces āā ʒ j ; faites une livre d'émulsion, et ajoutez nitre purifié ʒ j, et s. q. de sucre pour édulcorer.

On a aussi prescrit l'émulsion avec les semences froides qu'on a appelées *mineures*, et on y a compris les graines de laitue, de chicorée, de pourpier, d'endive, soit parce qu'elles ont moins de volume, soit parce qu'elles ont moins de vertus. Le nombre de toutes ces graines pourrait être considérablement augmenté ; mais malheureusement ces *émulsions* ajoutent bien peu d'efficacité à l'eau bien froide et un peu nitrée.

Décoctions. Les décoctions de racines de fraisier, de feuilles de pariétaire, sont rafraîchissantes ; mais l'eau de veau, de poulet, de cuisses de grenouilles ; le lait avec de l'eau, ou l'hydrogala, le sont bien autant ; le petit-lait encore. Le lait d'ânesse à la longue peut guérir aussi certaines flatuosités, en éteignant l'irritation et en relâchant le ventre.

Combien de fois, pour relâcher, ramollir, rafraîchir, ne faut-il pas prescrire les boissons qui de leur nature seraient très-échauffantes, comme lorsque la *pneumatie* provient de quelque humeur délétère, dont les boissons, alors dépuratives, pourraient détruire l'acrimonie et l'empêcher d'être délétère ; à leur tour les boissons rafraîchissantes peuvent, par des circonstances particulières, être échauffantes.

Prenez racines sèches d'aulnée, ℥ vi; feuilles de fumeterre et de pissenlit, une poignée de chaque; sommités de petite centaurée, une pincée. Faites bouillir dans suff. quant. d'eau, et réduisez à deux livres; passez et ajoutez à la colature deux onces de sirop de chicorée composé de rhubarbe.

Cette boisson est prise en cinq ou six doses dans la journée; elle est tonique, amère et purgative.

Prenez contrayerva en substance, deux onces. Faites bouillir dans de l'eau jusqu'à réduction de deux onces, avec ou sans addition de corne de cerf ℥ j. On y ajoute ℨ j de cochenille, et l'on édulcore la *décoction aqueuse* avec suff. quant. de sirop d'œillet. (Geoff., t. II, p. 66.)

Prenez racine de colombo ℨ iv, faites cuire pendant un quart-d'heure; ajoutez dans une livre de colature, gomme arabique, deux gros, et suffisante quantité de sucre pour édulcorer (*Quarin*). J'ai prescrit cette décoction avec succès dans une maladie catarrhale sans fièvre, avec pneumatie et commencement d'œdématie.

Bouillons. Prenez racines d'aulnée, deux gros; feuilles de chicorée sauvage et de fumeterre, demi-poignée de chaque; sommités de petite absinthe, une petite pincée; faites bouillir avec un petit poulet ou un quarteron de veau pour deux tasses de bouillon.

Apozème. Prenez racines de gentiane
   — de fougère mâle . .⎫ ãã ℨ j.
   Feuilles de chicorée sauvage.⎫ une pincée de
   Sommités de tanaisie . . . .⎭ chaque.

Faites bouillir dans suffisante quantité d'eau; édulcorez avec une once de sirop de stœchas, à prendre en deux doses dans la journée. On pourrait prescrire, si l'on attribuait la pneumatie à la présence des vers dans le canal intestinal, un apozème avec les feuilles de chicorée sauvage, sommités de la petite centaurée et de la semence contre les vers, une pincée de chaque pour deux verres d'apozème.

Vins pharmaceutiques. Prenez quinquina grossièrement pulvérisé, une once; baies de genièvre, une demi-once; sommités de camomille romaine, une pincée. Faites infuser dans deux livres de vin blanc pendant vingt-quatre heures; coulez ce vin, et donnez à la dose de deux, trois à quatre petits verres chaque jour.

Prenez gentiane, demi-once; sommités de camomille, une petite pincée; racines de valériane sauvage concassées, deux gros; feuilles d'oranger, trois à quatre en nombre; chamœdris, une bonne pincée; faites infuser dans deux pintes de vin blanc pendant plusieurs heures; coulez et donnez au malade, à quatre ou six heures de distance, deux à trois onces de cette liqueur carminative, étant tonique et anti-spasmodique.

Vin de rhubarbe composé. Cadet, p. 322.

Vin amer ou élixir de Dubois. *Idem*, p. 316.

Vin amer diurétique, de Corvisart. *Idem*, p. 320.

Juleps. Prenez eau de chicorée, trois onces; eau de fleurs d'oranger, une once; confection d'hyacinthe, demi-gros; sel d'absinthe, demi-gros; sirop de limon, une once; pour un julep à donner par petites cuillerées. (Geoffroi, méth. méd., p. 12.)

Prenez eau de mélisse, ℥ iv; teinture de castor, esprit de corne de cerf, ãã xxx gouttes; sucre en poudre, un scrupule; pour un julep.

Quarin a utilement prescrit ce julep dans des affections spasmodiques non-inflammatoires.

Teintures. Prenez *Teinture de cassia lignea* avec l'esprit
de vin, à la dose de xx gouttes, dans une tasse de thé
ou dans un petit verre de vin. (Geoffroi, t. ii, p. 49.)

Teinture narcotique. Prenez racines de zédoaire, de
serpentaire de Virginie, de valériane sauvage, ãã ʒ j;
castoreum, ʒ j; esprit de corne de cerf succiné, s. q.
pour une teinture; excellente dans les maladies hystériques, depuis 1 jusqu'à 10 gouttes, dans un véhicule
convenable. (Geof., t. ii, p. 266.)

Prenez racines de zédoaire en substance, ʒ vi sr.; cannelle, Ɖ j. A prendre en infusion, ʒ vi d'eau bouillante; coulez et ajoutez un peu de sucre. (Geof., t. ii,
p. 26, 265.)

Poudre de gentiane, de galanga, baies de laurier, de
genièvre, myrobolans ãã ʒ s. Miel écumé ℔ s. pour
former un électuaire.

Teinture de Sully, 15 à 30 gouttes; *teinture de* Mos-
cati, jusqu'à vi gros; (Cadet.)

Prenez éther sulfurique 5 à 30 goutt.; élixir de propriété, 6 gouttes; laudanum liquide de Sydenham,
un scrupule à un gros; eau de menthe poivrée,
iv gouttes à une ʒ; teinture de quinquina, 12 à 18 goutt.

Teinture anglaise de rhubarbe. (Cadet, p. 304.)
    — de rhubarbe, de Spielman, demi-once.
    — de cardamome composée. (*Ibid.*, p. 366.)

Teinture d'absinthe, 10 gouttes à ʒ j, dans un |verre d'infusion d'anis.

Teintures diverses. (Geoffroi, t. IV, p. 196.)

Elixir. Prenez eau de chardon bénit ou de tanaisie, de sauge, de camomille, de laitue, trois onces avec un ou deux gros d'élixir de Garus, et une once de sirop d'écorce d'orange.

Prenez suc de limon, une cuillerée; sel d'absinthe, depuis ℈ j jusqu'à ʒ j; mêlez et faites prendre au malade pendant l'effervescence. C'est le fameux anti-émétique de Rivière, dont on a retiré d'heureux effets, lors surtout qu'il n'y avait dans l'estomac aucune disposition inflammatoire.

Poudres. Prenez feuilles d'oranger, de camomille, de rhue, un demi-gros de chaque, dans deux tasses d'une infusion de tilleul. J'ai quelquefois fait ajouter dans chaque tasse un demi-grain ou un grain de musc, en édulcorant la boisson avec du sirop de chèvre-feuille, quelquefois même en y ajoutant huit à douze gouttes de liqueur anodyne d'Hoffman, ou six à huit gouttes de laudanum liquide, en observant toujours si l'opium pouvait être prescrit à de pareils malades.

Prenez blanc baleine, sucre, feuilles d'oranger en poudre, demi-gros de chaque; cartoreum, un ou deux grains. On donne cette poudre en une ou deux prises dans une cuillerée d'eau de *gallium luteum*, de fleurs d'oranger, de menthe ou de camomille.

Prenez mastic en poudre, depuis un ℈ j jusqu'à ʒ s, dans une cuillerée d'eau-de-vie. (Geoffroi, t. IV, p. 65.)

Prenez crême de tartre, un gros; graines d'anis, un

demi-gros ; clous de gérofle , un scrupule ; sucre rosat ,
deux gros, pour une poudre divisée en six doses. (Lieutaud.) Donner dans la journée à deux ou trois heures de
distance.

Prenez racines de serpentaire de Virginie , de gentiane , d'aulnée, six grains de chaque ; huile essentielle
de muscade, une goutte ; mêlez, pour une poudre à
prendre dans une infusion de chamœdris. (Lieutaud.)
Deux ou trois fois dans la journée par cuillerée.

Prenez quinquina en poudre, depuis ℥ s jusqu'à ℥ ij.

Prenez poudre de quassia, depuis ℈ j jusqu'à ℥ s ,
dans une once d'eau de tilleul et autant de fleurs
d'oranger.

Prenez musc 1 grain , dans un scrupule de sucre en
poudre. (Quarin.)

Le *géranium sanguineum* , selon Ethmuller , pris en
poudre à la dose d'un gros, est fort utile pour dissiper les
vents de la matrice, (Geoff. VI, p. 409.) mais à combien
de remèdes de cette espèce n'a-t-on pas donné de l'importance.

Pilules carminatives de Buchan.

En prendre 4 ou 6 tous les soirs.

Les pilules de Plummer ont été aussi prescrites avec
succès ; elles sont composées avec du soufre doré d'antimoine, du calomel et du rob de sureau. On les prescrit dans les proportions suivantes : soufre doré d'antimoine, xv gr. ; calomel, 2 gr. ; rob de sureau, 1 gr.;
pour six pilules qu'on donnait en deux jours.

Pilules purgatives fondantes du docteur Saiffert.

Prenez extrait de gentiane, ℥ iv ; fiel de bœuf, ℥ iii ;
scammonée , ℥ ii. Mêlez et divisez en cent soixante-

deux pilules, dont on donne quatre à six tous les jours, le matin à jeun ou avant dîner. (Formul. magist. de Cadet, p. 179.)

Nous pouvons assurer, ayant bien des fois été appelé en consultation avec M. Saiffert, qu'il variait souvent ses pilules en différenciant les doses des ingrédiens, dont la bile de divers animaux, du veau, du poulet, du bœuf, des pigeons et autres animaux de diverses espèces, faisait la principale base.

Prenez quinquina en poudre, $\ominus$ s; safran de mars, 3 viii; sirop d'absinthe, quant. suf. pour un bol.

Prenez diascordium, 3 j; castoreum, viii grains; laudanum, un demi-grain pour un bol carminatif, anodin, calmant.

Prenez thériaque, 3 j; cassia lignea, $\ominus$ j; huile essentielle de cannelle, deux gouttes; laudanum, demi-grain : sirop de pavot blanc, suf. quant. pour former un bol. Ce bol est anti-spasmodique et calmant. Il est recommandé contre le vomissement et le hoquet, par Lieutaud, etc.

Opiats. On fait des opiats que l'on prescrit contre les pneumaties avec les extraits de quinquina, de genièvre, d'absinthe, de rhubarbe, d'aulnée, de cynorrhodon, auxquels on peut ajouter le safran de mars, le corail. Il est aisé de voir que toutes ces préparations sont en nombre prodigieux, et qu'on peut les augmenter si l'on varie leur prescription selon les indications, selon les divers malades, et même selon le même malade, sa situation pouvant être très-différente en diverses circonstances.

Prenez gomme ammoniaque, galbanum, ãã 3 ij; vitriol de mars, de Rivière, 3 s; sirop de noirprun, quant. suf. pour un opiat, dont on donne, pour purger ceux qui ont des vents, depuis v gr. jusqu'à Ɉ j. (Geof., méth. méd.)

Prenez opiat de Salomon, depuis Ɉ j à ℥ ij.

Prenez electuaire de baies de laurier, depuis Ɉ j jusqu'à ℥ ij. (Traité de Pharm. de Virey. Tom. I. p. 368.)

Topiques. Liniment avec la gomme tacamahaca, l'huile essentielle de lavande, iv gr. P. 107.

Liniment résolutif. Un fiel de bœuf, sel marin et huile de noix, trois cuillerées de chaque; mêlez le tout, et laissez digérer. (Formules à la suite des man. de méd. d'Odier.) On m'a assuré que ce liniment avait eu des succès dans une pneumatie.

L'assa fœtida employé soit extérieurement, soit intérieurement, depuis xii gr. jusqu'à ℥ ij.

Emplâtre contre les vents. Avec storax, calamite, ℥ i s ; huile de noix muscade, suf. quant.

Autre. Avec le laudanum, ℥ s ; le castoreum, 3 s ; l'huile de succin, suf. quant.

On fait un topique avec l'assa fœtida, dans du vinaigre, dont on lave la partie malade. (Geoffroi, t. ii, page 152.)

QUELQUES IDÉES GÉNÉRALES

*Sur le mode de prescrire les remèdes avec le plus
de succès, d'après le résultat de diverses observations ;*

Emises au Collége Royal de France , à la suite d'un de
mes Cours sur la nature et le traitement des maladies.

MESSIEURS,

Vous venez de suivre avec exactitude mon
cours d'anatomie médicale, et celui sur la nature
et le traitement des maladies qui ont fait l'objet de
mes leçons, au Collége royal de France, pendant
l'espace des deux dernières années. Le premier
pendant les hivers, et le second pendant les
autres saisons. Je désire que vous en ayez retiré
l'avantage que j'en attendais. Les parties anatomiques du corps humain dans l'état naturel ,
après de bonnes dissections, ont été mises sous
vos yeux, et je vous en ai fait une exacte dé-
monstration en vous entretenant toutefois des
diverses altérations qu'elles éprouvent, par plusieurs causes morbides, pour vous mettre sur la
voie de les bien connaître dans l'une ou l'autre
de ces circonstances.

Vous m'avez de plus, Messieurs, entendu parler des maladies générales et particulières dans un assez long détail, tant pour l'exposition de leurs symptômes observés au lit des malades, que pour celle de leurs causes et de leurs siéges les mieux reconnus par l'ouverture des corps ; enfin je vous ai entretenu de leurs divers traitemens, et dans tout ce que j'ai dit j'ai tâché de ne vous parler que de ce qu'il y a de plus positif, et j'ai évité le plus possible de vous entretenir de tout ce qui n'est qu'arbitraire ou qui m'a paru tel. J'ai surtout porté mon attention à ne prescrire que des remèdes les mieux éprouvés, pour combattre les symptômes dominans de la maladie, ou autres circonstances qui peuvent la produire sans avoir égard aux méthodes trop générales de conseiller ceux que des médecins systématiques ont voulu introduire dans l'art de guérir. Je vais vous en donner une idée.

Tous les médecins savent qu'ils doivent, pour la prescription des remèdes, avoir égard non-seulement aux symptômes qui caractérisent les maladies, ce qui est très-général, mais encore à leurs causes reconnues, à leurs siéges, à leurs correspondances avec d'autres parties du corps, aux lésions de leurs fonctions, à l'âge, au sexe et à la constitution des malades, aux lieux que ceux-ci habitent, aux saisons et autres circonstances qu'il faut prendre en considération, pour pouvoir connaître la vraie nature d'une maladie.

Les médecins savent aussi qu'il y a des maladies qui en précèdent d'autres, ou qui les accompagnent ou leur succèdent ; que lorsque la maladie est caractérisée par plusieurs symptômes, ils doivent principalement combattre les plus intenses et les plus dangereux, et que, s'il n'en existe qu'un seul comme il en est qui désigne l'état morbide (1), ils doivent quelquefois, pour prévenir de plus grands accidens, considérer si ce symptôme est plus ou moins funeste, nouvellement survenu, ou s'il paraît depuis long-temps, et au détriment du malade, afin de bien juger s'il importe d'y obvier promptement par quelque remède, ou s'il faut, avant de le combattre, le laisser exister plus ou moins de temps pour ne pas suspendre, arrêter même, quelque effort salutaire de la nature qui préside à la guérison des maladies, comme elle préside à la conservation de la santé.

La nature est admirable dans les moyens qu'elle emploie pour conserver les êtres qu'elle a créés, surtout dans les maladies ; il faut la considérer pour suivre ses opérations et la seconder ; malheur au médecin qui ne la prend pas pour le guide de sa conduite, quand elle tend au rétablis-

---

(1) Medici autem vel summi fatentur vix tres aut quatuor ex omnibus esse morbos qui suum habeant signum pathognomonicum, cæteros autem nisi per conjuncta plura signa internosci. Morgagni, *de sed et causis Morb.* Lib. XV. Epist. ad *Meckel.*

sement de la santé, pour l'aider et ajouter à ses forces si elles défaillent, ou pour en diminuer l'activité, si elle agit avec trop d'action ; enfin, pour lui donner une nouvelle direction, si elle en prend une contraire à nos vœux !

C'est toujours en dirigeant la nature convenablement, si elle en a besoin, que nous pouvons et devons nous conduire ; mais que de connaissances, d'expérience et de prudence, la prescription des remèdes n'exige-t-elle pas quelquefois, tandis que d'autres fois l'art est assez avancé pour que le médecin puisse les ordonner au commencement de la maladie, par une connaissance de sa marche future, si toutefois la maladie a son cours naturel : j'y mets cette restriction même pour l'emploi des remèdes réputés spécifiques, quand on est assez heureux pour en connaître quelqu'un, contre telle ou telle maladie : mais qu'on se persuade bien qu'il n'y a aucun des prétendus spécifiques qui n'ait ses contre-indications, je veux dire, qu'il n'y a aucune maladie dans laquelle il ne puisse se présenter des circonstances qui doivent en faire différer, ou rapprocher l'usage, ou qui forcent de ne l'employer qu'à de moindres doses, quelquefois même avec des correctifs.

On peut souvent, quand la cause d'une maladie est bien connue, à moins qu'elle ne soit extrême, y obvier promptement pour la détruire ou du moins pour en diminuer les funestes effets.

On ne connaît pas la cause *immédiate ou pro-*

chaine des maladies, celle qui fait que les parties jouissant de la santé deviennent malades, mais on connaît les causes *médiates ou éloignées*, qui déterminent ses fâcheux effets.

Or celles-ci peuvent être une source d'*indications* faciles à saisir pour le traitement. Cependant on ne peut se dissimuler que l'indication des remèdes est quelquefois si obscure, qu'elle fait l'objet des discussions des médecins, surtout de ceux qui n'ont pas encore vu beaucoup de malades, et qui ne connaissent conséquemment pas bien la diversité des maladies ; souvent conduits par des idées systématiques, si communes dans les écoles, ils ne voient que d'après leurs maîtres, ou par les yeux de leur imagination, et ne font aucune attention aux résultats salutaires des remèdes qui ont été prescrits d'après la nature et l'intensité des symptômes, ou autres circonstances, non douteuses, lesquels sont consignés dans les immortels ouvrages des vrais praticiens.

L'histoire médicale nous apprend que les grands médecins de l'antiquité, parmi lesquels *Hippocrate* tient à juste titre le premier rang, ont prescrit les remèdes d'après les priucipes que je viens d'exposer, et ils l'ont fait avec le plus grand discernement d'après les résultats de leur grande expérience ; je veux dire qu'ils prenaient toujours en considération les symptômes de la maladie, leur intensité et leur nature, ainsi que leurs com—

plications ; de même aussi qu'ils avaient égard à la constitution des malades, et autres circonstances qui pouvaient les éclairer dans leurs prescriptions.

Mais, comme malgré leur sagacité et leur profonde expérience, ils n'étaient pas à l'abri de l'erreur dans le diagnostic des maladies, et par suite dans leur traitement, on n'a pas manqué d'attribuer la cause de la mort de plusieurs de leurs malades à la méthode de prescrire les remèdes qu'ils avaient adoptée.

Modius Méthodicus Asiaticus et *Cœlius Aurelianus*, persuadés que dans toutes les maladies il y avait un excès de *ton* ou de *relâchement*, dans les parties molles, voulurent, pour mieux préciser et restreindre la prescription des remèdes, se borner à ces deux seules indications. Mais il fallait savoir les connaître, pour les bien différencier, afin de ne pas les confondre dans le traitement.

Themison, médecin romain qui vivait du temps de Jules-César, 49 ans avant Jésus-Christ, ne fut pas arrêté par ces difficultés. Il adopta la méthode des médecins grecs que je viens de nommer, et elle fut encore suivie dans des temps moins anciens, par *Baglivi* et *Pacchioni*, et en dernier lieu par *Brown*, qui n'a pas laissé que d'entraîner dans son opinion pendant un trop long espace de temps, une grande partie des médecins de l'Europe.

Cependant cette méthode de prescrire les remèdes, bonne quelquefois, ne peut suffire dans beaucoup de circonstances ; aussi ne s'est-elle pas long-temps soutenue, ainsi que plusieurs autres qui ont été admises, tantôt sur la prééminence des fluides sur les solides, et tantôt des solides sur les fluides, et à ce sujet combien n'y a-t-il pas eu d'opinions qui n'ont fait que nuire à la bonne clinique, au lieu d'en faciliter les progrès ! On a de plus encore reconnu dans les fluides telle ou telle espèce d'altération dans leur nature, ou dans leurs quantités absolues ou relatives, qu'on a considérées comme une cause trop générale des maladies ; aussi l'a-t-on abandonnée sous ce point de vue pour la restreindre à des cas très-particuliers.

Les médecins ont été forcés de revenir généralement à la méthode qui avait été adoptée, à cet égard, par nos plus anciens médecins. Telle a été la pratique, à Paris, de *Fernel*, de *Baillou*, de *Dumoulin*, de *Bouvart*, de *Maloët*, et de presque tous les médecins de l'ancienne faculté de Paris ; à Montpellier, de *Lazare-Rivière*, de *Fizes*, de *Chaptal*, de *Lamure*, etc.

Plusieurs médecins anglais, italiens, allemands, suisses, et d'autres pays encore, en avaient montré l'exemple. Qu'on lise leurs grands et importans ouvrages, et l'on en sera convaincu, particulièrement ceux des médecins anglais, de *Sydenham*, de *Mead*, de *Freind*, de *Pringle*, de *Huxham*, de *Saunders*, de *Baillie*, dans ces derniers temps, etc. ; ceux des Italiens, de *Lancisi*, de *Valsalva*, de *Morgagni*, de *Bursieri*, de *Cotugno*, et aujourd'hui de *Vacca-Berlinghieri*, etc.; ceux des allemands, de *Vanswiéten*, de *Stoll*, de *Quarin*, de *Franck*, etc.; ceux des Suisses, de *Tissot*, d'*Odier*, et d'autres médecins praticiens. Tous ont rendu hommage par leur clinique à celle des premiers maîtres de l'art de guérir; ils se sont aussi convaincus que les prescriptions des remèdes, d'après des idées systématiques, n'avaient que de fâcheux résultats.

Je ne puis taire que je dois à la méthode que tous ces bons médecins ont adoptée de traiter les maladies le plus grand nombre des succès que j'ai obtenus dans l'une des plus longues et des plus grandes pratiques que les médecins puissent citer, et presque toujours sous les yeux ou concurremment avec les plus savans médecins de la capitale ou étrangers. Quand je dis savans, j'entends ceux qui ont retiré de leur pratique d'étonnantes et nombreuses guérisons. Je suis tellement convaincu de l'avantage de prescrire les remèdes, comme ils l'ont fait, que lorsque je suis forcé par l'obscurité des symptômes de la maladie, et autres circonstances qui la précèdent ou l'accompagnent, de m'éloigner de ce mode de prescription pour ordonner des remèdes sans ce fil conducteur, je me considère presque comme livré au hasard, et que je ne m'abandonne pour me conduire qu'avec une extrême peine et ne pouvant faire autrement, au système des excitans s'il y a de la faiblesse ou *adynamie*; aux *anodins*, et aux *calmans*, s'il existe un excès d'agitation ou de *force*, mais toujours en reconnaissant que cette conduite est bien moins assurée que celle qui a été généralement adoptée par les anciens médecins, et que les bons praticiens de tous les temps ont suivie autant qu'il leur a été possible.

Les maladies provenant toutes d'une affection morbide ou d'une altération des fonctions de quelqu'un ou de plusieurs de nos organes, nous devons tous, lorsque nous voyons un malade, être habitués à soumettre les diverses fonctions qui constituent la santé à un examen rapide. Ces fonctions se réduisent à celles, 1° de la sensibilité, et de la locomobilité dont les organes des sens dépendent;

2° Des fonctions mentales;

3° De la circulation du sang, de la lymphe et autres humeurs particulières;

4° De la respiration;

5° Des voies digestives;

6° De la nutrition, parmi lesquelles on peut comprendre les sécrétions et les excrétions, diminuées ou trop augmentées, ou viciées; car, sans leur juste concours et réciprocité, la nutrition ne peut être convenable;

7° Enfin de celles qui sont relatives à la génération ou à la propagation des individus.

Cet examen rapide conduit bientôt à découvrir le siége de la maladie. On en recherche ensuite la nature et les complications, si elle en a ; on s'informe si elle est plus ou moins ancienne, et c'est d'après ces notions aussi solides qu'elles puissent l'être, et non par des conjectures arbitraires, qu'on dirige son opinion sur le traitement qu'il faut prescrire.

Jetons un coup d'œil rapide 1° sur les maladies dans lesquelles la sensibilité, la locomobilité, ainsi que les sensations des organes des sens, sont viciées, soit par exaltation de leurs fonctions, soit par diminution, ou même par dépravation : elles résident particulièrement dans le cerveau, la moelle épinière et les nerfs en général qui sont continus, et quelquefois dans les parties musculaires. Nous ne savons encore rien de plus positif à cet égard. Tandis que celles avec lésion dans la faculté motrice peuvent résider dans les fibres musculaires, comme les rhumatismes, les paralysies, les convulsions, tantôt immédiatement et tantôt médiatement aux affections morbides du cerveau, de la moelle épinière et des nerfs. Mais dans cette série de maux, combien n'en est-il pas qui ne diffèrent les uns des autres que par de simples nuances du plus au moins et qu'on ne peut encore déterminer !

2° C'est toujours dans le cerveau que les affections mentales ont leur siége, et elles peuvent provenir d'une multitude de causes, dont les effets cependant se réduisent à comprimer ou distendre, molester la substance ou les fibrilles médullaires de cet organe immédiatement ou médiatement; les affections mentales peuvent être simples, seulement avec altération des facultés spirituelles, ou réunies à d'autres maux physiques. Combien donc ne peuvent-elles pas être diverses moralement et physiquement! elles sont aussi souvent compliquées d'accidens divers, mais, toujours moyennant le cerveau, la moelle épinière et les nerfs qui se propagent dans tous les organes y portent la sensibilité vitale, et naturellement par état de maladie ils y causent les plus fortes douleurs, lesquelles peuvent, à leur tour, se propager dans le cerveau et en troubler les fonctions.

Combien de faits de ce genre les auteurs qui ont écrit sur les maladies mentales, sur les fièvres, sur les convulsions, sur la paralysie, n'ont-ils pas rapportés qui le prouvent! Bien plus, on sait qu'il existe quelquefois des douleurs vives dans certains organes, quoique la maladie ait son siége réel dans quelques autres; dans le foie, par exemple, à l'égard de l'estomac et des intestins, dans lesquels les douleurs résident cependant, etc., etc.

Dans l'épilepsie, souvent les malades se plaignent, avant leurs accès, de douleurs en diverses parties du corps; mais son siége est cependant toujours dans le cerveau, et ce qui le prouve, c'est que plusieurs fois on a empêché les accès de survenir, en coupant les nerfs qui transmettent la cause à cet organe. D'autres fois cependant, au lieu de se propager vers le cerveau ou la moelle épinière, les douleurs se font ressentir dans les membres par les nerfs eux-mêmes en s'éloignant de ces organes, ce qui d'ailleurs n'a rien d'extraordinaire pour celui qui sait que les douleurs peuvent survenir, tantôt du cerveau et de la moelle dans les diverses parties du corps, et tantôt de ces mêmes parties dans le cerveau et dans la moelle spinale. Voici un exemple remarquable de la transmission d'une affection morbide des nerfs aux parties inférieures dont j'ai été témoin, et dont j'ai fait part à l'Académie royale des sciences en 1770. *Voy*. plus haut, t. I, p. 5o.

Madame la comtesse de Roye était affectée du rachitisme le plus complet, de son épine surtout, tellement que les dernières fausses côtes gauches rentraient considérablement dans la fosse iliaque du même côté. Elle éprouva d'abord quelques légères douleurs au gros orteil du pied correspondant, environ trois à quatre heures après le dîner. Ces douleurs devinrent dans la suite si atroces, qu'on ne s'occupa plus que d'un traitement local. Cette dame vécut ainsi quelque temps, mais étant morte à la suite d'une fièvre maligne, j'assistai à l'ouverture du corps avec *Bordeu*. Nous reconnûmes que les deux dernières côtes gauches comprimaient l'intestin colon et nous jugeâmes avec la plus grande vraisemblance que celui-ci étant plein de matières fécales, quelque temps après le repas, agissait avec plus ou moins de violence sur les derniers nerfs du plexus lombaire, et sur les premiers du plexus iliaque, dont quelques rameaux se propageaient jusqu'au gros orteil, et y transmettaient ainsi la douleur, laquelle finissait lorsque les excrémens étaient passés du colon dans le rectum. On peut réunir à cet exemple ceux des douleurs que causent des esquilles des os après des fractures, ceux de plusieurs autres douleurs particulières que des ganglions ou autres durillons ont produites, moyennant les nerfs, en des parties plus ou moins éloignées du siége de la douleur. Combien de fois n'arrive-t-il pas encore dans d'autres maladies, que des douleurs ou autres affections morbides se font reconnaître en des parties plus ou moins éloignées, comme les vers le font dans les yeux dont la pupille est plus ou moins dilatée, ou comme les douleurs du diaphragme et autres lésions de cet organe le font par la convulsion des muscles des lèvres ou par le ris sardonique ! A combien d'autres connaissances utiles celles-ci ne peuvent-elles pas conduire à l'égard des correspondances des nerfs de certains organes internes avec d'autres, pour en déduire des prescriptions médicales utiles ! On sait par exemple que l'on fait cesser le hoquet en excitant l'éternuement, etc.

Ces correspondances ne s'expliquent-elles pas mieux par la propagation des nerfs, très-sensibles, plutôt que par les divers tissus cellulaire, musculaire, membraneux, etc., comme on l'a fait dans ces derniers temps, quoiqu'on sache très-bien que ce n'est que moyennant les nerfs que ce

tissus jouissent de la sensibilité, quand elle a lieu?
La connaissance de tous ces faits ne conduit-elle
pas à un traitement plus certain que celui que
l'on s'efforce de prescrire d'après des opinions qui
ne sont assurément pas aussi bien prouvées?

3° Les fonctions du cœur et des autres organes
circulatoires doivent être prises en considération
avant celles de la respiration, les poumons, organes de la respiration, lui devant leur vie par le
sang qu'il en reçoit.

Nous eussions pu en dire autant à l'égard des
fonctions du cerveau et de la moelle épinière,
organes qui fournissent des nerfs au cœur, à la
faveur desquels il peut, par ses contractions,
porter au cerveau le sang dont la sensibilité,
l'irritabilité et la locomobilité proviennent; de
sorte qu'il y a une réciprocité d'action et d'influence entre le cœur et le cerveau, ou le cerveau
et le cœur, sans laquelle la vie et les fonctions de
ces deux organes n'existeraient pas.

C'est par le moyen *du pouls* que le médecin
peut le mieux connaître si les fonctions de la circulation, dont toutes les autres proviennent, sont
régulières; plus il approche de l'état naturel, mieux
il indique la santé, autrement le contraire a lieu.

Le pouls a servi de boussole aux médecins de
tous les temps, et il doit être notre guide le plus
assuré. Mais pour connaître le pouls contre nature
ou de maladie, il faut bien connaître celui de la
santé, et celui de tous les âges; il est généralement
d'autant plus fréquent que l'individu approche le

plus de sa naissance, qu'il a moins de corpulence , qu'il est d'un tempérament irritable et
sensible , et qu'il y a en lui plus de disp/o-
sitions à l'état inflammatoire. Mais ce n'est pas
seulement la fréquence du pouls qu'il faut considérer, il faut savoir s'il est dur ou trop mou,
trop petit ou trop grand, inégal, intermittent. Le
pouls plein, développé, souple, régulier, annonce
presque toujours, dans une maladie, son heureuse
terminaison. Toutes les autres altérations ou modifications du pouls peuvent être funestes, ou annoncer
des crises heureuses. Un pouls gros, mou, développé, ondulent, verniforme, annonce les sueurs ;
l'intermittent des évacuations par les selles, si d'ailleurs il n'y a pas de troubles dans les mouvemens du
cœur ou que le sujet ne soit pas vieux. Un pouls
plein, dur, redoublé, ondulent, précède souvent
les hémorrhagies. Le pouls qui paraîtrait naturel
serait même funeste, s'il existait en même temps
des symptômes très-graves.

Qu'on lise dans les anciens ce qu'ils savaient sur
la nature des pouls, et l'on verra qu'ils avaient sur
cet objet de grandes connaissances utiles à l'art de
guérir. Toute l'antiquité nous a assuré qu'*Hé-
rophile* et *Érasistrate* excellaient à cet égard,
mais leurs ouvrages ne sont pas parvenus jusqu'à nous. C'est dans ces derniers temps que *So-
lano-de-Lucques* , médecin espagnol, d'An-
téquerra, a répandu d'ultérieures notions sur les
pouls critiques, dont *Nihel*, *Bordeu*, *Michel*,
Fouquet , et autres médecins modernes ont

prouvé la réalité par de bonnes observations. Comme les anciens médecins, ils ont parlé de divers pouls, qui annoncent et confirment les crises, et ils en ont tiré les plus justes conséquences pour la prescription des remèdes. C'est dans tous ces grands et sublimes ouvrages qu'il faut puiser les connaissances utiles, pour un véritable traitement des maladies.

La respiration libre, facile, grande, ni trop lente, ni trop fréquente, est un des signes les plus favorables; plus elle approche de l'état naturel, plus on doit être rassuré sur le sort du malade; mais si elle est précipitée, entrecoupée, allongée, suspirieuse, rare, courte, elle est funeste (1), et s'il y a du délire elle est mortelle, surtout si les hypocondres sont dans un mouvement violent, et que la respiration paraisse se faire en partie par le bas-ventre (2). Au contraire si les hypocondres, quoiqu'un peu élevés, sont souples et s'il y a un sentiment de pesanteur dans les régions lombaires, il survient souvent des évacuations alvines qui sont favorables, à moins que le malade ne rende des vents, ou que les urines ne soient augmentées en quantité, car cela a lieu alors quelquefois.

Il faut soigneusement examiner l'état du bas-ventre dans le traitement des fièvres et dans beaucoup d'autres maladies, tant pour le prognostic

____

(1) *Hippocr. Aphor.* 49, sect. iv.
(2) *Ibid., Aphor.* 73.

que pour le traitement ; la tension et la douleur des
hypocondres étant souvent funestes, puisqu'elles
prouvent que le foie, la rate, l'estomac, les intestins, le mésentère, les reins, la vessie, etc.,
sont engorgés et plus ou moins disposés à l'inflammation ; il n'y a au contraire rien de plus favorable que de reconnaître que les hypocondres et
les autres régions abdominales sont souples. Leur
gonflement sans tension peut annoncer d'utiles
évacuations, en suscitant des borborygmes qui
les précèdent. Combien de fièvres qui ont donné
beaucoup d'inquiétude au médecin, n'ont-elles
pas fini par d'heureuses évacuations bilieuses ! Ce
n'est que lorsque le ventre reste dur, rénitent,
douloureux, qu'on peut, après ces évacuations
même, craindre l'inflammation, et qu'on doit prescrire un traitement relâchant, adoucissant et an-
tiphlogistique.

L'inspection de la langue donne aussi, au médecin, de grandes lumières sur l'état du malade. Les
médecins praticiens ne manquent pas d'examiner
si les mouvemens de cet organe sont naturels, pour
pouvoir juger de son irritabilité ; non-seulement de
celle de ses propres muscles, mais encore de ceux du
reste du corps, car leur inertie est souvent le prélude
des affections comateuses et paralytiques. Aussi
rien n'est-il plus favorable alors que de voir les
mouvemens de la langue se rétablir dans les maladies ; son gonflement, dans les fièvres, est presque toujours de mauvais augure, ainsi que les con-

vulsions ; elle est pâle, ramollie, dans ceux qui sont atteints de quelque cachexie catarrhale; brunâtre, violette, dans les scorbutiques ; d'un rouge vif ; elle est plus ou moins sensible, quand elle est dans une disposition inflammatoire, mais souvent elle ne l'est qu'à ses bords et à sa pointe, quoique le reste de son étendue soit couvert d'une couche limoneuse, comme malheureusement c'est ce qui a lieu quelquefois, lorsque l'estomac est plus ou moins disposé aux vomissemens et à l'inflammation, ce qui peut induire le médecin à des erreurs graves en le déterminant à prescrire des émétiques.

En général, la langue est sèche au commencement des fièvres continues; elle s'humecte et blanchit souvent à proportion que la maladie tend à une heureuse terminaison ; c'est souvent par des évacuations alvines, jaunâtres, comme de la bile, que le médecin peut favoriser par de doux eccoprotiques, que les maladies bilieuses finissent heureusement. Dans combien de détails, utiles pour la plupart, ne pourrions-nous pas entrer, si nous voulions exposer tout ce qu'on pourrait dire d'intéressant sur cet objet ! Je renvoie à cet égard à mes remarques pathologiques sur la langue. (Anat. Méd., etc. T. IV, p. 522.)

C'est encore dans *l'inspection des urines* que le médecin praticien doit chercher des connaissances sur le prognostic et sur la méthode qu'il doit suivre pour traiter plusieurs maladies, les fièvres, les hydropisies particulièrement, etc. Les médecins de tous les temps qui ont reconnu cette importante vérité ont écrit plusieurs ouvrages sur l'*ouroscopie ;* et les charlatans ont fait de cette connaissance, qui est très-bornée en eux, un objet de lucre dont ils se servent pour tromper le public crédule. La quantité des urines doit d'abord fixer l'attention d'un médecin qui traite un malade, surtout s'il y a de la fièvre ou s'il est menacé ou atteint d'une pneumatie, cachexie, hydropisie, ou même aussi de quelque phlegmasie, puisque plusieurs ont été suivies du délire, des convulsions ou de l'assoupissement, plus ou moins profond, lorsque la quantité des urines est diminuée. En général elles doivent être abondantes ; cependant il ne faut pas qu'elles le soient trop. Elles seraient d'un mauvais présage, si au commencement d'une fièvre aiguë, elles étaient troubles, épaisses, jumenteuses (1), ou si au contraire, la maladie étant plus avancée, elles devenaient claires, pouvant alors annoncer quelque affection cérébrale. Nous ne pouvons qu'effleurer cette importante matière.

Dans la plupart des fièvres, il faut prendre en une considération constante l'état de *la transpiration*. En général dans le commencement des fièvres continues, comme aussi aux premiers accès d'une fièvre intermittente, la transpiration est

______

(1) *Hippocr., Aphor.* 70, sect. IV.

peu abondante , la peau dure , serrée , plus ou moins chaude, et très-souvent , alternativement plus chaude ou plus froide, surtout aux extrémités du corps. S'il y a des sueurs, elles sont plutôt symptomatiques que critiques, ce qu'elles ne sont pas ordinairement lorsqu'elles surviennent la fièvre étant plus avancée. Les sueurs partielles sont en général moins favorables que les sueurs générales, etc. (1).

Toutes ces considérations, et autres dans lesquelles on pourrait entrer, doivent éclairer le médecin dans ses prescriptions. Il ne doit pas ignorer, non plus, que la plupart de ces sueurs sont les avant-coureurs de diverses *éruptions* cutanées qui peuvent indiquer, dans le traitement, des modifications ou des prescriptions particulières; les taches noires ont souvent déterminé à prescrire le quinquina à haute dose , avec succès.

Il y a des fièvres qui laissent après elles des douleurs dans les membres, surtout rhumatismales, arthritiques, scorbutiques, etc., ou même de simples démangeaisons , qu'il faut cependant prendre en considération, pour prescrire tel ou tel traitement, surtout pour ne pas conseiller des remèdes contraires.

Vous ne devez pas ignorer que la suppression d'une évacuation, si elle n'est pas favorisée par

---

(1) Nous devons sur cet objet renvoyer aux aphorismes d'*Hippocrate*, qui contiennent les plus importantes vérités sur la *pneumatie*, et sur la prescription des remèdes.

l'augmentation de quelque autre, donne plus ou moins vite lieu à une pléthore vicieuse à laquelle on n'obvie que par des évacuans de diverses espèces, etc.

Il faut savoir par exemple que, lorsque la diarrhée a lieu, les urines diminuent ainsi que la transpiration ; mais de celles-ci, si l'une diminue, l'autre augmente en quantité, ainsi ces deux évacuations se remplacent mutuellement.

Une femme dont *l'heureux Chaptal*, ancien médecin de Montpellier, nous a donné l'histoire, éprouva une constipation des plus opiniâtres contre laquelle on avait fait divers remèdes. Le médecin que nous venons de nommer ayant considéré que cette femme perdait beaucoup par la transpiration, imagina de lui faire prendre quelques bains froids, et il la guérit ainsi. La transpiration ayant été diminuée, les évacuations alvines se rétablirent, ainsi que cela a lieu chez les malheureux phthisiques.

Je me flatte qu'on trouvera dans mes ouvrages des preuves multipliées que telle a été la méthode qui m'a généralement conduit dans mes prescriptions. Veut-on jeter un coup d'œil sur celle que j'ai suivie concernant la saignée ? Je l'ai prescrite lorsque la pléthore était prononcée et qu'il paraissait n'y avoir aucune circonstance qui la prohibât. Quel parti n'en avons-nous pas retiré dans le traitement des apoplexies ! On nous l'a vu ordonner dans celle même qui était survenue après un excès de manger, la compression du cerveau par le sang

nous paraissant telle que le vomissement, s'il eût
pu avoir lieu, l'aurait augmentée et aurait fait
périr le malade. Nous avons prescrit la saignée et
heureusement chez des femmes apoplectiques en
travail d'enfant, ou pendant des grossesses avec
pléthore, ainsi que dans les fièvres dont l'inflammation était le caractère dominant, et nous n'y
avons pas eu recours, lorsque quelque principe
typhoïde paraissait régner; au contraire, alors
avons-nous prescrit le quinquina avec des succès remarquables, surtout dans les maux de gorge
du même genre, et même dans des pneumonies et
autres maladies qui paraissaient inflammatoires,
mais auxquelles un principe *typhoïde* était réuni,
et qu'il fallait combattre par son véritable spécifique.

Nous avons conseillé la saignée dans des temps
plus ou moins avancés des maladies, lorsque les
signes de pléthore sanguine paraissaient dominer,
quelquefois pour déterminer des évacuations nécessaires, qu'il eût été dangereux de provoquer
autrement; et combien de fois ne l'avons-nous pas
fait pratiquer pour favoriser des éruptions vario-
leuses (1) ou autres! Nous l'avons conseillée afin de
faciliter l'écoulement des eaux chez les hydropiques
même, surtout dans le cas des hydropisies provenant des anévrismes du cœur et des artères (2).

---

(1) Voyez ma *Dissertation sur la petite-vérole*, page 247,
à la suite de l'*Instruction sur l'inoculation*, par M. Salmade.

(2) Voyez notre ouvrage sur l'*Hydropisie*, et mes *Obs.
sur les maladies du cœur*. Mém. tom. IV, p. 17.

Combien de fois encore n'avons-nous pas recouru à la saignée, pour diminuer les affections
paralytoïdes, par cause de pléthore, tandis que
nous l'avons également conseillée contre certaines
convulsions qu'une cause pareille produisait (1)!

Toutes nos prescriptions ont été relatives aux
diverses circonstances, et les succès que nous en
avons retirés prouvent que nous n'avons pas abusé
de notre méthode de prescrire la saignée, ou de
nous en abstenir.

Nous ne nous dissimulons pas non plus qu'a-
près avoir enseigné pendant plusieurs années, au
commencement de notre professorat, que le choix
de la saignée était à peu près inutile, tous les
vaisseaux sanguins communiquant ensemble ,
ainsi que le prouvait la circulation Harveïenne, je
me suis vu forcé d'enseigner plus tard le contraire,
l'expérience des grands médecins et la mienne
en particulier m'y ayant forcé. J'ai dû reconnaître
que dans les maladies de la tête par exemple les sai-

______

(1) Nous avons donné des soins à une dame espagnole,
Mme la comtesse d'*Aranda*, qui éprouvait tous les mois
une éruption érysipélateuse du visage avant d'être réglée, et elle l'était très-peu. Une expuition de sang
survenait avec une toux des plus violentes. J'étais forcé
de la faire saigner du pied pour faire cesser ces accidens.
On voulut enfin ne pas recourir à ce moyen, mais ce fut
en vain : il a fallu continuer d'y recourir de nouveau, presqu'à toutes les époques menstruelles ; cette saignée a été
également jugée nécessaire en Espagne pendant plusieurs
années, pour conserver la vie à cette respectable dame.

gnées du pied étaient généralement préférables aux autres, surtout chez les femmes qui éprouvaient quelque retard dans les règles ; j'ai dû reconnaître aussi que la saignée du bras était plus utile dans les inflammations de la poitrine que celle faite sur d'autres parties du corps, etc., etc.

La saignée par les sangsues ne nous a généralement paru préférable à celle par la lancette que dans les cas qui n'étaient pas d'une grande urgence, ou que lorsqu'il ne s'agissait que de quelque engorgement inflammatoire local peu intense ; en un mot, si nous avons varié dans la prescription de la saignée, ce n'est qu'après en avoir bien apprécié les circonstances et surtout la communication des vaisseaux avec les parties malades, ce qui nous a souvent empêché de faire mettre les sangsues immédiatement sur les parties au dessus du siége présumé de la maladie, aimant mieux les appliquer sur les parties éloignées, mais qui avaient des communications bien reconnues avec la partie malade.

C'est sans doute d'après cette variation, dont tous les médecins n'ont pas connu les vrais motifs, que j'ai tantôt été *inculpé* de trop saigner, et tantôt de ne pas saigner assez.

J'ai su me garantir de l'habitude de prescrire indistinctement les *émétiques*, sachant bien que, s'ils sont utiles quelquefois, ils peuvent être très-souvent nuisibles dans d'autres circonstances ; nul doute que dans les fièvres, ou lorsque le tube alimentaire est plein de matières *saburrales*, bilieuses même, il ne faille les prescrire et le plus promptement possible ; mais il faut considérer s'il n'existe pas trop de tension et d'irritation dans le bas-ventre, si la langue, quoique couverte d'un enduit pituiteux, ne paraît pas enflammée par la rougeur de sa pointe, de ses bords, et si également le voile du palais, ses piliers et le fonds du gosier ne sont pas atteints d'inflammation. Qui ne sait aussi que les malades éprouvent des envies, des efforts même pour vomir, lorsque l'estomac est atteint de quelque inflammation ou même d'une seule disposition inflammatoire ?

Qui ignore que, si les vomitifs sont quelquefois utiles pour dissiper des douleurs de tête, comme dans certaines migraines, ils peuvent être funestes contre des céphalalgies pléthoriques, même contre l'assoupissement profond ? Combien leur prescription n'a-t-elle pas été fâcheuse dans des affections cérébrales, par pléthore sanguine ! Aussi les grands médecins préféraient-ils alors la saignée au vomitif, qui eût été nuisible, et même quelquefois de nul effet, pour produire le vomissement, ou très-fâcheux en augmentant la congestion du sang dans le cerveau.

Ce n'est pas seulement pour produire le vomissement des matières contenues dans l'estomac que j'ai conseillé les émétiques ; je les ai bien des fois uniquement prescrits pour donner aux organes abdominaux un mouvement qu'ils n'avaient pas, ainsi qu'aux muscles du bas-ventre et au diaphragme, pour donner consécutivement de l'action à des parties internes, afin d'agir avec plus d'efficacité sur le principe de la maladie.

J'ai prouvé dans mon mémoire sur les fièvres *de la Vendée* (1) qui ont fréquemment été suivies d'hydropisie que des vomituritions réitérées étaient très-efficaces pour les prévenir. J'ai prouvé aussi dans ce mémoire, comme dans beaucoup d'autres cas, que cette méthode de procurer des vomituritions pouvait être utile sous divers points de vue. Ainsi, nul doute que la prescription des émétiques ne soit très-souvent un moyen souverain ; mais en même temps qu'il peut être si utile, il peut, si les cas dans lesquels on le prescrit ne sont pas parfaitement les mêmes, être infiniment dangereux.

Il est rare qu'il *faille purger* promptement dans les maladies ; presque toujours il faut prescrire auparavant l'usage des délayans, et attendre que les matières qui doivent être évacuées ayent reçu un certain degré d'élaboration qui les dispose à être facilement purgées (2). D'ailleurs la nature par un travail particulier précède cette excrétion, souvent de manière que le plus doux purgatif remplit son objet, tandis que, si elle

---

(1) Imprimé parmi les *Mémoires de l'Institut* (an VII). *Voy.* aussi le vol. II de ces *Mémoires*, p. 88.

(2) *Concocta médicamentis aggredi opportet, et movere, non cruda, neque in principiis, si non turgeant : plurima vero non turgent.* Hipp. sect. I, aph., 22. Edit de Haller.

n'y est pas préparée, l'art emploie souvent inutilement des remèdes actifs, ou tous autres qui
sont nuisibles en irritant, outre mesure, le tube
alimentaire, plus disposé alors à empêcher les
excrétions alvines qu'à les favoriser.

Avec quelle circonspection ne doit-on donc pas
prescrire les purgatifs, ou s'en abstenir! Ces
questions exigeraient des réponses trop étendues,
pour être exposées ici. Qu'il nous soit permis de
renvoyer à nos meilleurs auteurs sur cet objet; on
y trouvera des exemples de la pratique que nous
avons suivie, et l'on se convaincra, j'espère, que
nous ne prescrivons pas les purgatifs indistinctement, et sans y mettre des modifications, en les
conseillant relativement à leur action sur le canal
alimentaire (1).

Les *vésicatoires* qui ont été de tous les temps d'un
si grand usage en médecine, et qui le sont justement
encore, sont principalement conseillés dans la vue
d'augmenter la sensibilité et l'irritabilité non-seulement de tout le corps, ce qui a lieu quelquefois,
mais aussi de telle ou telle partie qui peut avoir des
correspondances avec telle ou telle autre, plus
ou moins morbidement affectée et dont on veut di-

___

(1) Ayant toujours grandement recommandé de ne les
prescrire, par exemple dans les fièvres, que dans le temps
de leur apyrexie. M. *Hamilton*, savant médecin d'Edimbourg, l'un de nos anciens auditeurs, a aussi dit des
choses très-importantes sur cet objet. (*Obs. on the utility
and administr. of purgative medicines.* Edimb. 1805.)

minuer la souffrance et prévenir les suites, mais malheureusement trop souvent inévitables. On doit donc apprécier les cas où il faut les établir pour les bien distinguer de ceux où il faut s'en abstenir, non-seulement par rapport aux douleurs qu'ils produisent, mais encore aux évacuations qu'ils suscitent, en remarquant surtout, quant au lieu où l'on veut les mettre, s'il a de la correspondance avec l'organe malade, ce qui n'est jamais indifférent à observer (1).

En général, on établit les vésicatoires à la nuque ou à la partie inférieure et postérieure du cou, lorsque les maladies ont leur siége dans la tête. On les met au bras, lorsqu'elles résident dans la poitrine ; et aux cuisses ou aux jambes, dans les maladies du bas-ventre. Nous nous sommes généralement conformés à cette méthode, sans nous y trop asservir. Quelquefois on établit le vésicatoire sur le lieu malade ; mais il faut bien observer que ces cas ne sont pas fréquens. On a d'abord commencé par mettre un vésicatoire sur la partie antérieure du cou, dans des maladies du larynx, etc., et cette méthode remonte à la plus haute antiquité ; mais ensuite on a cru devoir les mettre sur telle ou telle partie de la tête, dans des maladies du cerveau ; sur la poitrine, dans les maladies des organes qui sont contenus dans cette cavité ; sur

____

(1) Voyez dans notre Anat. médic. , tome II , article *Tissu cellulaire.*

le bas-ventre, dans les maladies diverses des viscères abdominaux. Mais cette application, dans ces trois circonstances, n'est pas à beaucoup près aussi immédiate que celle sur la partie antérieure du cou, à l'égard du larynx et de la trachée artère. Au contraire, il y a quelquefois un plus grand éloignement du lieu où l'on établit le vésicatoire à l'organe malade, que de le placer sur un lieu plus éloigné en apparence, mais qui lui correspond mieux.

Très-souvent avant d'exciter des douleurs par les vésicatoires, s'il y a des signes d'une pléthore prononcée, je prescris la saignée, et je me suis bien trouvé de cette méthode. Mêmes observations doivent être faites à l'égard des *sétons*, des *moxas*, des ventouses, etc.

Quant aux *anodins*, *calmans*, *hypnotiques*, combien ne sont-ils pas salutaires si on les prescrit lorsque les douleurs sont trop vives, et qu'il y a des spasmes, des convulsions, des évacuations trop fréquentes! Ils produisent quelquefois un effet admirable ; mais le médecin ne doit pas ignorer qu'il y a des douleurs salutaires, et que si on les éteint on se prive de leur bienfait ; il faut alors se borner à les rendre supportables.

Telles sont, Messieurs, les idées d'après lesquelles je me suis généralement conduit dans la prescription de ces remèdes. Je ne me dissimule pas qu'il y a beaucoup de cas où il est impossible de s'y conformer, les motifs d'après lesquels leur indication doit être fondée étant trop obscurs pour qu'on puisse y compter. On est alors bien malheureusement forcé de se laisser conduire par la seule vraisemblance ou par la prévention pour tel ou tel traitement. Tout cela prouve que l'art que nous professons est plein de difficultés, et qu'il ne faut rien négliger pour les vaincre; mais toujours sans augmenter le danger dans lequel se trouve le malade : *experimentum periculosum , judicium difficile*. HIPP., aph. 1.

Quelques observations sur des maladies dont le traitement a été suivi d'un succès remarquable.

Observation I. Sur une très-longue maladie du bas-ventre chez une dame, qui a très-heureusement fini.

Madame la comtesse de *** éprouvait depuis long‑temps des maux dont j'ai d'abord cru que l'estomac et les intestins étaient le siége. La malade y rapportait des douleurs presque continuelles, surtout dans la région épigastrique, douleurs qui augmentaient d'abord après les repas, avec des vents, des coliques, des désordres dans les évacuations alvines; les selles étaient parfois liquides et fréquentes, tantôt dures et rares, et donnaient lieu à la constipation la plus opiniâtre. Divers remèdes furent prescrits pour diminuer la sensibilité du canal alimentaire, tels que l'eau de veau, le petit lait clarifié, etc.; on y joignit l'usage plus ou moins

fréquent des bains tièdes, ainsi que celui d'une infusion de fleurs de tilleul, de violettes, de feuilles
d'oranger, édulcorée avec du sirop de capillaire
ou de violette. Ce traitement calmait la malade,
mais ne la guérissait pas ; une légère jaunisse survint avec un peu d'amertume dans le goût des
alimens dont elle se nourrissait. Je cherchai à
reconnaître, par le toucher, l'état des viscères
abdominaux, du foie principalement, et j'observai
une légère élévation avec rénitence dans la région
épigastrique, un peu à gauche, que je crus résider
dans la partie du foie sous jacente ou dans le lobe
horizontal. De plus, les urines qui avaient été claires
devinrent troubles et noirâtres ; je rapportai le tout
à la maladie du foie ; et je ne considérai l'affection
de l'estomac que comme concomitante à celle de
cet organe, persuadé d'ailleurs qu'il existait plusieurs maladies de ce genre, dont on se méprenait
souvent sur le siége immédiat ou médiat (1). Je
changeai le traitement sans négliger de prendre en
considération l'extrême sensibilité de l'estomac relativement à celle du foie qui devait nécessairement
influer sur lui par la réciprocité de leurs communications vasculaires et nerveuses, et qu'en outre l'estomac était d'une extrême sensibilité relativement

____

(1) On peut voir sur cet important sujet le mémoire de
Ferrein (Acad. royale des sc., 1766); et notre Mémoire
inséré parmi ceux de l'Institut, année 1777, sur quelques maladies du foie, t. 1, p. 280.

à celle du foie; je prescrivis des apéritifs sous différentes formes, mais non trop actifs, réunis à l'usage
des humectans et adoucissans en boisson, des bains
tièdes. La bile coula mieux, les douleurs de l'estomac diminuèrent, et la malade commençait à
se flatter d'un amendement réel dans sa situation.
Cependant l'engorgement du foie parut continuer,
et d'autres survinrent dans les organes du bas-
ventre, sensibles au toucher. Je prescrivis les pilules
savonneuses, les sucs des plantes borraginées et
chicoracées; la malade fit un voyage aux eaux de
Vichy, dont elle retira quelque avantage; mais soit
insuffisance de ce traitement, soit récrudescence
du mal, d'autres symptômes reparurent et avec
plus d'intensité; les douleurs, qui d'abord avaient
eu leur siége dans la région épigastrique, se firent
ressentir dans l'hypogastrique; le cours des règles
en souffrit diverses fois, étant douloureux et peu
abondant; des fleurs blanches survinrent et se
prolongèrent; il fallut consulter un habile accoucheur qui s'assura, par le toucher, de l'état de
la matrice et qui nous dit qu'il était naturel. Cependant après un traitement de plus de quinze à
dix-huit ans, tantôt long-temps suivi avec exactitude et tantôt suspendu, selon l'état des souffrances, etc., la malade passa son temps critique
sans de grands orages, à l'exception de quelques douleurs utérines que les bains et les boissons adoucissantes calmèrent, mais pour quelque
temps : le teint reprit une couleur jaunâtre, les

digestions devinrent pénibles, la malade maigrit, l'appétit diminua de plus en plus, une fièvre obscure s'établit avec des redoublemens, non-seulement le soir, mais encore dans la journée à plusieurs reprises; cette fièvre finit par être continuelle en même temps que le foie paraissait proéminent et dur; un pareil changement dans une ancienne maladie était plus inquiétant qu'elle ne l'avait été jusqu'alors, aussi augmenta-t-il ma sollicitude. Mais quels remèdes prescrire qui n'eussent pas déjà été donnés? Devais-je me borner à n'ordonner que ceux que j'avais déjà conseillés? ils ne m'avaient pas réussi. La malade avançait dans son temps critique, et le cours des régles était très-irrégulier, avec des douleurs dans les voies utérines; le pouls était fréquent, serré, avec une chaleur âcre à la peau. Les urines étaient rouges et sédimenteuses, et les indurations du foie n'étaient pas détruites, ce qui pouvait faire croire qu'il était toujours affecté. Enfin cet état me paraissait très-inquiétant, d'autant plus que la malade était réduite au plus grand degré de marasme.

Je crus devoir changer la nature de mes prescriptions sans cependant être convaincu que la cause de la maladie que j'avais jugée résider dans le foie, n'y existât pas encore, puisque plusieurs de ses symptômes subsistaient. Je pensai qu'il fallait prescrire de nouveaux remèdes contre de nouveaux maux, pour empêcher d'abord la malade de maigrir davantage et de périr enfin d'épuisement, de marasme ou d'hydropisie, ce qui était à craindre. Réuni en consultation avec mon confrère M. *Andral*, il proposa quelques légères onctions de pommade mercurielle sur la région du foie, à laquelle j'adhérai, quoique cette dame eût déjà long-temps usé du calomel. Nous conseillâmes l'usage du lait d'ânesse, nonobstant l'idée générale où l'on était à Paris, que le lait est nuisible dans les maladies du foie. Cependant ce lait, donné d'abord à petite dose, réussit si bien qu'on en augmenta bientôt la quantité, au point d'en faire presque la totalité de la nourriture, et pendant quelque temps l'appétit redoublait, les digestions s'en faisaient proportionnellement, on fut étonné de son succès. C'est ainsi que la malade se rétablit parfaitement et en peu de temps, sans aucune douleur dans les régions abdominales, état heureux qui se maintint; la malade reprit de l'embonpoint, son teint ne fut plus jaune, les excrétions alvines furent régulières, et les forces enfin se rétablirent si complètement que la santé devint meilleure qu'elle ne l'avait été depuis longues années. Nous ajouterons que cette dame se maintient aujourd'hui dans ce bon état sans aucune apparence d'engorgement dans le foie, ni dans d'autres organes abdominaux.

Cette observation prouve qu'il ne faut pas s'obstiner à prescrire des remèdes quoique bien indiqués par la nature de la maladie, s'ils cessent de produire l'heureux effet qu'on en attendait, ou qu'il a même produit pendant plus ou moins de temps ; il faut, dès que les indications d'après lesquelles on les avait conseillés changent de nature, savoir en prescrire d'autres mieux indiqués.

Je pourrais réunir à cette observation celle dont un *grand militaire* a été l'objet dans ces derniers temps. Après avoir éprouvé des douleurs rhumatismales, de très-gras qu'il était, il a maigri sensiblement, au point d'être menacé d'étisie. L'estomac a éprouvé du trouble dans ses fonctions ; des nausées, des vomituritions sont survenues. Divers remèdes extérieurs ont été mis en usage, ventouses, sangsues, etc., et sans succès. Il y a eu une difficulté extrême pour la digestion des alimens et des nausées, et des vomissemens sont survenus.

Réuni aux médecins de cet illustre militaire, nous prescrivîmes le lait d'ânesse d'abord en petite quantité ; l'estomac le supporta ; on en augmenta la quantité jusqu'à ce que le malade en pût prendre une dose suffisante pour se nourrir convenablement. Il lui a fallu le lait de quatre ânesses pour se sustanter ; ses forces se sont peu à peu rétablies, le teint s'est éclairci, et la jaunisse a complètement disparu. Le malade a réuni d'autres alimens de facile digestion à l'usage du lait d'ânesse dont il a diminué progressivement la quantité, jusqu'à ce qu'enfin il a pu se nourrir des alimens convenables.

Obs. II. Sur la nécessité de cesser, ou du moins de suspendre le traitement d'une maladie lorsque les symptômes contre lesquels on l'administrait ont disparu ou considérablement diminué, si le malade est dans un état d'amaigrissement et de faiblesse très-grands, quelquefois avec une fièvre latente.

Une dame jeune et belle jouissant d'une assez bonne santé, mariée à un militaire distingué dans nos temps révolutionnaires, part avec lui pour l'Amérique, et y contracte une maladie s**** des plus compliquées. De retour en France, elle est soignée par d'habiles médecins qui, moyennant des mercuriaux réunis à des sudorifiques et autres remèdes, firent disparaître les symptômes extérieurs de la maladie. Cependant cette dame resta d'une faiblesse extrême et dans un degré d'amaigrissement très-considérable, avec des quintes d'une toux plus ou moins violente. On lui conseilla d'aller en Italie pour y respirer un air plus chaud et moins humide, avec d'autant plus d'instance qu'elle était née dans une contrée voisine, et qu'elle y avait joui d'une bonne santé. Elle séjourna quelque temps dans les lieux de l'Italie réputés les plus sains. Cependant sa santé non-seulement ne s'améliora pas, mais s'altéra encore davantage. L'amaigrissement augmenta, la toux devint plus fréquente, quelquefois avec expectoration sanguine. Les menstrues diminuèrent en quantité, s'éloignèrent et se supprimèrent; une leucorhée survint, et l'écoulement,

au lieu d'être blanchâtre, était d'une couleur très-
foncée et d'une odeur fétide. La malade se plaignit d'éprouver dans les organes de la génération
un degré de chaleur âcre. A cet état, se réunit une
fébricule qui augmenta dans la soirée. Sa situation
alarmante fit que la malade désira et même qu'on
lui conseilla, pour réparer sa santé, de retourner
à Paris. Pour faire ce long voyage, elle se fit ac-
compagner par un des médecins de Turin, M. le
docteur *Vastapani* (1), savant et bon praticien de
cette ville. La malade fit ce voyage partie en li-
tière et partie par eau. Arrivée à Paris, on appela
MM. *Corvisart, Hallé, Peyre,* et plusieurs autres
médecins qui avaient déjà vu et traité la malade
avant son voyage en Italie. Je fus aussi du nombre
des consultans, d'après la demande du médecin
étranger que je viens de citer. Voici quel fut le
résultat de cette consultation. Il fut décidé par
la majorité des opinions qu'il fallait reprendre
le traitement qui avait été suspendu au départ
de cette malade pour l'Italie, et qu'il fallait principalement la soumettre à l'usage du *rob de Laffecteur*. Pour moi, je ne pus adopter un pareil
avis; je crus au contraire que ce traitement actif,
échauffant, ne pourrait manquer de nuire à une
malade qui était déjà dans un état bien différent de

---

(1) Auteur d'un ouvrage intitulé : *Commentaria in præ-
cipuos Hippocratis aphorismos pathologico-practica complec-
tentia.* Taurini, 1822.

celui où elle avait été en partant pour l'Italie, et sans aucune apparence extérieure du vice qu'on. avait reconnu. Je proposai donc de la mettre à l'usage du lait d'ânesse, pris une ou deux fois par jour, pour la faire ensuite passer à celui des bouillons de grenouille, et enfin se borner aux simples restaurans, la malade étant trop faible et trop épuisée pour résister au traitement proposé. J'ajouterai que le docteur *Vastapani* adopta pleinement mon opinion, sauf de recourir, comme je l'avais dit, à l'usage des dépuratifs appropriés quand la malade serait un peu réparée.

On soumit cependant notre malade au traitement conseillé par la majorité des consultans, et malheureusement pour elle, je ne crains pas de le dire, puisque non-seulement il ne fut pas efficace, mais qu'il produisit un excès d'irritation funeste, et de plus, une nouvelle expectoration de sang, une augmentation de fièvre, et des douleurs intérieures et stomacales. Cependant le docteur *Vastapani*, encore auprès de la malade, blâma et ne voulut plus continuer ce traitement. Il engagea la malade à m'appeler de nouveau pour lui donner des soins, conjointement avec lui et ensuite avec son médecin ordinaire M. Peyre, lorsque lui-même serait reparti pour Turin. Considérant l'extrême adynamie de la malade, nous crûmes devoir lui prescrire un traitement adoucissant, restaurant-analeptique, réuni à quelques bains domestiques. Nous conseillâmes l'usage du lait d'ânesse soir

et matin, ce qui réussit parfaitement. La malade
prit ensuite, et pendant long-temps, des bouillons de veau et de grenouilles, avec de l'orge
et de la laitue; son amaigrissement diminua d'a-
bord d'une manière lente, mais ensuite avec de
tels progrès qu'on en fut étonné; l'usage du lait
d'ânesse fut continué soir et matin pendant près
de deux mois, réuni à quelques bains un peu froids.
La malade vivait d'ailleurs d'un bon régime,
sous ma surveillance et celle de son médecin ordinaire. Enfin sa santé se rétablit au point qu'elle
n'en avait jamais joui d'une meilleure. Elle a
quitté Paris quelques années après pour aller
vivre en Italie. J'ignore quelles ont été les suites
de cette maladie, mais il reste toujours prouvé
qu'il fallait suspendre le traitement et réparer les
forces de la malade, quand bien même il eût fallu
le reprendre lorsqu'elles auraient été réparées.

Cette observation prouve encore qu'il est des
cas où il faut non-seulement abandonner une méthode de traiter un malade si elle ne réussit pas,
mais encore plus si elle lui est nuisible; sans cela
il s'épuise et succombe.

Obs. III. Sur le traitement du vice herpétique trop actif
ou trop prolongé.

M. D***, arrivé à Paris de la Martinique,
vers le mois d'octobre 1802, après y avoir long-
temps séjourné, vint me consulter. Son corps
était, en divers endroits, couvert d'efflorescences

dartreuses, et paraissait jouir d'ailleurs d'une bonne santé. Ce malade m'apprit que depuis sa tendre jeunesse il éprouvait fréquemment des taches à la peau, inégales au toucher, avec un extrême prurit, surtout dans la soirée et pendant la nuit, lesquelles finissaient par se couvrir d'éruptions furfuracées, squammeuses, crustacées, dont il s'écoulait une sérosité âcre qui irritait et qui faisait rougir la peau. Il ajouta à ce récit que, pendant son séjour dans les pays chauds, ces éruptions étaient diminuées tant en fréquence qu'en intensité; mais que de retour en France elles étaient beaucoup plus fréquentes et plus durables, et qu'il désirait savoir de moi ce qu'il pouvait faire de plus utile pour les diminuer et enfin pour s'en délivrer. Mon avis fut qu'il se fît mettre un vésicatoire au bras, et de le remplacer par un cautère; qu'il prît pendant le reste de l'automne des sucs de plantes chicoracées, borraginées et anti-scorbutiques, avec du sirop de fumeterre; qu'il fît usage de quelques pastilles sulfureuses; des bains d'abord seulement tièdes d'eau naturelle, et ensuite avant l'hiver, qu'il prît une dizaine de bains de Barèges à Tivoli, ce qui fut fait et avec un tel succès que ce malade vint me revoir quelques mois après, jouissant d'une bonne santé ; mais n'étant cependant pas encore exempt de quelques légères éruptions furfuracées et crustacées sous les aisselles, qui l'incommodaient un peu. Je lui conseillai de prendre pendant environ un mois, deux pilules de *Belloste*, pour tenir le ventre libre, etc., et immédiatement après, de boire une tasse d'infusion de feuilles de saponaire et de sommités de scabieuse des bois, avec addition d'une cuillerée à bouche de sirop de fumeterre. Ce traitement fut suivi pendant long-temps. Je revis ce malade en meilleur état le printemps suivant. De nouvelles éruptions dartreuses n'étaient pas survenues, et les anciennes étaient presque détruites. Je lui conseillai de se borner à continuer son traitement, en lui faisant observer que le vice herpétique ne se détruisait que très-difficilement, et même quelquefois qu'en apparence seulement, surtout dans ceux qui en étaient atteints d'origine; je lui conseillai de s'abstenir des remèdes actifs qui pouvaient finir par être nuisibles. Cependant il me représenta que son projet était de voyager pendant l'été dans nos provinces méridionales, pour y boire les eaux sulfureuses et s'y baigner. Je lui conseillai alors d'y boire les eaux de Bonnes les plus légèrement sulfureuses, et d'y prendre quelques bains de Saint-Sauveur, mais d'éviter une boisson trop considérable des eaux de Barèges ou autres trop actives, et surtout les bains sulfureux trop toniques de la peau. Ce malade fit le voyage des Pyrénées et suivit mes conseils; il en revint très-content. Je me bornai à lui prescrire quelques bains d'eau douce et une infusion des plantes diaphorétiques et dépuratives les plus légères. Cependant bientôt d'autres médecins qu'il consulta lui conseillèrent de ne pas s'en tenir à des remèdes qu'ils ne considéraient que comme palliatifs, et non curatifs, disant qu'il fallait épuiser la source qui fournissait l'humeur dartreuse, et pour cela de prendre en boisson trois à quatre verres par jour des plus fortes eaux factices de Barèges, ainsi que d'en prendre les bains et plusieurs douches, ce qui fut continué quelque temps et avec un tel effet que le corps se couvrit de nouvelles éruptions plus considérables qu'elles n'avaient été depuis long-temps. Le malade ne manqua pas de venir me les montrer pour inculper en même temps le traitement que je lui avais conseillé, en me disant que la source de sa dartre n'était pas épuisée. Je me bornai à lui dire que je souhaitais que son traitement n'eût pas de suites fâcheuses; que bien loin de croire qu'il eût besoin de nouveaux remèdes du genre de ceux dont il venait de faire usage, je lui conseillais celui du lait d'ânesse ou autre, ainsi que des boissons adoucissantes; mais malheureusement pour lui il n'adhéra pas à mes conseils.

Environ trois mois après je fus prié d'aller sur le boulevard des Italiens voir ce malade, que je reconnus être le même qui m'avait consulté. Il n'avait plus d'éruptions dartreuses à la peau, mais il éprouvait une dyssenterie affreuse, avec excrétion de matières jaunes, liquides comme de la bile, mêlée à des concrétions membraniformes et à des substances noirâtres, épaissies; son ventre était très-gonflé, tendu, dur, surtout vers la région du foie; la fièvre était continue et redoublait le soir; le malade était réduit au plus affreux marasme. Je conseillai des remèdes adoucissans , le bouillon de poulet, les décoctions de plantes émollientes édulcorées avec le sirop de gomme arabique du *diascordium*, le soir, et je portai à l'un des assistans, son parent, le plus affreux prognostic; j'ai su bientôt après que ce malade était mort. Je ne crois pas que son corps ait été ouvert, mais tout m'a annoncé que le foie était considérablement tuméfié et endurci, et que les intestins étaient ulcérés.

Cette observation prouve qu'il ne faut pas s'obstiner à prescrire des traitemens pour s'opposer aux éruptions dartreuses, mais seulement pour en détruire la cause par le moyen approprié et qui n'est pas toujours le même, car il doit être varié selon les causes de ce vice, qui sont très-diverses. Je pourrais citer ici plusieurs exemples de mauvais traitemens contre le vice herpétique dont on a abusé, rapporter même des faits les plus funestes sur des morts diverses, survenues après les apparences d'une pareille et prétendue guérison.

Obs. IV. Sur le même sujet.

S. E. Mgr. le cardinal *D****, qui vivait depuis presque sa naissance avec une affection herpétique pareille à celle qui fait le sujet de l'observation précédente, et dont plusieurs de ses proches parens étaient aussi atteints, vint à Paris encore bien jeune. Je le traitai d'un vice herpétique avec des remèdes intérieurs et des bains naturels, avec quelque succès, mais toujours éprouvant des éruptions plus ou moins étendues sans accidens notables. Ce prélat étant venu à Paris avec le pape Pie VII, une vingtaine d'années après, me consulta, étant encore atteint de la même maladie. Mon avis fut qu'il devait se borner à faire un traitement légèrement dépuratif par des boissons sulfureuses, et à prendre quelques bains de Baréges tempérés, ce qu'il fit d'abord avec succès. Mais ayant voulu porter trop loin ce traitement, jusqu'à se faire cautériser quelques éruptions herpétiques apparentes, je m'y opposai. Il le fit cependant à mon insu, et partit pour Rome avec la conviction d'une parfaite guérison, opinion à laquelle je n'adhérais cependant pas, puisque je lui conseillai un cautère au bras et quelques légers dépuratifs que je croyais propres à atténuer sa maladie, mais il s'y refusa. Ce prélat est mort à Rome, peu de temps après son arrivée, d'une attaque d'apoplexie, à laquelle il ne paraissait nullement disposé. Il est fait mention de quelques faits semblables dans mes observations sur l'apoplexie, p. 247.

Obs. V. Sur le danger du sublimé corrosif (muriate de mercure suroxigéné) sous forme pilulaire.

Un jeune homme de vingt-six ans, d'une forte constitution, né de parens qui n'avaient éprouvé aucune espèce de phthisie pulmonaire, contracta une maladie vénérienne que l'on considéra d'abord comme une simple gonorrhée. On se borna à lui prescrire des boissons rafraîchissantes, de la liqueur anodine d'Hoffman, des bains tièdes, etc. Cependant quelque temps après la couronne du gland et le prépuce se couvrirent de chancres; les glandes inguinales se tuméfièrent; des éruptions pustuleuses se formèrent dans le voile du palais. Ce jeune homme consulta un médecin adonné au traitement des maladies vénériennes, lequel lui conseilla l'usage des pilules contenant chacune un tiers de grain de sublimé corrosif, dans quatre grains d'extrait de salsepareille. Il buvait par dessus chaque pilule un verre d'une forte décoction de cette racine sudorifique. Ce traitement fut continué pendant plus d'un mois, et trois ou quatre fois par jour, quoique depuis quinze jours les chancres eussent considérablement diminué de volume et d'intensité. Le malade ressentit cependant des agitations nocturnes avec des coliques et des évacuations alvines, séreuses et sanguinolentes très-fréquentes. Il vint me consulter. Je lui conseillai de suspendre son traitement, le croyant guéri du vice vénérien, en l'assurant que je croyais que le sublimé qu'il avait déjà pris en quantité suffisante, peut-être excédente, continuerait d'opérer sa guérison complètement; mais qu'il fallait en cesser ou du moins en suspendre l'usage, pouvant affecter encore davantage l'estomac et les intestins, qui ne l'étaient déjà que trop. Je me plaignis de ce qu'on lui avait ordonné ce sublimé sous forme pilulaire au lieu de le lui conseiller dans de la bonne eau pure ou distillée, son dissolvant éprouvé. Mais le malade, soit qu'il ne fût pas convaincu de la solidité de mon avis, soit que son médecin ordinaire lui eût dit de continuer encore le même traitement, prit quelques jours de plus la même quantité de mercure et sous la même forme. Il eut encore recours à moi, se plaignant de coliques et de tranchées, ainsi que d'un ténesme avec déjection de matières mucoso-sanguinolentes.

Je le trouvai maigri ; son pouls était fréquent, serré ; la peau était brûlante ; la langue très-rouge ainsi que le voile du palais et les gencives ; les urines étaient très-rouges quoique abondantes ; il existait une petite toux sèche, et l'inspiration était pénible ; la région épigastrique était dure, tendue, rénitente ; enfin, le malade me parut dans le plus grand danger d'une fièvre lente, produite sans doute principalement par l'érosion de la tunique muqueuse du tube alimentaire, suite de l'inflammation de l'estomac et des intestins que le muriate suroxigéné de mercure lui avait causée.

Je le blâmai d'avoir repris l'usage d'un remède non-seulement superflu, mais même nuisible sous cette forme ; je lui conseillai avec instance de se mettre à l'usage d'une diète blanche à laquelle il réunirait dans la journée un ou deux

bouillons de cuisses de grenouilles et d'orge
mondé, très-légers, en même temps qu'il essaie-
rait de prendre des demi - bains tièdes tous les
jours s'il le pouvait. Je lui conseillai des lavemens émolliens, et, s'il éprouvait des insomnies,
de prendre le soir un julep avec l'eau de laitue
et demi-once à six gros de sirop de karabé.

Ce traitement, continué pendant plus de deux
mois, finit par avoir les plus heureux effets.
Les symptômes de la syphilis disparurent sans
que le malade fît usage d'aucun remède mercuriel; et sa santé se rétablit complètement, moyennant cependant l'observation du long usage qu'il
fit des laitages réuni à celui de quelques alimens
plus substantiels, mais doux et de facile digestion, tirés des végétaux et des substances ani-
males.

J'ai recueilli dans ma clinique d'autres faits de
ce genre, soit après l'usage du sublimé corrosif administré sous forme pilulaire, car cet abus n'est
pas encore détruit, soit même donné dans des liquides divers, mais à trop haute dose. Ces malades ont été réduits au marasme avec fièvre lente;
enfin au tombeau, quoiqu'on eût pu les conserver à la vie et à la santé si l'on avait cessé leur
traitement dès qu'on avait vu qu'il commençait
à leur être nuisible : surtout si l'on estimait qu'ils
eussent déjà pris la quantité suffisante des remèdes,
les symptômes vénériens ayant commencé à disparaître. On eût pu au moins le suspendre, car le

mercure, comme je l'ai dit, continue d'opérer
d'heureux effets après que l'on en a cessé l'u-
sage, si la masse des humeurs en est déjà comme
saturée : je parle surtout des engorgemens des
glandes lymphatiques, inguinales, axillaires, etc.,
qui ne disparaissent quelquefois que très-len-
tement et quelquefois jamais complètement, d'où
il résulte qu'on exténuerait plutôt des individus à
force de mercure pris intérieurement ou par
frictions, qu'on ne réduirait le volume des glandes
lymphatiques à leur état primitif. Cependant plusieurs fois j'ai vu ces malades se rétablir ensuite relativement à leurs forces et à leur embonpoint,
en même temps que les bubons disparaissaient. Je
n'en dirai pas autant à l'égard des chancres vénériens ; les plus légers en annoncent souvent d'autres plus nombreux et plus intenses, même après
un usage assez heureux , en apparence, des mercuriaux ; dans ces cas, il faudrait mettre plus de
réserve pour faire cesser l'usage des remèdes, mais
on le modère ou on le ralentit. J'ai quelquefois
alors prescrit les sudorifiques et les amers avec
succès ; le rob de Laffecteur m'a plusieurs fois
réussi. On prétend qu'il est très-propre à donner
au mercure déjà pris un nouveau degré d'activité,
et utilement.

Obs. VI. Sur une fièvre typhoïde, chez une personne
débile et irritable, causée par un topique qui produisait de trop vives douleurs.

Madame de P***, quoique délicate et faible

en apparence, était cependant d'une bonne constitution, mais d'une sensibilité et irritabilité extrêmes quant au physique, et d'une grande force morale. Elle a été pendant long-temps affectée de migraines violentes longues et fréquentes qui l'ont beaucoup tourmentée en la détournant de ses exercices habituels, qu'elle reprenait cependant bientôt et trop vite pour se livrer à des marches trop longues et fatigantes.

Cette respectable malade avait, de plus, souvent éprouvé des douleurs rhumatismales en diverses parties du corps. Toutefois elle y avait résisté pendant long-temps par un bon régime et par des occupations plus fortes souvent que sa constitution n'avait paru le permettre, mais auxquelles elle avait suffi. Cependant les douleurs augmentèrent en fréquence, en durée et en intensité avec des ophthalmies auxquelles elle était sujette ; sa vue était très-faible. Forcée de se soumettre à un traitement, on lui conseilla de faire établir un exutoire sur la partie supérieure et un peu antérieure du crâne. Cet exutoire consistait en une pommade escarotique long-temps entretenue, et dont les pansemens étaient extrêmement douloureux.

Les premiers effets de ce traitement parurent être de quelque utilité, mais leur prolongation a fini par être fâcheuse. Le pouls est devenu plus fréquent et plus serré, des fourmillemens dans les extrémités se sont fait ressentir, les muscles ont perdu de leur motilité, et progressivement une espèce de paralysie s'est prononcée en eux. On a cru avec assez de vraisemblance que la moelle épinière était affectée dans sa partie inférieure, particulièrement lorsqu'une faiblesse extrême dans les muscles sacro-lombaires est survenue. Les fonctions du cerveau restaient cependant pleinement dans leur état naturel, mais des faiblesses syncopales étaient quelquefois très-alarmantes, avec des intermittences et frémissemens dans les mouvemens du cœur et du pouls; il y avait aussi de la gêne dans la respiration qui devenait fréquente et courte, en même temps que les extrémités pâlissaient et se refroidissaient. Les excrétions étaient aussi généralement diminuées et l'amaigrissement était extrême, soit par rapport à la maladie douloureuse et longue, soit par rapport au défaut d'alimens que la malade ne pouvait prendre.

Un si fâcheux état fit réclamer mes conseils. J'arrivai auprès de cette respectable malade, et comme je connaissais sa constitution et ses affections morbides habituelles, surtout son extrême sensibilité, je fus convaincu que le traitement qu'on lui faisait subir était trop douloureux et surtout trop long. Je crus d'abord devoir conseiller de suspendre l'emploi du topique exutoire qu'on employait, pouvant épuiser les forces de la malade de plus en plus en troublant particulièrement l'action des fonctions digestives; je conseillai l'usage varié des anti-spasmodiques. Des bains de

jambes , des demi-bains , des bains entiers
d'eau naturelle et tiède , auxquels on réunissait d'autres bains légèrement sulfureux , des
boissons adoucissantes et relâchantes , des lavemens émolliens , des frictions plus ou moins
toniques sur la colonne vertébrale et sur les
membres engourdis. On employa aussi quelques
légers rubéfians, des sinapismes aux cuisses ou
aux jambes, leur mouvement ayant d'abord été
considérablement diminué et même supprimé
pendant peu de temps , avec diminution de sensibilité , et avec des variations remarquables.
L'extrait de quinquina à haute dose fut prescrit
et la quantité des alimens fut progressivement
augmentée , autant que la malade pouvait raisonnablement en prendre. Peu à peu la motilité se rétablit dans les membres et la sensibilité
se ranima ; mais ce traitement fut fort long. Enfin , la malade a pu se tenir debout , marcher dans sa chambre et reprendre une partie de
ses exercices habituels.

Cependant le système nerveux , qui venait d'é-
prouver une pareille secousse par des douleurs
trop vives et longues , dans lesquelles l'encéphale et la moelle épinière avaient été sensiblement affectés, n'étant pas encore bien rétabli dans son état naturel , je crus que l'usage
de quelques bains artificiels légèrement tièdes,
comme ceux de Plombières , d'Aix-la-Chapelle, etc., ne pourraient qu'être favorables. Je

craignais des bains trop actifs ainsi que des douches trop fortes, je permis seulement l'usage des
eaux de Seltz pour boisson habituelle, avec du vin
rouge, et celui d'un extrait tonique amer de
gentiane, de quinquina, de valériane sauvage.

Ce traitement fut suivi pendant quelque temps
avec succès, mais la malade a été forcée de
faire un long voyage pendant lequel, malgré les
peines morales les plus profondes, non-seulement
sa santé s'est maintenue, mais même parfaitement
rétablie.

Cette observation prouve qu'il ne faut pas exciter de trop longues et trop vives douleurs chez les
personnes maigres, débiles et d'une excessive sensibilité dans les parties du corps surtout qui
ont avec le cerveau ou avec d'autres parties trop
sensibles des communications intimes. Je ne
doute pas que dans la clinique on ne puisse souvent observer des faits analogues, je veux dire
des maux divers qui sont la suite des douleurs
trop prolongées qui causent d'abord la débilité du
corps, une fréquence et serrement du pouls,
l'amaigrissement, des insomnies; enfin la fièvre
lente et un dépérissement du corps avec épuisement
des forces tel, qu'il peut mettre les malades dans
la disposition de ceux qui éprouvent le *typhus
exhaustorum*, dont j'ai donné des exemples
dans mon mémoire imprimé au commencement
de ce volume.

Obs. VII. Sur une excrétion de sang par la bouche, qui devint habituelle, chez une femme mal réglée.

J'ai été appelé dans la rue Saint - George par M. Corona, médecin célèbre d'Italie, qui est venu à Paris et qui y est mort il y a peu d'années, pour une jeune dame d'une forte constitution, âgée de vingt-cinq ans, mariée depuis six ans à un homme de loi, jouissant d'une bonne santé, sans avoir eu d'enfans, quoiqu'ils fussent tendrement attachés l'un à l'autre et qu'ils désirassent beaucoup d'en avoir. Cette dame était mal réglée pour la quantité de sang qu'elle rendait, et cependant assez régulièrement tous les mois pour le temps de l'époque; elle commençait par éprouver beaucoup de borborygmes, une intumescence dans la région hypogastrique, des tiraillemens dans les lombes et dans les aines, avec une titillation aux bouts des seins, un léger gonflement dans ces parties, avec sentiment d'engourdissement dans le bras gauche. Déjà elle avait été plusieurs mois dans un pareil état sans presque perdre de sang, lorsqu'après deux ou trois jours, à la suite d'une pareille époque, il lui survint une évacuation de sang par la vulve un peu plus considérable, et telle, qu'elle tachait sa chemise, et à laquelle se réunit un écoulement de fleurs blanches séreuses qui dura plusieurs mois. Le pouls, à cette époque, paraissait plein, dur, fréquent et rebondissait sous les doigts. Cependant à toutes les périodes

des règles il y avait des flatuosités dans le bas-
ventre, et un travail dans les voies utérines auquel se réunissait une grande difficulté de respirer, avec une oppression considérable dans la
région épigastrique, et quelques efforts pour vomir sans aucun effet. A cet état succédait une
évacuation sanguine par la bouche de deux ou
trois cuillerées de sang qui terminait l'orage, le
travail de la matrice cessait, les fleurs blanches
continuaient en assez grande quantité, la poitrine
était libre, et cette dame paraissait jouir de la meilleure santé, jusqu'à l'époque prochaine des règles;
le pouls était mieux réglé, moins dur, moins fréquent, et ne se relevait plus par soubresauts.

Cette dame avait plusieurs fois été saignée, soit
au temps des *orages utérins*, soit en d'autres
temps. On lui avait utilement conseillé de boire,
le matin à jeun, un ou deux verres de petit-
lait édulcoré avec du sirop de violettes ou du
bouillon de poulet, ainsi que l'usage d'un ou
de deux bains tièdes par semaine, et des pédiluves fréquens, avec deux ou trois poignées de sel
marin, ou légèrement sinapisés. Je ne pus m'empêcher d'adopter un pareil traitement, je proposai cependant, lorsque les accidens ne seraient
pas urgens, de préférer l'application des sangsues
au fondement ou aux aines, à la saignée du bras,
sept à huit jours avant l'invasion présumée des
règles, et de ne recourir à la saignée du bras gauche
que lorsqu'on la croirait nécessaire par la violence

de l'orthopnée et l'extrême plénitude et dureté du pouls. Je conseillai surtout de tenir le ventre libre par des lavemens émolliens, cette dame étant naturellement dans un état habituel de constipation ; je prescrivis pour sa nourriture un peu de viande bouillie et rôtie, et d'user de beaucoup de végétaux humectans et rafraîchissans, ce que le médecin italien adopta d'autant plus facilement qu'il en connaissait l'avantage par sa propre pratique et qu'il savait que sa malade aimait à vivre d'alimens forts et échauffans. J'ajoutai que l'exercice de la promenade à pied serait utile. Cependant les troubles des règles continuèrent, mais sans être aussi violens ; il semblait que l'expulsion sanguine par la bouche fût devenue plus facile et que la poitrine était en meilleur état. Près de deux ans se passèrent ainsi sans menstruation.

Cette dame vint plusieurs fois me voir pour me rendre compte de sa santé, seule ou avec son médecin ordinaire, M. *Corona*. Mon avis fut de ne plus faire d'autres remèdes que ceux qui avaient été faits, présumant d'ailleurs que la matrice chez cette dame pouvait n'avoir pas pris son développement nécessaire, ainsi que j'en avais recueilli des exemples chez des femmes d'ailleurs bien conformées de toutes les autres parties et qui n'avaient jamais eu d'enfans ni bien leurs règles, quoique avec des maris qui n'étaient pas stériles (1). Mais

____

(1) Voyez notre *Anat. méd.*, t. v, p. 537 ; on y lira que

tous mes raisonnemens n'étaient que théoriques
et superflus puisque cette dame devint grosse
quelque temps après ; pendant la grossesse les
orages des règles diminuèrent sans cesser entièrement ; on la saigna deux à trois fois , et
M. Marchais, l'oncle, l'accoucha d'un enfant qui
est mort quelque temps après.

Cette dame parut ensuite perdre un peu plus
de sang par les règles qu'elle ne le faisait précédemment, mais elle continua d'en rendre par la
bouche presque tous les mois à l'approche des règles, mais en moindre quantité , ce qui faisait
cesser son oppression de poitrine. .

Quand j'ai dit que cette dame rendait du sang
par la bouche au lieu de dire *par l'expectoration,*
c'est que je présume que ce sang provenait de
l'estomac , la malade éprouvant une oppression
extrême dans la région épigastrique qui cessait
subitement après cette évacuation sanguine. Quoi
qu'il en soit j'ai continué de voir cette malade
encore près de deux ans , jouissant de la même
santé , en lui citant des exemples dont j'avais
connaissance et qui pouvaient la rassurer. En effet
j'ai vu des femmes dont les règles éprouvaient

chez plusieurs femmes qui ont été mal réglées ou point du
tout, et qui ont été stériles, la matrice a été trouvée
extraordinairement petite, etc. Selon Colombus, au rapport de *Lieutaud* (*Hist. anat. méd.,* lib. 1, obs. 1461.),
une femme qui avait été stérile était dépourvue d'uterus
et de ses deux ovaires.

une déviation salutaire par diverses excrétions; elles n'étaient pas réglées ou l'étaient très-peu.

Obs. VIII. Sur une expectoration subite d'une énorme quantité de matière pituiteuse, catarrhale, qui a été prise pour du pus et qui ne l'était pas.

M. le comte de *Barral*, après s'être livré aux exercices les plus divers, d'une vie très-répandue dans le monde, fut affecté d'une goutte très-irrégulière; il continuait, dans les intervalles, de se livrer à ses plaisirs, lorsqu'il commença à éprouver une dyspnée, ou difficulté de respirer, contre laquelle je lui prescrivais quelques remèdes; des accès de goutte qui survinrent aux pieds ou aux mains, lui rendirent quelquefois subitement la respiration libre, ce qui prouvait que le vice arthritique en était la principale cause. Son corps cependant prit l'aspect de celui qui éprouvait quelque infiltration, et devint plus pâle; ses extrémités étaient emphysémateuses, son visage un peu bouffi, ses urines moins abondantes; il survint parfois de violentes palpitations du cœur; je ne le voyais cependant que par intervalles, souvent lorsqu'il n'éprouvait aucun accident notable. Il faisait usage des boissons borraginées et de quelques expectorans, parmi lesquels l'oximel scillitique était compris. Un matin on m'écrit de me rendre promptement chez ce malade; j'étais déjà hors de ma maison pour en voir d'autres, on me chercha dans Paris et enfin on me trouva.

J'arrive auprès de M. de *Barral* vers la fin de la matinée, et l'on me montre une grande *jatte* pleine d'une substance *mucoso-pituiteuse*, grisâtre, nullement rougie par du sang, mais repandant une odeur fade qui frappait désagréablement l'odorat; on me dit que le malade l'avait rendue par le vomissement presque en une seule fois. On ajouta que la nature de ce vomissement ayant causé de l'alarme sur son sort, on avait appelé un médecin, qu'on me nomma et qui avait déclaré que c'était du vrai pus. J'examinai et considérai avec plus de soin encore que je n'avais fait cette matière ainsi que le malade, mais je ne portai pas le même jugement sur cette substance. Le malade, non-seulement n'était pas effrayé de son accident, mais il en concevait une heureuse espérance; il me dit que sa respiration était plus libre, son pouls me parut développé, point dur ni irrégulier, et n'ayant ni précipitation ni lenteur. Les urines étaient claires et abondantes, sa peau avait un peu plus de chaleur qu'à l'ordinaire, mais elle était plus moite; son visage, qui avait été auparavant un peu œdématié, parut plus naturel. Tous ces bons signes réunis me déterminèrent à prononcer encore que la matière de l'expectoration n'était pas purulente, mais de nature mucoso-pituiteuse, et j'ajoutai que je ne serais pas étonné que le malade fût après cet accident en meilleur état pour supporter de nouveaux accès de goutte; ce qui arriva en effet. Mais cette

5.

maladie arthritique, que M. *Salmade* soignait habituellement depuis long-temps, dura encore près de dix ans pendant lesquels la goutte fit les plus cruels ravages sur et dans les articulations, dans celles des genoux et des pieds surtout; des éruptions dartreuses survinrent au lieu de vrais accès arthritiques; il y eut du trouble dans les voies urinaires, des affections mentales, qui devinrent fréquentes et enfin habituelles, une intumuscence des condyles du fémur et du tibia se forma, et les extrémités inférieures furent privées de mouvement; il survint une leuco-phlegmatie qui diminua parfois, à la faveur des diurétiques internes, des vésicatoires, des cautères; mais le malade finit par succomber, la respiration étant devenue de plus en plus laborieuse, sans doute par quelques épanchemens de sérosités dans les cavités pectorales. L'ouverture du corps n'a pas été faite.

Obs. IX. Sur une fièvre bilieuse catarrhale traitée mal à propos.

Une dame est atteinte, pendant les chaleurs de l'été de 1817, d'une fièvre bilieuse continue et redoublant tous les soirs; il y avait une teinte jaune des membres, et du visage particulière-ment; le médecin qui la soignait ayant observé que sa langue était enduite d'une couche limoneuse, jaunâtre, et qu'elle avait la tête pesante et doulou-reuse, les yeux un peu rouges, des nausées, des envies de vomir, lui prescrivit, presque au début de cette maladie, un léger vomitif, deux grains de tartre stibié dans trois verres d'eau dont cette dame n'en prit que deux, en une heure de distance, et elle vomit copieusement des matières alimentaires et beaucoup de sérosités jaunâtres. La malade parut dans la même journée un peu mieux, ne se plaignant plus surtout du mal de tête et n'éprouvant aucune nausée ni vomissemens, ce qui ne fut pas de même le lendemain matin. Elle reprit son vomitif comme la veille, auquel on avait réuni deux gros de sel de *Glauber* sur les trois verres qui furent pris. La malade rendit encore beaucoup de matières bilieuses par la bouche, et elle eut des selles de même nature. Elle était à peu près au quatrième jour de sa maladie ; les envies et même les efforts de vomir ayant continué, le médecin ordinaire conseilla de prescrire le lendemain le même traitement. Je fus appelé dans la journée pour donner mon avis. Je fis suspendre l'usage de ce vomitif, et je me bornai à prescrire les boissons adoucissantes et relâchantes, l'eau de poulet, d'orge légère, ou l'infusion des quatre fleurs pectorales avec du sirop de gomme ou de guimauve, des lavemens avec une décoction de plantes émollientes, et deux têtes de pavot blanc. La malade se trouva mieux le lendemain. On continua le même traitement deux ou trois jours en prescrivant des bouillons plus forts que l'eau de poulet, avec un quartier de vo-

laille et une livre de veau. La malade fut guérie
vers le quinzième jour de sa maladie, quoiqu'elle
continuât de dire qu'elle éprouvait de fréquentes
envies de vomir et un peu d'amertume pour les
alimens qu'elle commençait à prendre.

Je fis comprendre au jeune médecin ordinaire
qu'il avait prescrit une ou deux fois de trop l'é-
métique à sa malade; que la première fois ce remède pouvait être indiqué, mais qu'il s'était ensuite
laissé séduire par les nausées et les efforts des vomissemens que la malade faisait, lesquels n'eussent
peut-être pas existé si les vomitifs n'avaient pas été
prescrits. Comme cette dame avait encore le teint
un peu jaune, je fus d'avis qu'on lui permît de
prendre un ou deux verres d'eau de Vichy, d'abord
dans autant d'eau de poulet. Ce traitement continué quelques jours suffit pour réparer sa santé. Il
est évident que cette maladie était causée par un
vice du foie avec excès de bile, et que les nausées
n'avaient été que l'effet concomitant de l'irritation de l'estomac, ou peut-être même était-il
secondaire.

*Obs. **X**.* Sur l'abus des vomitifs dans le traitement d'une
fièvre bilieuse.

C'est après avoir recueilli cette dernière observation et quelques autres à peu près semblables que je
dirai qu'un bon médecin d'Étampes, M. Pinaire,
m'a appris qu'un de ses malades, après une fièvre

bilieuse, avait éprouvé une vraie *gastrite* avec les accidens les plus graves (et malheureusement cela n'est
que trop commun aujourd'hui), pour avoir abusé des
vomitifs et d'autres remèdes toniques échauffans, au
lieu de prescrire le véritable traitement qui consiste presque toujours en des remèdes relâchans, rafraîchissans, anodins, quelquefois même la saignée
du bras ou l'application de sangsues ; la boisson
d'eau de poulet, des infusions de plantes émollientes, anodines avec la gomme arabique ou le
sirop de guimauve, les bains tièdes, etc. Tous les remèdes du même genre conviennent alors ; ce n'est
que lorsque le malade est dans un état de relâche,
la bile dominant dans l'estomac, qu'il est permis de
lui prescrire un léger vomitif, mais toujours avec
la plus grande réserve, si l'on ne veut exciter la
gastrite ; et alors elle n'est que secondaire, comme
elle peut l'être aux affections du foie ou de la bile,
de même qu'elle peut aussi provenir de plusieurs
autres causes encore ayant leur siége en des organes divers correspondans avec l'estomac, la rate,
le pancréas, les reins, les intestins, le mésentère, la
vessie, la matrice chez les femmes. Je pourrais
rapporter une multitude d'exemples de ces espèces
de gastralgies ou de gastrites secondaires qui
exigent un traitement entièrement différent de
celui qui leur conviendrait si elles étaient immé-
diates et primitives. Malheureusement il en est à
l'égard de cette affection de l'estomac comme de
celles du canal intestinal, de manière qu'il nous

faudrait répéter ici une grande partie de ce que nous avons dit précédemment sur les maladies dont on attribue le siége dans l'estomac ou dans les intestins quoiqu'il réside dans le foie (1).

Est-il possible de voir en médecine et en aussi peu de temps un pareil changement dans l'opinion presque générale des médecins? Elle était fondée sur les observations de *Ferrein*, de *Morgagni*, de *Lieutaud*, etc.; j'en ai été convaincu moi-même; sans aucun doute que ce point peut être jamais contesté, et cependant aujourd'hui je suis entouré de médecins qui rapportent ces vomissemens à une affection idiopathique de l'estomac, sans réfléchir qu'elle peut n'être que secondaire et exiger tout autre traitement.

Il y a peu de jours que j'ai eu sous les yeux une jeune dame malade, qui ressentait de la douleur dans la région épigastrique, et qui avait même éprouvé des vomituritions quelques semaines après un heureux accouchement. Ses médecins croyaient que cette maladie avait son siége dans l'estomac; mais ayant considéré que la malade avait un teint jaune, et que, d'après le rapport qui nous était fait, ses urines étaient rouges, sédimenteuses; ayant de plus exploré la région du foie, surtout la portion de cet organe qui revêt le bord supérieur de l'es-

______

(1) Voyez aussi notre Mémoire sur les inflammations des intestins ou sur les maladies du foie, page 5o.

tomac, je crus devoir attribuer la cause des souffrances à quelques engorgemens bilieux du
foie. M. *Dubois*, mon confrère, qui réunit la
plus grande perspicacité dans le diagnostic à beaucoup de savoir, adopta mon opinion; de doux
relâchans, anodins, furent prescrits intérieurement
en boisson, en lavemens et en bains, et cette
dame rendit par les selles des calculs biliaires; ce
qui justifia pleinement que nous avions eu raison
de considérer l'affection du foie comme primitive,
et celle de l'estomac comme secondaire. Cette
dame est guérie.

Obs. XI. Sur une affection catarrhale, avec fièvre, mal
traitée.

Mme de Visconti, épouse du célèbre antiquaire
de ce nom, arrivée de Rome depuis peu de temps,
d'une constitution délicate, très-sensible et irritable,
était, depuis son arrivée en France, sujette à des
affections catarrhales, et depuis quelque temps elle
éprouvait un mal de tête gravatif violent avec une
fébricule qui augmentait tous les soirs, suivie
de quintes de toux réitérées, avec une expuition de matières visqueuses et salivaires ; les
lèvres, le voile du palais, et la langue, étaient très-
rouges. Le médecin qui lui donnait des soins habituels, persuadé que cette maladie pouvait provenir
d'un relâchement ou d'une faiblesse des solides, lui
conseilla des vomitifs et des juleps plus ou moins

toniques, ainsi que des vésicatoires, des rubéfians, et autres remèdes plus ou moins actifs et échauffans; on permettait aussi à la malade, ou plutôt on lui conseillait de boire les vins les plus échauffans, sous prétexte que l'expectoration était *passive :* ainsi, à l'appui d'une théorie nullement applicable à la nature de la maladie (1), on lui nuisait essentiellement. Aussi faisait-elle des progrès rapides, la fièvre surtout, le pouls étant plus fréquent et dur ; la malade se plaignait d'une douleur à la poitrine et éprouvait des insomnies cruelles.

J'assistais à l'une des séances de l'académie royale des sciences, lorsque mon illustre confrère Visconti, membre de l'institut, de l'académie des inscriptions, vint me prier d'aller voir sa femme, qui logeait dans le voisinage. Je me rendis auprès d'elle et je la trouvai, telle que je viens de le dire, dans le plus grand degré d'irritation et de sensibilité, état que je considérai bien autrement qu'on ne l'avait fait; aussi prescrivis-je un traitement entièrement différent. Ignorant cependant encore celui qu'on lui avait conseillé, ou du moins n'en connaissant pas les détails, je fus d'avis qu'on lui fît prendre des pédiluves avec de l'eau un peu chaude, d'autant plus que cette malade

____

(1) Toutes les parties du corps paraissant dans un état d'érétisme, comment supposer un relâchement dans le système des organes de l'expectoration pour prescrire les toniques? quelle malheureuse théorie !

avait éprouvé depuis quelque temps l'absence des règles, et que son pouls me paraissait dans un état de plénitude. Je conseillai, le matin et le soir, un bouillon de poulet avec quelques grenouilles, de petits navets et oignons blancs ; dans la journée, de prendre deux ou trois tasses d'une infusion de fleurs de violette, et de mauve édulcorée avec du sirop de gomme ou de guimauve, des lavemens émolliens, un ou deux tous les jours, quelques bains de jambes avec deux poignées de sel, ou très-légèrement sinapisés ; et pour la nuit un julep avec l'eau de laitue, de cerises noires une once et demie de chacune, et demi-once de sirop de karabé ou deux à trois gros de sirop de pavot blanc, ordinairement connu sous le nom de sirop de diacode.

Ce plan de traitement soutenu d'une légère nourriture plutôt rafraîchissante qu'échauffante, fut suivi plusieurs jours, et la malade non-seulement éprouva d'abord un amendement remarquable, mais peu à peu les symptômes du catarrhe diminuèrent et disparurent. Je remplaçai l'un des bouillons, celui du matin, par le lait d'ânesse, que la malade prit un assez long espace de temps ; enfin elle se rétablit dans son état ordinaire (1).

---

(1) On pourrait trouver dans notre ouvrage sur la phthisie pulmonaire *d'heureux exemples* de ce traitement (t. 1, p. 10, 12, 267).

Elle vit aujourd'hui avec une faible santé, et je lui
donne des soins habituels.

Le savant antiquaire M. Visconti voulut m'en
témoigner sa reconnaissance de la manière la plus
obligeante par une lettre que son épouse m'écrivit
en m'envoyant, avec plusieurs bouteilles d'un vin
très-généreux, le buste d'un ancien médecin qui
avait le premier conseillé contre les maladies qu'il
croyait *atoniques* la méthode du traitement nuisible
que sa femme avait d'abord fait. « Pour que mes
» remercîmens vous soient plus agréables, je les fais
» pour ainsi dire escorter par un personnage de la fa-
» culté, c'est le docteur *Modius méthodicus asia-*
» *ticus.* Vous savez bien quelle a été sa méthode,
» la même que celle de *Cœlius-Aurelianus*, et
» qui ne différait pas beaucoup de celle des
» *Browniens* modernes. Moi qui ne me suis ja-
» mais bien trouvée de leurs maximes, et qui me
» suis guérie par les vôtres, je renvoie le docteur
» méthodique lui-même; il pourra tenir une
» place dans votre bibliothèque, sans mettre en
» danger la vie d'aucun malade. Heureusement il
» est muet, et l'antiquité des temps a bien épargné
« sa figure, mais elle ne nous a laissé parvenir
« aucun de ses écrits. — 16 mars 1810.

» Thérèse VISCONTI. »

Je conserve ce buste dans mon cabinet avec
d'autant plus de soin qu'il me vient d'un savant
très-recommandable par ses connaissances dans

l'histoire, et qu'il me rappelle un succès de ma pratique, qui malheureusement n'a pas toujours été aussi évidemment heureuse (1).

Obs. XII. Sur une fièvre rémittente avec des redoublemens typhoïdes, très-heureusement traitée.

M. *Gianni*, célèbre poëte italien, résidant en France et pensionné de Bonaparte, était très-connu par ses improvisations et par plusieurs ouvrages littéraires. Sa constitution était très-frêle, délicate et rachitique, ayant surtout la taille très-déviée et la poitrine mal conformée, ce qui faisait qu'il avait habituellement la respiration un peu gênée et de fréquens catarrhes, et beaucoup plus en France qu'en Italie, sans doute par rapport au climat plus humide et moins chaud.

A l'arrivée de S. M. Louis XVIII il continua de jouir d'une pension qui lui permit de prolonger son séjour en France. Il venait de temps en temps me consulter, et je lui prescrivais quelques doux pectoraux plutôt adoucissans, rafraîchissans, qu'incisifs et excitans. Cependant il fut atteint dans ses catarrhes d'une fièvre opiniâtre par sa longueur plutôt que par sa violence, avec

(1) J'ai parlé précédemment (page 365) des *méthodistes* qui ont voulu traiter toutes les maladies par les toniques et par les relâchans, au grand détriment de l'art.

quelques redoublemens irréguliers. M. *Gianni*
sortait dans le beau temps, et gardait autrement
sa chambre. Cette fièvre fit des progrès dans un
automne humide ; elle devint telle, qu'elle fut
continue avec des redoublemens qui furent précédés par des frissons violens, et ensuite par un
froid très-intense, avec une forte contraction de
la poitrine et des défaillances syncopales.

M. *Corvetto*, ministre des finances, son pro-
tecteur, me fit part de son état, et me proposa de m'y conduire, ce que j'acceptai volontiers. Je trouvai le malade dans le temps d'une
apyrexie presque complète, le pouls étant cependant intermittent toutes les sept ou huit pulsations ; son corps très-froid, les urines claires,
et surtout d'une pâleur tirant sur le brun. Cependant le malade répondait avec justesse à quelques
demandes que je lui faisais. On me dit qu'il
avait éprouvé trois à quatre redoublemens de
fièvre, un tous les soirs, vers les cinq à six heures,
qui commençaient par un froid intense ; sa
tête devenait douloureuse, surtout le front ; il
se plaignait d'avoir la poitrine resserrée, et il
éprouvait une faiblesse qui le faisait tomber en
syncope ; on m'assura qu'il avait manqué de périr
dans ses deux derniers redoublemens qui allaient
en croissant ; les assistans ajoutaient qu'en effet
on en avait tellement désespéré qu'on l'avait
regardé comme mort. Je reconnus dans ces redoublemens un caractère *typhoïde*, et je pres-

crivis de suite une once de bon quinquina dans trois demi-setiers d'eau pour réduire en une chopine que je conseillai de donner en quatre fois, en ajoutant dans chaque dose un gros et demi de quinquina en poudre, ce qui fut fait avant le retour présumé du redoublement suivant, lequel fut beaucoup moins fort. Cependant ayant visité le malade le lendemain dans le temps de son apyrexie, je lui reconnus un peu moins de fièvre que la veille, et sans intermittence du pouls, ce qui me fit espérer qu'en continuant l'usage du quinquina tel que je l'avais prescrit, je verrais la fièvre typhoïde passer de l'état de rémittence à celui d'une vraie intermittence, et cela arriva en effet. Le redoublement suivant fut encore moins fort que le précédent, et je reconnus le lendemain matin que le pouls était non-seulement sans fièvre, mais presque dans l'état naturel. Le même traitement fut continué; cependant l'accès eut lieu, mais il fut infiniment plus faible, au point que je pus diminuer le quinquina en poudre. Le jour suivant je ne donnai que les deux tiers du remède fébrifuge. Le malade continua d'en prendre deux gros seulement pendant quelques jours; enfin il n'en prit plus qu'un gros pendant une dizaine de jours. Je fus glorieux de cette belle cure, et M. *Gianni* en fut si plein de reconnaissance, qu'il vint quelques jours après me remettre le beau sonnet suivant : j'aime à le répandre, parce qu'il m'honore infiniment, et que les connaisseurs l'ont trouvé remarquable par les belles pensées de l'auteur et par sa bonne poésie italienne.

SONETTO.

Stava di Lete alla fatal spelonca
Morte aspettando con le ciglia attente
Che d'Atropo crudel la force adonca
Il fil troncasse al viver mio languente;

Ma QUEI che può con l'Epidauria conca
Gli spirti richiamar dall' aure spente,
Pietà n'ebbe, e la vita ancor non tronca
Legò di nuovo con la spoglia algente.

Allor Morte gridò : guerra sì lunga
Fe' QUESTI al mio poter, ch' altra mai dopo
Non fora che d' egual sdegno mi punga;

Pur fremere gran tempo ancor m' è d' uopo,
Se Natura i suoi dì tanto prolunga
Quanto stame costui tolse ad Atropo.

Francesco GIANNI.

Obs. X. Sur le même sujet.

Madame la duchesse de ***, très-avancée en âge, était depuis long-temps sujette à des maux de tête catarrheux, surtout pendant les temps humides. Une fièvre intermittente irrégulière s'y joignit, et continua long-temps avec faiblesse et amaigrissement de la malade. La fièvre devint continue et avec des redoublemens qui laissaient dans leurs intervalles une fièvre très-petite, mais assez marquée par la fréquence et la dureté du pouls pour la considérer comme rémittente et non comme intermittente ; des nausées et du dégoût pour les alimens survinrent, les évacuations alvines furent rares, et les urines claires et assez abondantes. Je prescrivis un apozème en deux doses, légèrement purgatif, avec deux gros de quinquina. Cependant les deux redoublemens qui survinrent dans la soirée furent précédés de frissons intenses, auxquels un peu de chaleur succédait avec très-peu de sueur. Mais ces redoublemens parurent deux jours-après être plus réguliers, quoique les frissons qui les précédaient fussent augmentés et fussent suivis d'un peu de faiblesse syncopale, qui fut dans le redoublement du lendemain beaucoup plus intense. Je craignis, avec juste raison, que cet accident ne fût encore plus fort dans le redoublement suivant, et j'ordonnai une dose de deux gros d'extrait de quinquina pour ajouter à la décoction que la malade avait prise la veille ; je le préférais à la poudre de quinquina, la malade ayant la plus grande répugnance à le prendre ; mais comme cette boisson lui parut plus amère que la veille, elle ne voulut. plus en faire usage. Aussi le redoublement fut-il plus violent, surtout la faiblesse syncopale, au point que tous les assistans en furent effrayés. Arrivé dans ce moment, je me plaignis amèrement de ce que la malade n'avait pas pris le fébrifuge que j'avais prescrit, et je réclamai avec instance les conseils d''un confrère habile et accoutumé à conseiller le quinquina dans cette sorte de cas, où il a été si souvent heureusement éprouvé. M. de Montaigu, médecin de l'Hôtel-Dieu, et premier médecin consultant du roi, fut appelé en consultation avec moi. Nous jugeâmes convenable de prescrire à la malade une chopine de la décoction d'une onee de quinquina, dans trois demi-setiers d'eau qu'on réduirait à une chopine, pour prendre en quatre doses, avant le redoublement qui devait avoir lieu le lendemain dans la soirée, en ajoutant dans chaque dose un gros et demi de bon quinquina en poudre au lieu de l'extrait, ce qui fut ponctuellement exécuté. Le danger que la malade avait couru la veille pour s'être abstenue du remède que j'avais prescrit fut presque entièrement prévu, puisque à peine le redoublement de cette fièvre eut-il lieu. Le quinquina fut continué encore

deux ou trois jours et de la même manière, ensuite
à moindre dose progressivement pendant quelque
temps, et notre vénérable malade fut radicalement
guérie. Elle jouit aujourd'hui d'une bonne santé
pour le bonheur non-seulement de sa famille,
mais encore de ses nombreux amis.

Obs. XIV. Sur un mal de gorge gangréneux-typhoïde.

M. *Jouffroi*, demeurant rue du Harlai, près
le Palais-de-Justice, âgé d'environ soixante-huit
ans, d'un tempérament sec et irritable, d'un
teint jaunâtre, bilieux, était sujet à de fréquens
catarrhes, à des maux de gorge et à des douleurs
rhumatismales. Il eut il y a trois ans une espèce
d'esquinancie avec fièvre, dysphagie, et dyspnée.
Un homme de l'art très-habile qui lui donnait des
soins le soumit à un traitement adoucissant,
lui fit apposer deux fois des sangsues au cou, et
ensuite des rubéfians ; le ventre fut tenu libre
par des lavemens relâchans, et des pédiluves
furent conseillés. Cependant la maladie ne diminuait pas, la fièvre paraissait opiniâtre, la dysphagie et la dyspnée continuaient ; enfin la
maladie ne cédant pas au traitement le troisième
ou quatrième jour, on désira une consultation
à laquelle je me rendis.

Je ne reconnus pas dans ce malade le visage *vul-*
tueux, ou animé comme il l'est dans l'esquinancie inflammatoire ; son pouls ne me parut pas

5.   28

aussi dur, ni aussi fréquent qu'il l'est dans une telle fièvre, les yeux n'étaient pas non plus aussi animés, ni la chaleur du corps telle qu'elle l'est dans l'esquinancie essentiellement inflammatoire. En examinant la langue, je ne la trouvai pas non plus aussi rouge qu'elle l'est ordinairement dans cette espèce d'inflammation ; elle était plutôt terne que rouge, la couleur du voile du palais n'était pas purpurine, mais d'un violet un peu obscur ; enfin le malade me paraissait disposé à l'adynamie, et affecté d'un vice typhoïde.

Toutes ces considérations auxquelles je réunis la faiblesse naturelle et morbide du malade, qui augmentait progressivement, le soir surtout, firent qu'au lieu d'adhérer à une nouvelle application de sangsues au cou, je proposai la décoction d'une once de quinquina dans trois demi-septiers d'eau réduite à une chopine pour la donner en quatre prises avant le redoublement de la fièvre du lendemain au soir, et dans chacune desquelles prises on ajouterait un gros du meilleur quinquina en poudre. Je fus d'avis de continuer l'emploi des rubéfians au cou et des vésicatoires sur d'autres parties, comme aux cuisses ou aux jambes, ainsi que les boissons relâchantes, anodines et les lavemens émolliens. On remarqua le lendemain au soir que le pouls et les forces en général n'avaient pas éprouvé le même affaiblissement que la veille, et de plus que la déglutition était plus facile. On continua le traitement, et il y eut un mieux très-

marqué le troisième jour ; enfin la fièvre pernicieuse disparut.

Le malade fut ensuite de mieux en mieux. On
releva ses forces en continuant de lui faire prendre
quelques petites doses de quinquina en poudre
dans du bon vin, et l'on augmenta progressivement sa nourriture ; il guérit.

Combien d'autres cures de ce genre ne pour-
rais-je pas rapporter d'après les auteurs, en pouvant même y comprendre quelques-unes de celles
que ma pratique m'a fournies !

Je disais à mes auditeurs, dans mes leçons
du Collége de France, pour mieux signaler ce
point important de doctrine et pour le leur graver
dans la mémoire, qu'il avait régné à Paris, peu
de temps après mon arrivée dans cette capitale,
un grand nombre d'esquinancies, pendant un automne pluvieux et chaud, et qui avaient été très-
meurtrières, plusieurs morts ayant eu lieu dans
le couvent de Sainte-Marie, rue Saint-Jacques,
malgré la réunion des plus grands médecins. Un
de leurs jeunes confrères nullement aussi célèbre,
M. *Delon de Lassaigne*, médecin du couvent,
ayant considéré que de grands praticiens s'étaient
réunis pour conseiller la saignée, ou plutôt les saignées, crut pouvoir adopter une opinion contraire.
Il traita une sœur tourrière d'une pareille maladie
sans la faire saigner ; il lui prescrivit un émétique,
du quinquina, des vésicatoires, et la guérit. Cet
exemple connu dans Paris fit changer la méthode

du traitement, et les maux de gorge furent presque tous guéris.

Obs. XV. Sur le même sujet.

M. *Brun*, négociant de Montauban, âgé d'environ quarante-cinq ans, de constitution délicate, et d'un tempérament nerveux, venu à Paris pour affaires, à la suite d'un long et pénible voyage, fut peu de jours après son arrivée en mai 1821, saisi d'un mal de gorge assez grave, avec céphalalgie, brisement des membres, perte d'appétit : la diète et quelques boissons rafraîchissantes furent les seuls moyens employés par le malade ; mais la difficulté d'avaler augmentant, il fit appeler M. Cornac, médecin de l'hôpital de la garde royale, mon neveu et l'un de mes élèves particuliers, qui l'examina avec le plus grand soin, il trouva les amygdales très-gonflées, particulièrement la droite ; elles étaient d'un rouge foncé. La partie postérieure du voile du palais et la luette étaient aussi gonflées et rougeâtres ; la langue était épaisse, assez humide, recouverte d'un enduit muqueux de couleur grisâtre ; on apercevait çà et là quelques aphthes dont quelques-uns étaient douloureux ; le mal de tête existait d'une manière continue, mais il augmentait dans la soirée et pendant la nuit. Le visage était un peu jaune et altéré, et l'on y voyait facilement exprimée l'inquiétude dont le malade était tourmenté. La peau était chaude et sèche, le pouls était petit, serré, peu fréquent ; les urines étaient rougeâtres ; et les évacuations alvines avaient lieu en petite quantité à des intervalles rapprochés ; elles étaient bilieuses.

Le médecin ne jugeant pas à propos de traiter cette maladie comme essentiellement inflammatoire, vu l'ensemble des signes et vu l'humidité atmosphérique qui régnait alors, se contenta de faire appliquer quelques sangsues autour du cou, de conseiller à diverses reprises les pédiluves sinapisés pendant quatre à cinq minutes seulement ; deux espèces de boisson, le petit-lait clarifié et nitré, avec addition de sirop de violette, alternativement avec une décoction de racine de chiendent et d'orge perlé, dans chaque tasse de laquelle on ajoutait du sirop de limon ou de groseille. Pour gargarisme, une décoction d'orge perlé avec de l'oximel simple ou du sirop de mûres ; des demi-lavemens avec une décoction de graine de lin, une diète austère.

Ce traitement continué pendant deux jours, avait rendu la déglutition plus facile, mais un plus grand nombre d'aphthes était survenu, surtout vers les bords de la langue, la peau était recouverte d'une sérosité visqueuse. Le malade était assez tranquille pendant le jour, mais le malaise survenait dans la soirée et augmentait pendant la nuit, ce qui occasionait une insomnie ; néanmoins le sommeil survenait quelquefois, mais il était agité par des rêves effrayans qui influaient sur le moral du malade pendant la matinée. Quelquefois il survenait des faiblesses syncopales. Vers le huitième jour la difficulté d'avaler ayant été plus considérable et accompagnée d'orthopnée, M. Cornac me fit appeler en consultation. Après m'avoir rendu un compte exact de la maladie et m'avoir fait apprécier la constitution du malade et celle de l'atmosphère froide et humide, je pensai qu'une saignée, soit par la lancette, soit par les sangsues, serait nuisible; en conséquence nous fîmes appliquer deux vésicatoires aux jambes, nous prescrivîmes pour boisson une infusion de fleurs d'oranger avec du sirop d'épine-vinette; quelques cuillerées d'une potion légèrement stimulante avec addition de l'esprit de mindérérus (acétate d'ammoniaque), et un gargarisme acidulé avec quelques gouttes d'acide sulfurique. La nuit suivante fut très-agitée; le délire survint, le malade sortait de son lit et voulait s'habiller pour partir, une sueur abondante et visqueuse eut lieu dans la matinée. Ayant été visiter le malade vers les dix heures du matin, nous le trouvâmes accablé par les idées les plus sinistres; le visage avait une couleur terne, obscure; le pouls était petit, irrégulier, fréquent; les amygdales étaient plus gonflées, mais la couleur en était violacée; je ne balançai pas de prescrire le quinquina à assez haute dose intérieurement et en gargarismes. Le succès de ce traitement surpassa notre espérance. Le pouls prit un peu plus de force, les faiblesses syncopales de la soirée diminuèrent, la respiration devint plus facile, la chaleur du corps se releva, la nuit fut beaucoup moins agitée, et le lendemain nous trouvâmes M. Brun beaucoup plus rassuré; la couleur violacée des amygdales, et autour des aphthes disséminés dans la bouche, s'était changée en une couleur plus purpurine; le volume des amygdales était un peu diminué. Le même traitement fut prescrit pendant deux jours avec un surcroît de succès; on diminua ensuite progressivement la dose du quinquina ; on laissa sécher les vésicatoires, et M. Brun fut en peu de jours parfaitement guéri d'un mal de gorge qui eût pu devenir gangreneux, ou d'une orthopnée avec engorgement des poumons et épanchement d'eau dans les cavités pectorales, comme nous l'avons vu survenir après une pareille maladie.

Ces exemples d'une *esquinancie-typhoïde*, guérie par le quinquina, pourraient trouver une utile application aux fausses inflammations des autres parties du corps, car elles peuvent avoir autant de siéges qu'il en est qui sont sujettes à l'inflammation, et dans toutes le *vice typhoïde* peut exister, qu'elles soient membraneuses en général comme les méninges, les plévres, le péricarde, le péritoine, l'estomac, les intestins, le mésentère, ou qu'elles soient plus particulièrement dans les membranes muqueuses, comme celles internes, de tous les organes creux, ainsi que celles, externes et internes, dés viscères parenchymateux, du cerveau, de la moelle épinière, des poumons, du foie, de la rate, des reins, etc.

Toutes ces inflammations peuvent aussi être sans complication d'aucun vice et finir par la gangrène. Mais les fièvres typhoïdes, quoique sans douleur, sans une fièvre aiguë, ou souvent si peu prononcée qu'elle est très-obscure, finissent et même encore plus souvent par la gangrène si on ne l'empêche de survenir par le traitement antiseptique bien éprouvé.

Obs. XVI. **Sur une fièvre bilieuse contre laquelle une saignée est heureusement pratiquée le dix-septième jour de la maladie, pour faciliter les évacuations alvines.**

Il est peu de remèdes qui ne conviennent qu'à telle ou telle époque d'une maladie; il faut y recourir lorsque les circonstances l'indiquent. Je donnais des soins au fils d'un jeune médecin de l'ancienne faculté de médecine de Paris, M. Dupré, devenu ensuite lui-même docteur régent. Il était l'un des étudians qui suivaient mes cours. Il était âgé d'environ vingt ans. Il fut atteint d'une fièvre bilieuse putride ou adynamique, d'abord n'ayant rien d'inflammatoire, ce qui m'avait paru permettre l'usage d'un vomitif, pour prescrire ensuite les boissons adoucissantes légèrement laxatives et rafraîchissantes. La fièvre, qui était continue, n'était pas bien intense, quoiqu'elle eût un petit redoublement le soir; le bas-ventre n'était ni douloureux ni rénitent; des lavemens émolliens étaient fréquemment administrés; le malade était ainsi parvenu au quinzième jour de sa maladie et je me proposais de lui prescrire bientôt un léger minoratif, et quelques jours après, en le réitérant s'il était nécessaire, d'y ajouter un peu de quinquina, toutefois si le principe fébrile continuait d'exister. Cependant, malgré ce traitement seulement projeté, que je croyais indiqué, l'état du malade changea. Le pouls devint fréquent, dur et serré, le bas-ventre se ballona avec rénittence; les urines furent rares et en petite quantité; j'appelai en consultation les confrères et amis du père du malade, MM. *Cosnier* et *Maloet*, qui furent d'avis de faire pratiquer une saignée du bras de deux palettes, en ajoutant qu'il fallait recourir à ce moyen lorsque ses indications étaient évidentes, comme pour me donner une sorte de leçon de ce que je ne l'avais pas déjà conseillé. Cette saignée eut effectivement le plus heureux effet, le pouls se ramollit, le ventre devint plus souple, les évacuations alvines-bilieuses eurent lieu, et mon jeune étudiant se rétablit.

J'ai cité ce fait quoiqu'il ne soit pas conforme au traitement que j'avais conseillé, pour prouver qu'il fallait recourir à un remède indiqué en quelque temps que la maladie le réclame s'il est commandé par les symptômes, sans aucun autre toutefois qui puisse le contre-indiquer. Je pourrais, à la suite de cette observation, en joindre plusieurs autres qui confirmeraient la bonne clinique des médecins qui ont conseillé cette utile saignée.

Obs. XVII. Sur une fièvre catarrhale prise pour une phthisie pulmonaire.

M. le marquis de Montausier est atteint d'une fièvre continue avec des symptômes d'une affection catarrhale et ceux d'une fièvre putride, mal de tête gravatif, quintes de toux fréquentes, teint jaune, langue saburrale, fièvre continue, avec des redoublemens irréguliers et en divers temps de la journée ou de la nuit, nullement précédés par des frissons, et n'étant pas remplacés par de la moiteur ou bien peu, le pouls restant toujours fréquent et irrégulier sans paraître bien dur. Divers remèdes humectans et relâchans avaient été faits, je conseillai un léger vomitif et ensuite des boissons délayantes, des vésicatoires aux jambes, pour les entretenir plus ou moins de temps; le malade était déjà parvenu au douzième jour de sa maladie, sans éprouver des évacuations alvines, le bas-ventre n'était pas sans quelque tension, et la respiration n'était pas libre. Le malade toussait beaucoup et expectorait des matières épaisses, jaunes et marquées de quelques stries sanguinolentes. Je conseillai une saignée du bras, regrettant beaucoup de ne l'avoir pas déjà ordonnée ; elle fut faite ; le malade commençait à éprouver un peu de relâche dans la fièvre, et une évacuation bilieuse jaunâtre abondante, qui survint à diverses reprises et qui dura trois ou quatre jours. Les selles bilieuses diminuèrent ensuite ;

le pouls se relâcha, les sueurs s'établirent, mais la toux continuait et était plus fréquente avec des quintes qui tourmentaient cruellement le malade. Il était déjà parvenu au vingt-cinquième jour, lorsque M. Missa, docteur régent de l'ancienne faculté de médecine, appelé en consultation, me croyait présence des parens du malade, qu'il le croyait atteint d'une *phthisie-pulmonaire aiguë*, et qu'il commençait à éprouver le dévoiement. Cette opinion d'un vieux particien m'étonna. Cependant je continuai de considérer l'état du malade comme la suite d'une fièvre catarrhale bilieuse, celle qui existait en effet, ses redoublemens ne m'ayant pas paru indiquer la phthisie. Je conseillai un doux eccoprotique, une once de tamarin et deux onces de manne avec une demi-once de quinquina, en décoction qui fut donnée en trois petits verres dans une chopine d'eau. J'ai ensuite jugé, en ajoutant au léger laxatif un peu plus de quinquina, qu'il fallait arrêter le cours de la fièvre, le malade ayant éprouvé de suffisantes évacuations. M. Missa eut de la peine à se rendre à mon avis; il le fit cependant, et ce traitement fut couronné de succès. Les évacuations alvines diminuèrent sensiblement le second jour de l'emploi de ce doux purgatif, elles furent moins liquides et moins foncées en couleur. Une douce moiteur survint, les sueurs s'établirent, la tête fut moins douloureuse, les quintes de toux cessèrent, et le malade finit enfin par recouvrer sa santé, après avoir cependant éprouvé pendant quelque temps de vraies douleurs rhumatismales dans les muscles des extrémités supérieures et inférieures.

Obs. *XVIII*. Sur une phthisie pulmonaire simulée par une fièvre bilieuse et qui fut guérie.

Il suffit quelquefois que le symptôme d'une maladie ne survienne pas dans l'ordre naturel relativement aux autres symptômes plus ou moins nombreux, pour avertir le médecin qu'il peut se méprendre sur son caractère, et lui faire craindre de commettre quelque erreur dans le traitement qu'il doit prescrire.

Je rappelerai ici quelques circonstances dans lesquelles je me suis trouvé à cet égard.

Je fus appelé pour me réunir en consultation avec M. G***, célèbre médecin praticien de Paris, pour M. de Pierrecourt, demeurant rue Louis-le-Grand ; c'était un jeune homme d'environ vingt-huit à trente ans, marié depuis peu de temps, d'une constitution grêle et d'une grande sensibilité. Il était atteint depuis long-temps d'une fièvre continue avec des accès irréguliers s'annonçant, non par des frissons, mais par une brusque et forte chaleur âcre et de la toux ; une grande difficulté de respirer s'y réunit, des faiblesses fréquentes survinrent avec des sueurs irrégulières, les extrémités se tuméfièrent, une bouffissure générale se forma, la diarrhée eut lieu et dura encore avec

de grandes irrégularités, mais sans des sueurs suc-
cessives, comme elles le sont ordinairement dans la
phthisie pulmonaire. Le malade était dans une telle
situation lorsque je fus appelé pour me réunir avec
mon ancien et très-honorable confrère, qui me dit
qu'il considérait ce malade comme étant au
dernier degré de la phthisie pulmonaire. Sa famille, qui en était convaincue, était dans la plus
grande affliction. Après avoir écouté l'exposé qu'on
me fit de cette maladie, je fis observer que je ne
trouvais pas, dans l'énumération des symptômes, la
régularité qu'ils ont ordinairement dans la phthisie
pulmonaire; que les redoublemens ne survenaient
pas dans la soirée, mais à toute heure du jour, dans
la matinée même; qu'ils n'étaient pas précédés de
frissons, ni suivis d'une sueur plus ou moins copieuse, la diarrhée étant continue, bilieuse et point
remplacée dans ses rémissions ou suspensions, par
des sueurs matutinales; qu'il n'y avait pas eu de cra-
chemens de sang, et que ces symptômes ne pouvaient faire croire que la phthisie pulmonaire existât; enfin qu'ils pouvaient également se rapporter
à une fièvre continue bilieuse. J'étais porté à
croire qu'après tant d'évacuations, le quinquina
pourrait réussir d'abord pour augmenter la force
digestive de l'estomac et des intestins, et même je
dis qu'il me paraissait indiqué contre la fièvre que
je ne croyais pas être phthisique, de quelque poids
que fût le jugement d'un si habile praticien. Je conseillai et prescrivis une décoction de quinquina à

la dose d'une démi-once en trois prises dans chacune desquélles on ajouterait une once de sirop de guimauve sans que M. G*** y mît obstacle autrement que par son silence. Le quinquina fut ainsi donné ; le redoublement diminua, le pouls devint plus régulier dans les intervalles, la diarrhée n'eut plus lieu ; les digestions même se rétablirent, le malade alla de mieux en mieux et finit par recouvrer sa santé.

Obs. XIX. Sur une irrégularité dans l'éruption de la petite-vérole, suivie d'une difficulté de respirer alarmante.

La marche ordinaire d'une maladie vers la santé doit être prise en considération pour la prescription des remèdes, le moindre traitement qui pourrait la troubler pouvant être funeste. La petite-vérole m'en a offert deux exemples remarquables.

Un fils, très-jeune, de M. de Saron, ancien premier président du parlement de Paris, fut atteint, après un automne humide au commencement d'un hiver froid, d'une petite-vérole très-confluente au visage et dont l'éruption de boutons se fit assez régulièrement sur cette partie ainsi qu'au cou et à la région supérieure de la poitrine, mais elle restait tardive et irrégulière aux extrémités, particulièrement aux mains et aux pieds. La respiration était déjà un peu pénible, et je craignais vers le troisième jour de l'éruption , quelque accident ultérieur très-facile à survenir dans une pareille petite-vérole,

dans un temps surtout où l'on conseillait généralement, pour favoriser l'éruption, les remèdes échauffans ; je me bornai cependant à recommander de
couvrir soigneusement les mains et les pieds ou de
les tenir chaudement dans le lit ; mais l'enfant ne
voulut pas s'y soumettre ; il continua avec obstina-
tion d'en sortir les mains. Cependant bien loin que
cela lui fît du mal, je reconnus à ma visite suivante
que ses mains étaient tuméfiées, et que déjà elles,
étaient marquées de quelques petites taches varioliques. Je conseillai non-seulement de les laisser à
découvert, hors du lit, mais encore de maintenir
ainsi les pieds hors des couvertures, en observant
de ne pas trop chauffer la chambre qui était spa-
cieuse. L'éruption variolique des mains continua
de se faire rapidement ainsi qu'aux pieds, et la respiration devint très-libre. Je crus cependant pour
plus grande sûreté devoir faire mettre deux sinapismes sur les coude-pieds, et en effet l'éruption
de la petite-vérole se régularisa et la maladie
parcourut très-heureusement ses périodes jusqu'à
parfaite guérison.

Obs. **XX.** Sur une petite-vérole dont l'éruption a été
retardée par une diarrhée.

Je rapporterai encore une observation qui prouvera qu'il faut prendre en considération l'ordre
de l'éruption des boutons de la petite-vérole.

M. le comte d'Estourmel était atteint d'une

petite-vérole confluente dont l'éruption paraissait se faire lentement dans les membres. M. le docteur Montaigu, son médecin, le traitait avec beaucoup de soin. Il avait déjà fait mettre des sinapismes aux pieds. Cependant ce malade éprouvait de la tension dans le bas-ventre, avec une diarrhée considérable, et une grande difficulté de respirer. Mon confrère me fit appeler. Je trouvai le malade dans un état de débilité remarquable par le pouls surtout ; les boutons étaient bien avancés au visage et au cou, mais peu aux extrémités, surtout dans les supérieures. On ne voyait sur le dos des mains aucun commencement de tuméfaction ni d'éruption. Nous crûmes, M. Montaigu et moi, devoir faire recouvrir les mains de deux forts sinapismes; en effet ce fut par leur moyen qu'elles s'enflèrent et que les boutons varioliques se formèrent. On observera que le malade prenait depuis un ou deux jours, de la décoction blanche *selon le Codex*. La respiration devint plus facile, et le bas-ventre plus souple, les évacuations alvines diminuèrent et furent de meilleure qualité; enfin la petite-vérole reprit sa marche ordinaire et le malade guérit.

Le résultat heureux de cette observation m'en rappelle une autre relative à une petite-vérole qui présenta une circonstance particulière. Mademoiselle de Boursac, demeurant à Port-Royal, était atteinte d'une petite-vérole dont la marche était irrégulière et lente, le pouls entrecoupé, tantôt très-fréquent et quelquefois plus lent qu'il ne devait être, sa respiration commençait à être pénible. M. Maloët, mon habile confrère, appelé en consultation, conseilla d'appliquer des vésicatoires aux jambes; mais, lui ayant fait observer que cette demoiselle était souvent sujette à des dysuries, je lui proposai de faire couvrir les extrémités inférieures avec de l'ail ramolli sous la cendre chaude et écrasé sur un linge. Il adopta et loua cette idée qui, en effet, fut suivie d'un heureux résultat. Les forces se relevèrent, les boutons varioliques se gonflèrent généralement et surtout aux mains et aux pieds, enfin la petite-vérole finit heureusement.

Toutes ces observations prouvent que souvent il faut prescrire des remèdes pour rétablir l'ordre, interrompu et troublé, des symptômes qui doivent exister dans une maladie pour la rendre régulière et par conséquent moins fâcheuse.

Je pourrais rapporter d'autres exemples que j'ai eus sous les yeux ou qui sont consignés dans les auteurs, qui prouveraient que les symptômes d'une maladie quoique salutaires en apparence, ne le sont réellement que lorsqu'ils surviennent successivement selon leur ordre régulier, chacun avant ou après tels ou tels autres; encore faut-il que ces symptômes soient bien prononcés. Étudions bien la nature sans nous livrer à notre imagination qui nous égare si souvent, et nous ferons faire à l'art de guérir des progrès plus réels qu'on ne le fera autrement, ou plutôt nous rétablirons la bonne clinique de nos savans et anciens médecins, pour la prescription des bons remèdes. La médecine est à cet égard bien plus féconde en succès qu'on ne croit si l'on sait bien les administrer; quand je dis féconde je n'entends pas parler d'un plus grand nombre de remèdes divers, car je suis convaincu que les mêmes peuvent souvent être efficaces dans des maladies contre lesquelles ils ne passent souvent pour dangereux que parce qu'on y a eu recours dans des circonstances qui leur étaient contraires, et il est peu de médecins qui aient la force de s'inculper eux-mêmes, et d'en faire l'aveu, quoique notre grand maître à nous tous médecins, l'ait fait plusieurs fois, lui qui avait par ses lumières et par sa vaste expérience tant de droit de se croire moins susceptible d'erreur. Il ne se contentait pas de bien dire, dans ses écrits, il réunissait le précepte au discours : *non tantùm se præbebat dicentem quàm facientem.*

Obs. XXI. Sur un calcul rénal, reconnu par l'ouverture du corps.

Madame *Douaud*, d'une constitution extrêmement sensible et irritable, était depuis long-temps atteinte d'une douleur obscure qu'elle rapportait à la région lombaire gauche. Elle était cependant assez bien réglée quant à la périodicité du flux menstruel, mais non par la quantité du sang qu'elle rendait à diverses reprises, ce qui faisait que le temps de ses règles était tantôt très-long et tantôt très-court ; les douleurs dans la région lombaire augmentaient presque toujours avant l'excrétion du sang.

Cet état, moyennant un fréquent usage des bains tièdes, des boissons rafraîchissantes, émollientes, et de temps en temps quelques sangsues ou une saignée, lorsque le pouls était plein, cet état, dis-je, dura des années. Madame *Douaud* vaquait à ses fonctions ; elle avait beaucoup d'activité dans sa maison, et voyait toujours sa société.

Cependant à diverses époques plus ou moins éloignées, elle se plaignit d'une tension dans la région épigastrique avec quelques nausées, quelquefois suivies du vomissement, accidens qui se dissipaient par l'usage des boissons relâchantes, des bains, et quelquefois une ou deux cuillerées d'un julep légèrement anodin, que je lui prescrivais, pour la purger légèrement ensuite s'il était nécessaire.

La malade parvint ainsi à son temps critique, mais alors des douleurs se firent ressentir dans la région hypogastrique, au point de pouvoir craindre que la matrice, ou les parties qui la concernent, ne fussent affectées de quelque engorgement plus ou moins fâcheux. J'appelai en consultation M. *Baudelocque*, alors le plus habile accoucheur de Paris, qui visita la malade en la palpant et en explorant la matrice autant que cela se put, afin de reconnaître l'état de cet organe ; il jugea qu'il était naturel, mais il crut observer

que l'ovaire gauche était dur, rénitent et si tuméfié
que sa partie supérieure s'était élevée jusqu'à la hauteur de l'ombilic. M. Baudelocque craignait aussi
que la trompe gauche ne fût comprise dans cette tumeur ; il attribua à cette maladie la cause qui avait
empêché cette dame d'avoir des enfans. Cette décision de M. Baudeloque m'expliqua aussi pourquoi
les règles n'avaient pas leur libre cours et pourquoi
les douleurs augmentaient pendant le temps de la
menstruation, et je n'étais pas surpris que ces douleurs se fussent propagées vers le rein ganche ; je les
expliquais même en les attribuant aux tiraillemens
du grand ligament large de la matrice du même
côté qui se transmet jusqu'au dessous du rein
correspondant, ainsi qu'à la propagation des nerfs
dans ces parties.

Cependant la malade s'étant plaint d'un déran-
gement dans l'écoulement de ses urines, qui était
tantôt très-facile et tantôt pénible, je portai plus
d'attention à cette excrétion. J'examinai ce liquide
et je reconnus qu'il était d'une couleur très-
diverse, pellucide ou trouble, en petite quantité
ou plus abondant, laissant déposer des matières
muqueuses plus ou moins rouges, quelquefois
un peu sanguinolentes, dans lesquelles je reconnus
du pus, d abord en petite quantité, mais qui devint
dans la suite beaucoup plus abondant et même
ichoreux et fétide.

Je crus nécessaire de m'assurer du véritable état

de la vessie. J'appelai mon confrère, M. Forestier, qui l'explora avec soin et qui déclara qu'elle était en bon état; d'où je conclus que le rein gauche devait être affecté. J'affirmai qu'il était le siége de quelque ulcération, opinion que j'adoptai d'autant plus que j'avais déjà remarqué que la malade avait éprouvé des nausées et des vomisse-mens. M. Forestier fut du même avis. Nous jugeâmes qu'il y avait dans le rein gauche quelque ulcération et vraisemblablement encore des graviers peut-être antérieurs à cette désorganisation, si celle-ci, à son tour, n'en avait été la cause, ce qu'il n'était pas facile de décider.

Cependant, comme cette maladie se prolongeait, on voulut appeler en consultation M. *Larrey*, chirurgien d'une haute réputation; il vit d'abord la malade seul, ensuite avec M. *Forestier*, et enfin avec MM. *Montaigu* et *Boyer*, qui ne la virent pas parce que ses parens auraient craint que la fréquence des consultations ne l'effrayât. On se contenta donc de faire à ces derniers, l'exposé de la maladie, de leur montrer les urines et les matières purulentes qu'elles contenaient, enfin de leur communiquer le traitement qui avait été fait. Leur avis fut que la malade était atteinte d'un ulcère au rein gauche. En effet la fièvre qui existait déjà depuis long-temps quoique très-obscure, ne démontrait que trop qu'il y avait quelque suppuration interne, tandis que d'autres circonstances annonçaient que le siége de la maladie était dans le rein gauche.

Cependant la fièvre devint de plus en plus manifeste en redoublant dans la soirée et en se prolongeant pendant la nuit avec des sueurs colliquatives dans la matinée ; des évacuations alvines d'un jaune obscur et fétides s'établirent ; les urines, qui avaient eu jusqu'ici un libre cours et qui étaient assez abondantes, furent plus difficiles, douloureuses même, avec une copieuse excrétion de matières très — diverses gluantes et visqueuses, sanguinolentes, purulentes, membraniformes ; les pieds s'œdématièrent, et il y eut un commencement d'infiltration dans les extrémités inférieures ; la malade fut dans une espèce de délire qui augmenta, la respiration devint laborieuse, et elle cessa de vivre à l'âge de cinquante-quatre ans.

Voici le résultat de l'ouverture du corps qui fut faite par MM. les docteurs *Forestier* et *Ruette*, à laquelle assista le fils de M. Forestier, étudiant en médecine. L'incision de la peau, des muscles abdominaux et du péritoine étant faite, on a reconnu qu'il y avait dans la cavité abdominale, du côté gauche, une tumeur molle et un peu rougeâtre, qui s'étendait sous les fausses côtes en refoulant la rate et la grande courbure de l'estomac ; cette tumeur se prolongeait inférieurement jusques dans la fosse iliaque ; en arrière elle était contiguë au grand muscle psoas, et antérieurement elle était en partie recouverte par les intestins grêles, mais dans sa plus grande partie elle était immédiatement sous les enveloppes charnues et membraneuses du bas-ventre.

Cette tumeur de figure ovoïde était principalement formée par le rein gauche désorganisé, elle avait sept pouces de long sur cinq de diamètre : ayant été ouverte avec le scalpel à sa partie antérieure où elle était très-saillante, il en sortit avec irruption une quantité considérable de pus d'un jaune brun, et d'une odeur tellement fétide que l'on fut forcé de suspendre l'opération pendant près d'une demi-heure. Cependant ayant été reprise , on se convainquit que la tumeur était formée par le rein gauche, lequel était plein de foyers purulens dont plusieurs communiquaient ensemble, tandis que le reste de sa substance était en quelques endroits épaissie et dense, et qu'en d'autres elle était ramollie , et ouverte extérieurement par une espèce d'érosion.

Dans cet énorme amas de pus et de concrétions vicieuses, était contenu un corps dur, grisâtre, qui offrait des aspérités au toucher, *un calcul urinaire* enfin , d'une forme très-irrégulière avec des prolongemens qui s'étendaient dans d'autres foyers purulens, où l'on trouva aussi plusieurs autres calculs isolés, dont un était lisse, prismatique, brun, de la grosseur d'un noyau de prune, et dont plusieurs autres étaient d'un moindre volume ; la totalité de ces calculs pesait deux onces ; le rein était d'ailleurs entièrement désorganisé dans sa substance comme il a été dit. L'uretère était énormement dilaté immédiatement

au-dessous du rein ; sa capacité diminuait à proportion qu'il approchait de la vessie. Il était d'ailleurs
rempli de pus d'un jaune obscur, sa membrane
interne était noirâtre et lisse.

Les autres viscères du bas-ventre ne présen-
tèrent aucune altération remarquable; on observa
seulement que l'estomac était d'un petit volume,
et que sa grande courbure et son grand cul-
de-sac étaient refoulés par la tumeur, en même
temps que la rate était très-petite , sans doute
par rapport à la tumeur qui la comprimait. Le
mésentère et les intestins étaient sains, le foie avait
un peu moins de volume que dans son état naturel,
et la vessie, quoique moins ample qu'à l'ordinaire ,
contenait une petite quantité de fluide fétide ,
en partie formé par l'urine et par du pus ; sa membrane interne était légèrement noirâtre.

Remarques. Nous avons inséré cette observation dans le cinquième volume de nos *Mémoires* ,
non-seulement parce qu'elle nous a paru intéressante, mais encore parce que nous l'avons commu-
niquée au cercle médical depuis la publication du
quatrième volume ; de plus parce qu'elle nous a paru
remarquable par le peu de douleur que la malade
a éprouvé dans la région rénale gauche, seulement aux approches des règles ; quelquefois
s'en plaignait-elle aussi dans les temps pluvieux, ce
qui faisait qu'on l'avait attribuée tantôt à une
menstruation laborieuse, et tantôt à des douleurs

rhumatismales ; mais ces douleurs étant devenues plus vives et les urines plus troubles et sédimenteuses, on a reconnu que les calculs urinaires les causaient. Cependant les nausées et vomituritions eussent pu nous décéler le foyer de ces douleurs dans le rein, d'autant plus que Morgagni, après d'autres médecins, avait recueilli des faits semblables, et nous en avons nous - mêmes eu sous les yeux divers exemples (1).

Quant au libre écoulement des urines, malgré la désorganisation complète du rein gauche, et l'existence d'un calcul de *deux onces* dans cet organe, nous en avons encore cité un exemple dans *l'Anat. méd.*(2), et dans notre *Histoire de l'anatomie et de la chirurgie* (3) , non-seulement par l'importance de ce fait, mais encore par son ancienne époque et par rapport au savant anatomiste qui l'a rapportée.

« Il y a quelques années, dit *Eustachi*, qu'un jeune homme se plaignait d'une vive douleur à un des reins. Il mourut quelque temps après , sans avoir eu la moindre difficulté d'uriner , et sans que la qualité et la quantité des urines en fussent altérées en aucune manière »(4).

L'observation sur madame Douaud, que je viens

---

(1) Voyez notre ouvrage sur l'apoplexie, pag. 274.
(2) Tom. v , p. 375 , 380 , 381...
(3) T. 1 , p. 616, article *Eustachi*.
(4) Eustachi. *Opuscul. anat. venet.*, 1563 , p. 145.

de rapporter, a également prouvé que l'existence d'une pierre très-considérable dans le rein gauche avec d'autres altérations n'avait pas toujours produit de la difficulté d'uriner, ni de la diminution dans l'écoulement des urines. Nous en avons rapporté une autre exemple semblable pour ce résultat(1), dont madame *Laborde* a fait le sujet. Elle ne s'était jamais plaint d'aucune douleur, même rhumatismale, dans la région lombaire, et elle était parvenue à l'âge de quatre-vingt-deux ans; sans avoir éprouvé de la difficulté d'uriner et cependant on trouva ses reins tellement remplis de concrétions pierreuses, que celles contenues dans un rein pesaient environ deux onces, et que celles de l'autre rein pesaient une once et demie.

On trouve dans les auteurs des exemples de calculs dans les reins encore plus considérables, et dans des sujets qui ont continué de rendre les urines librement et en aussi grande quantité que dans leur état naturel, soit que ces calculs fussent pareils à ceux dont *Eustachi* a parlé, en ayant comme eux des conduits selon cet auteur dans leur propre texture, soit que les urines aient coulé à la faveur des interstices que ces calculs rénaux plus ou moins nombreux laissaient entre eux, non-seulement dans un rein, mais même dans les deux reins, obstrués par eux ou par d'autres causes, car on conçoit que

____

(1) *Anat. méd.*, t. v, p. 384.

si cette maladie n'existait que dans un seul rein, il ne serait pas étonnant que les urines bien filtrées par celui qui serait resté sain, n'eussent continué de couler dans la vessie. On ne peut cependant douter que chez quelques malades dont on a trouvé un rein très-altéré quoiqu'il n'eut pas été douloureux , on n'ait observé qu'ils s'étaient uniquement plaints des plus vives douleurs dans le rein , qu'on a reconnu être sain par l'ouverture du corps ; sans doute parce qu'alors elles avaient été transmises en lui du rein vicié par les plexus rénaux, ainsi qu'on a observé que des malades rapportaient à certaines dents des douleurs dont la cause résidait cependant en d'autres dents , d'où il résulte de toutes ces observations que dans quelques cas un rein peut suppléer à l'autre pour la secrétion et excrétion de l'urine.

Quant à l'excès de volume du rein gauche qu'on a observé chez madame *Douaud*, il était beaucoup moins considérable que ceux dont les auteurs ont parlé dans leurs ouvrages. *Lieutaud* dit qu'on trouva un rein du poids de *trente-cinq livres* dans le cadavre d'une femme de quarante-sept ans, qui était morte du marasme après avoir été ménacée d'hydropisie. Il est aussi question dans le même ouvrage *(hist. anat. méd.)* d'un sexagénaire dont la tumeur principalement formée par le rein, avait encore un plus grand poids; je dis principalement, car il ne faut pas croire que cet excès de volume puisse être attribué à la seule congestion des matières pierreuses dans le rein, mais à la réunion de diverses substances.

Quelquefois on y trouve conjointement diverses hydatides placées sous l'enveloppe membraneuse des reins ou dans leur propre substance et entremêlées avec les concrétions phosphatiques ; d'autres fois ce sont des masses d'une graisse plus ou moins concrétée, jaunâtre, qui forment la majeure partie de la tumeur.

On y a souvent trouvé des substances stéatomateuses ou même véritablement squirrheuses, couvertes d'un pus grumeleux, blanchâtre, formant des foyers plus ou moins considérables. J'y ai quelquefois reconnu de vraies fungosités ayant plus ou moins de consistance et de volume, ainsi que des vaisseaux variqueux plus ou moins pleins d'un sang qui n'avait pas eu un libre cours. Mais ce qui a lieu à l'égard des vaisseaux sanguins, peut aussi exister relativement aux vaisseaux lymphatiques ; car on ne peut douter que par suite de leurs engorgemens, la matière phosphatique de l'urine ne soit retenue dans ses propres conduits, et que par l'une de ces causes ou par plusieurs réunies, elle ne forme un aggrégat calculeux de diverses substances. Les chimistes modernes en ont compté quatorze, et l'on en annonce encore un plus grand nombre ; de sorte que plus on en découvre, plus on présente de difficultés aux médecins praticiens pour pouvoir non-seulement les reconnaître, mais encore pour les décomposer et les faire excerner par les voies urinaires. Ah ! si par de nouvelles connaissances on peut parvenir à traiter les maladies avec plus de succès et obtenir ainsi un plus grand nombre de guérisons, comme cela n'est pas douteux, ne parviendra-t-on pas aussi à se convaincre qu'il y a plus de maladies incurables qu'on ne croit? J'ajouterai quant aux pierres de la vessie, que l'on doit le plus tôt possible recourir à l'opération chirurgicale pour les extraire, et ne pas perdre du temps à prescrire les lithontriptiques dont l'efficacité dans les corps vivans ne nous est pas prouvée.

DISCOURS

DE M. LE DOCTEUR PORTAL,

MEMBRE DU CONSEIL GÉNÉRAL DES HÔPITAUX ET HOSPICES
CIVILS DE LA VILLE DE PARIS,

EN QUALITÉ DE PRÉSIDENT DU JURY DES CONCOURS POUR LA NOMI-
NATION DES ÉLÈVES INTERNES ET EXTERNES EN MÉDECINE ET EN
CHIRURGIE.

MESSIEURS, il y a long-temps qu'on a dit que
les progrès de la médecine étaient le résultat
d'une longue expérience plutôt que de l'esprit :
Non ingenii humani, sed temporis filia, selon
les plus anciens médecins, et selon *Baglivi* dans
ces derniers temps.

C'est par la clinique des praticiens, pendant
plusieurs siècles, que notre art s'est agrandi et
perfectionné; mais, au milieu de tant de travaux
salutaires, par combien d'erreurs funestes n'a-t-il
pas été, je ne dis pas retardé, mais détérioré?

La disposition dans laquelle on a été et où l'on
est généralement encore de traiter les maladies
d'après la cause immédiate, presque toujours inconnue, au lieu de les traiter selon leurs causes
secondaires que l'on connaît beaucoup mieux,

ainsi que sur la nature des symptômes et autres circonstances, a de tout temps retardé les progrès de la médecine.

Comment peut-il se faire que les arts en général se perfectionnent tous à proportion qu'ils sont exercés, et que la médecine seule fasse si peu de progrès, pour ne rien dire de plus, quoiqu'elle soit l'objet d'une profession à laquelle se livrent un si grand nombre de personnes, qui ont fait généralement les meilleures études et qui sont pour la plupart très-recommandables par leurs lumières et par un extrême désir de faire faire des progrès à la science qu'ils cultivent? N'est-ce pas parce qu'elles donnent trop à leur imagination pour la prescription des remèdes, et qu'elles ne réfléchissent pas assez à la nature des symptômes des maladies, et à quelques autres circonstances qui en indiquent ou en proscrivent l'usage, sans toutefois négliger de prendre en grande considération la constitution des malades, d'où il résulte une suite innombrable d'erreurs plus ou moins préjudiciables?

Souvent aussi ces erreurs trouvent leur source dans l'esprit d'innovation (1) qui dirige la plupart des hommes, surtout les médecins qui n'ont pas encore exercé la pratique de leur état. Ils croient

---

(1) *Qui nihil legunt, nisi noviter inventum, qui auctores numquam nominant, quin una refutent.* Haller, præf. ad physiol., in-4, p. 7.

quelquefois la connaître lors même qu'ils en igno-
rent les vrais élémens.

Une autre source d'erreurs vient des savans
mêmes. Ils ont généralement une trop grande
propension d'assimiler la médecine à la science
qui les préoccupe et dans laquelle ils ont des lumières, ne considérant pas que la médecine est
une science beaucoup plus distincte des autres
qu'ils ne le croient : *sui juris*, comme l'ont dit de
très-habiles gens dans l'art de guérir.

Les médecins eux-mêmes n'ont pas toujours
pu se garantir de ces erreurs : les uns ont voulu
tout expliquer par l'altération des humeurs, et
d'autres par celle des solides, et presque toujours
d'après leur seule imagination.

A quels maux n'a-t-elle pas donné lieu cette théorie exclusive de tout expliquer par défaut ou par
excès de ton dans les maladies, admise par quelques
anciens et renouvelée par tant de modernes ?

Quelquefois on a trouvé dans la mécanique
toutes les explications médicales, et ce n'est pas
sans peine qu'on est parvenu à s'en abstenir, cette
théorie ayant été adoptée et soutenue par des
médecins célèbres sur la croyance desquels on a
trop compté.

On a voulu calculer la force du cœur, de
l'estomac et d'autres organes, sans très-souvent
en connaître la structure ni l'influence des pas-
sions sur eux.

D'autres fois, c'est la chimie seule qui a tellement dominé en médecine, qu'on a cru trouver en elle des explications sur nos fonctions dans l'état naturel et dans celui de toutes les maladies. La chimie a eu son empire non-seulement sur la physiologie, mais encore sur la pratique de la médecine, et sans doute qu'elle peut y répandre de grandes et précieuses lumières; mais il faut ne s'en éclairer que dans les cas convenables, et l'illusion est ici très-facile.

On a classé les maladies à l'instar des plantes et même des minéraux, comme si elles étaient toujours les mêmes et dans tous les temps de leur durée: aussi que de fautes n'a-t-on pas commises à cet égard?

On a voulu enfin faire de la médecine une branche de l'histoire naturelle.

Mais à quels dangers de telles opinions, quoique émises par des hommes célèbres, ne conduisent-elles pas dans le traitement des maladies?

Non, Messieurs, ce n'est pas ainsi que la médecine deviendra le grand art de guérir. Il y a dans l'homme un principe de sensibilité et d'irritabilité plus ou moins énergique commun à tous les êtres vivans, qui n'existe pas dans ceux qui sont inanimés; c'est ce principe cependant qu'il faut toujours prendre en considération pour traiter une maladie. Il faut qu'un praticien compare toujours l'homme malade avec celui qui est en santé, d'abord pour bien connaître la maladie, ensuite pour la traiter heureusement; il faut en outre qu'il connaisse les remèdes qui ont bien ou mal réussi dans tel ou tel cas déterminé, pour les prescrire à propos ou pour s'en abstenir s'il les juge contraires. C'est toujours l'objet principal qu'il doit se proposer dans le traitement d'une maladie quelconque.

Mais cette aptitude, ce *critère* (1), comme le disaient les anciens, ne s'acquiert que par l'exercice de la bonne clinique, d'abord sous les médecins les plus habiles et les plus exempts de préjugés, car les préjugés conduisent facilement à l'erreur, ensuite par soi-même auprès des malades. Or, en quel lieu peut-on le faire avec plus d'avantage que dans les hôpitaux? Par quelle fatalité est-il donc arrivé que, pendant un très-long espace de temps, l'entrée en ait été en quelque manière interdite aux étudians en médecine? Comment n'a-t-on pas vu que toutes les leçons orales, plutôt théoriques que pratiques, étaient insuffisantes pour leur instruction?

Pourquoi n'a-t-on pas remarqué que les médecins véritablement praticiens se plaignaient et se plaignent encore du peu d'instruction utile à la connaissance et au traitement des maladies qu'ils avaient reçu dans les écoles, ou même des mauvais principes qui leur avaient été enseignés et qu'ils ont eu la plus grande peine à abandonner?

Quand je dis *dans les écoles*, je ne prétends

---

(1) *Criterium, normam et fundamentum secundum quod judicium aliquod instituitur, significat.* (GALIEN, lib. 1, de v. p. cap. 8.)

pas les y comprendre toutes ; j'en excepte celles où les démonstrations anatomiques, botaniques et chimiques sont soigneusement faites et dirigées vers l'art de guérir. Il faut d'abord frapper les yeux pour parvenir à la raison par le discours.

En effet ce qu'on voit se grave dans la mémoire et sert à nous diriger, au lieu que ce que l'on ne fait qu'entendre est beaucoup plus généralement oublié ou pris en divers sens (1).

Encore, si les professeurs de médecine se bornaient à exposer les faits tels qu'ils sont ; mais ils veulent presque tous y mettre l'empreinte de leur imagination par diverses explications, d'où il résulte trop souvent qu'au lieu d'enseigner les vérités fondamentales de notre art, ils n'exposent que leurs propres opinions, qui n'y conduisent pas toujours.

Ce sont toutes ces raisons, et d'autres encore que je passe sous silence, qui ont fait désirer aux vrais médecins que les hôpitaux et les hospices fussent ouverts aux élèves non-seulement pour y puiser une bonne et solide instruction d'après les exemples qu'ils auraient sous les yeux, mais aussi pour y acquérir des lumières pratiques pour ainsi dire dans les diverses branches de la médecine, sous la direction des vrais médecins auxquels le soin des pauvres est confié.

---

(1) *Segnius irritant animos demissa per aurem,*
Quàm quæ sunt oculis subjecta fidelibus. HORAT.

C'est d'après ces considérations et pour un meilleur traitement des pauvres malades que le conseil général des hôpitaux et des hospices de la ville de Paris a jugé convenable, il y a un certain nombre d'années, d'appeler les élèves en médecine aux diverses places relatives au traitement des maladies, *par des concours* dans lesquels ils seraient élus par un jury aussi éclairé qu'équitable, formé par les meilleurs médecins et chirurgiens des hospices, d'abord en qualité d'élèves externes, ensuite en qualité d'élèves internes, et ainsi successivement, pour les faire parvenir, selon leurs progrès, aux places des hôpitaux les plus éminentes, je veux dire à celles qui exigent le plus d'expérience et de lumières.

Ces concours, Messieurs, qui ont été ouverts il y a quelques années, ont eu les plus grands succès. Les malades des hôpitaux, d'après les divers choix qui ont été faits, ont été certainement mieux traités, et les élèves y ont acquis des lumières utiles qu'ils n'auraient pas pu trouver ailleurs.

En effet, n'est-ce pas dans les hôpitaux que l'anatomie pratique est mieux enseignée et par les meilleurs maîtres? Les élèves peuvent s'y livrer aux dissections sur des sujets les plus propres à ce genre d'étude; 1º. pour reconnaître les parties de l'homme telles qu'elles sont dans l'état naturel, afin de parvenir, par la comparaison, à la connaissance de toutes leurs altérations morbides dont quelquefois les plus légères *en apparence* peuvent être très-graves *en conséquence* ; 2°. pour acquérir ensuite des lumières sur la nature et le traitement des maladies.

Je dois, de plus, dire que le conseil général des hospices a voulu que les amphithéâtres publics de la capitale fussent fournis de sujets propres aux dissections, non-seulement pour les démonstrations anatomiques, mais encore pour les dissections auxquelles les élèves doivent particulièrement se livrer, tant ceux qui suivent la carrière des hôpitaux , que ceux qui veulent, immédiatement après leur doctorat, se livrer dans le public à l'exercice de leur profession.

Eh ! combien, Messieurs, n'ai-je pas eu à désirer, dans ma jeunesse médicale, une pareille facilité pour mes études anatomiques et pour l'enseignement de l'anatomie, auxquels je me suis livré en arrivant dans cette capitale, particulièrement à celle qui a pour objet les siéges et les causes des maladies, et que j'ai nommée Anatomie médicale (1) !

Qui ignore qu'il fallait alors faire enlever des cimetières et des églises les corps qu'on venait d'y

---

(1) Et non *pathologique* seulement , comme les jeunes médecins le disent aujourd'hui, attendu qu'après avoir fait l'exposition anatomique des diverses parties du corps, il convenait avant de parler de leurs maux, d'en faire connaître les véritables usages , dont le libre exercice constitue la santé.

enterrer pour les porter dans les amphithéâtres? Et combien de fois les officiers de police ne m'ont-ils pas donné des inquiétudes et fait perdre un temps que j'eusse pu bien mieux employer, ainsi qu'on l'avait fait à tant d'autres anatomistes, les plus célèbres même, qui m'avaient précédé (1)?

Dirai-je que je présentai une requête au ministre de la maison du roi, pour obvier à un désordre humiliant pour l'anatomie, et qui en empêchait les progrès, lorsqu'il eût fallu au contraire les faciliter? mais ma requête fut sans succès (2).

---

(1) *Fontenelle* a fait une peinture touchante et en même temps critique de ces temps superstitieux, dans son bel éloge de *Littre*, membre de l'Académie royale des sciences. Nous n'avons pas manqué de rapporter ce fait dans notre *Histoire de l'Anatomie* (tom. **IV**, art. *Littre*, pag. 252). *Littre* était mon illustre compatriote; mon père et mon parent *Ruffel*, très-bon chirurgien, ancien prevôt d'anatomie du grand *Duverney*, me le citaient souvent dans ma jeunesse pour exciter mon émulation à l'étude du corps humain.

(2) Je n'en continuai pas moins mes leçons au Collége royal de France, sur le siége et les causes des maladies, soit dans l'une des salles de l'ancien collége, soit dans le nouvel amphithéâtre dont j'ai grandement sollicité la construction. J'y ai d'abord enseigné l'*anatomie médicale*, d'après les grands ouvrages de Morgagni, dont j'avais commencé l'étude à Montpellier en 1764, non-seulement pour mon instruction, mais encore pour la répandre dans mes cours, d'abord dans celui d'anatomie, dans un amphithéâtre particulier. J'ai fait ce cours avec le célèbre démonstrateur *Laborie;* arrivé à Paris, après l'avoir fini, je

Ce n'est qu'environ trente ans après que le
conseil des hospices a jugé convenable d'accorder

---

m'y occupai de plus en plus de ce genre d'anatomie qui
n'entrait nullement dans les études des médecins ; il fallut
vaincre beaucoup d'obstacles pour pouvoir l'enseigner en
particulier dans cette capitale. Mais, ayant obtenu la survi-
vance du célèbre *Ferrein*, professeur au Collége royal,
je pus réunir dans mes leçons, aux expositions anatomiques, un précis très-succinct des œuvres de *Morgagni*
(*de Sed. et Caus. morb.*), et de plus, j'y donnai des extraits de l'*Historia anatomico-medica* de *Lieutaud*, auquel
ouvrage j'avais coopéré et que je venais de publier sous
les yeux de l'auteur.

C'est depuis cette époque (1768) que mes leçons
publiques sur l'anatomie médicale ont été données au Collége royal de France ; presque tous les étudians qui étaient
à Paris, français et étrangers, les ont suivies, pendant plus
de trente ans. Cependant comme dans ce long intervalle
de temps j'ai été livré à la plus grande pratique concurremment avec les plus savans médecins, j'ai pu réunir à
mes leçons ses principaux résultats, ceux surtout qui
avaient le plus de rapport à l'anatomie réellement médicale.

C'est ainsi enfin que cette partie importante de l'art
de guérir, sur laquelle j'ai publié un grand ouvrage,
s'est répandue, non-seulement en France, mais encore
dans les autres parties de l'Europe où elle est généralement étudiée.

Qu'on craigne aujourd'hui que cette science, si utile pour
nous diriger dans la bonne clinique en nous éclairant sur
le diagnostic, le prognostic et le traitement des maladies,
ne finisse, étant cultivé par des esprits systématiques,
par servir d'appui à de fausses opinions qui éloignent les
jeunes médecins du véritable traitement des maladies. J'ai
déjà signalé, dans mes mémoires plusieurs faits de ce genre

les cadavres des personnes mortes dans les hôpitaux aux élèves qui étaient attachés pour les dissections, et qu'il a établi les concours dont je viens
de vous entretenir.

J'ajouterai qu'il y a institué des prix non-
seulement pour faciliter les progrès de la science,
mais encore pour que les élèves pussent recueillir,
sous les yeux de leurs maîtres, les observations
les plus intéressantes dont la médecine pourra
s'enrichir. Quels progrès de pareilles institutions
ne feront-elles pas faire à l'art de guérir (1)!

Je finirai, Messieurs, par vous dire que c'est
dans les hôpitaux, auprès des malades, que vous

---

(1) On peut y réunir celle qui défend de donner la sé-
pulture à personne sans avoir auparavant fait constater
sa mort réelle par des médecins et chirurgiens, afin d'é-
viter de l'enterrer vivante, comme on en a recueilli
de nombreux et horribles exemples.

On peut y réunir encore l'ancienne ordonnance de
faire l'ouverture du corps des personnes mortes subitement ou de quelque maladie extraordinaire, relativement à la bonne police, les médecins ne manquant pas
d'en profiter pour connaître le siége et les causes des maladies qui ont précédé la mort. On ne peut douter, que
par un grand nombre d'autopsies ainsi faites on n'acquière
des connaissances utiles à l'art de guérir.

Winslow, Bruhier, médecin de l'ancienne faculté
de Paris, et d'autres, aussi très-célèbres, ont réclamé
long-temps l'inspection des corps réputés morts avant
leur enterrement. Nous l'avons nous-même invoquée
pendant plus de vingt-cinq ans dans notre leçon au Col-

pourrez compléter solidement vos études sur toutes les parties de l'état que vous avez embrassé, non – seulement quant à l'anatomie dont je viens de vous parler, mais aussi quant à la chirurgie, puisque vous y verrez pratiquer sur les malades, par les plus grands maîtres, toutes les opérations de chirurgie les plus difficiles et les plus périlleuses.

Pour ce qui concerne la pratique de la médecine interne, en quels lieux pourrez-vous plus facilement et mieux l'apprendre que sous les plus habiles médecins des hospices, qui le sont ordinairement aussi de la capitale ? Enfin jusqu'à l'administration des remèdes qui se préparent si bien dans la pharmacie centrale, et au mode de les prescrire aux malades d'après les règles de l'expérience qui a appris à ne les ordonner que d'après les symptômes ou autres circonstances. C'est dans les hôpitaux, Messieurs, que vous l'apprendrez; mais en même temps que je vous

---

lége royal de France sur les *signes de la mort*(*), mais inutilement; enfin elle a été heureusement établie. Eh ! n'avons-nous pas encore trop de maux pour nous détruire, sans risquer d'être enterrés vivans ?

(*) Qui ne sont : ni l'absence du pouls, ni le défaut de respiration, ni l'insensibilité, ni la roideur des membres, ni l'affaissement de la cornée transparente, c'est la *seule putréfaction* du corps qui est le vrai signe de la mort... la flexibilité même des membres n'est pas un signe de vie. (*Voy. Instruction sur le traitement des Apyhxiés*, etc., pag. 59, in-12, 1819 ; publiée par le gouvernement.)

fais connaître tous les avantages de nos hôpitaux, je dois vous exhorter à les recueillir, non-seulement pour votre propre instruction, mais encore pour mériter l'estime et la confiance du public, à laquelle vous aspirez; vous devez vous pénétrer de vos devoirs et avoir la plus grande exactitude à les remplir; l'union et la concorde parmi vos collègues doivent toujours régner, et vous devez être pleins de respect et de reconnaissance pour vos maîtres.

Voilà, Messieurs, ce que je m'étais proposé de vous dire avant d'ouvrir ce concours, qui a pour objet de remplacer par un jury les élèves internes dont le temps est expiré, par les meilleurs des élèves externes qui auront été élus.

FIN.

ERRATA.

Page 21, ligne 18, *au lieu de*, de malignité, *lisez*, de la malignité.

— 46, — 10, *après*, cinquième, *ajoutez*, sixième.

— 67, — 8, *au lieu de*, nous vu, *lisez*, nous pas vu.

— 129, — 23, *au lieu de*, quatre-vingts, *lisez*, quatre à cinq.

— 253, — 10, *au lieu de*, déchirés, *lisez*, déchirées.

— 260, — 21, *au lieu de*, Obs. xxiv, *lisez*, Obs. xxvi.

— 263, — 12, *au lieu de*, de la petite, *lisez*, de petite.

— 275, — 21, *au lieu de*, Obs. xxv, *lisez*, Obs. xxvii.

— 278, — 30, *au lieu de*, sousacent, *lisez*, sous-jacent.

— 383, — 1, *au lieu de*, du pied, *lisez*, du pied et du cou.

— 397, — 28, *au lieu de*, bien, *lisez*, paraissant.

— 398, — *après* bouillon de grenouilles, *ajoutez*, et de tortue.

— 407, — 28, *au lieu de*, dbile, *lisez*, débile.

TABLE

DES MATIÈRES.

De la Pneumatie.

Article I.

De la Pneumatie en général.

ARTICLE II.

FIN DE LA TABLE.